1 MONTH OF
FREE
READING

at
www.ForgottenBooks.com

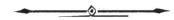

By purchasing this book you are eligible for one month membership to ForgottenBooks.com, giving you unlimited access to our entire collection of over 1,000,000 titles via our web site and mobile apps.

To claim your free month visit:
www.forgottenbooks.com/free974057

ISBN 978-0-260-82654-1
PIBN 10974057

For support please visit www.forgottenbooks.com

LEÇONS
SUR LES SUPPURATIONS

DE

L'OREILLE MOYENNE

ET DES

CAVITÉS ACCESSOIRES DES FOSSES NASALES

ET LEURS COMPLICATIONS INTRACRANIENNES

PAR

Le Dᴿ Henry LUC

ANCIEN INTERNE DES HOPITAUX DE PARIS

———

Avec 28 figures intercalées dans le texte

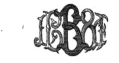

PARIS

LIBRAIRIE J.-B. BAILLIÈRE ᴇᴛ FILS

RUE HAUTEFEUILLE, 19, PRÈS DU BOULEVARD SAINT-GERMAIN

———

1900

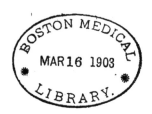

PRÉFACE

Nous avons réuni dans ce volume, obéissant au dé-
sir que nos élèves et plusieurs de nos collègues nous
avaient fait l'honneur de nous exprimer, les leçons pro-
fessées par nous à notre clinique. Nous ne nous sommes
pas privé toutefois d'y apporter les modifications et les
additions indiquées par les progrès scientifiques aecom-
plis depuis. Nous avons en outre la satisfaction d'y
joindre une leçon que notre ami le Dr Valude avait
bien voulu, à la même époque, venir faire à cette clinique, sur la question si intéressante des *modifications
du fond de l'œil dans les inflammations intracrâniennes*,
apportant ainsi à notre enseignement le précieux ap-
point de sa grande compétence en ophtalmologie.

Ce recueil de leçons a trait à un ordre d'affections
auquel nous avons été amené, en partie par les circonstances, et peut-être aussi par une sorte de prédilection, à nous occuper, depuis ces dix dernières années,
d'une façon toute spéciale : *les suppurations de l'oreille
moyenne et des cavités accessoires des fosses nasales et
leurs complications intracrâniennes*. Nous pouvons dire
que l'ensemble de ce travail représente une œuvre
d'*autodidactisme,* si l'on nous permet ce néologisme
couramment usité en Allemagne et qui tend. depuis
quelques années, à s'acclimater dans le public médical
français, et tout particulièrement chez les laryngolo-

gistes et les rhino-otologistes de notre génération, sans
doute parce que, faute d'un enseignement officiel, nous
nous sommes trouvés, pour la plupart, dans la nécessité
d'être nos propres maîtres !

On reconnaîtra d'ailleurs que ce mode d'enseignement essentiellement *primitif*, en ce sens qu'on le
constate aux débuts de toutes les sciences jeunes, a
bien ses avantages ; car il est plus apte que tout autre
à développer chez celui qui l'exerce l'esprit d'initiative
et l'esprit d'observation.

La succession des titres de nos vingt-six leçons
marque assez fidèlement l'évolution par laquelle nous
avons passé, au cours de notre pratique de chirurgie
oto-rhinologique.

D'abord initié à la pratique de l'otologie par notre
regretté collègue Calmettes et par notre ami Alfred
Martin, dont nous ne saurions jamais oublier les précieux conseils, nous avons été amené, dans la suite, à
apporter une attention toute spéciale à l'étude des suppurations périnasales, bornant d'abord nos recherches
au diagnostic et au traitement de l'empyème du sinus
maxillaire, sous l'influence stimulante de la lecture des
beaux travaux de Ziem, puis conduit par les hasards
de la pratique à reconnaître la présence du pus dans le
sinus frontal et à en entreprendre la cure radicale par une
méthode nouvelle, dont nous appliquâmes plus tard
les principes au traitement des suppurations du sinus
maxillaire.

Ultérieurement, toujours favorisé par les circonstances, nous eûmes l'occasion de rencontrer des cas
de suppuration du sinus sphénoïdal, que nous apprîmes
de la sorte à reconnaître et à traiter chirurgicalement.

Il nous arriva, d'autre part, d'observer et d'avoir à
opérer des cas d'associations multiples de foyers sup-

puratifs périnasaux, des *pansinusites,* suivant l'expression reçue aujourd'hui, trouvant là l'occasion de nous
attaquer aux lésions nasales et périnasales les plus rebelles et les plus complexes qui puissent se présenter
dans la pratique rhinologique.

Les rapports étroits de voisinage, qui existent entre la
plupart des foyers suppuratifs péricrâniens, dont il est
question dans ces leçons, et l'endocrâne, nous expliquent
amplement la trop fréquente occurrence des accidents
d'infection intracrânienne, au cours de leur évolution ;
aussi le spécialiste adonné au traitement de ce genre de
lésions est-il fort exposé à rencontrer de temps en temps
dans sa pratique et doit-il être prêt à combattre cette
redoutable complication des affections d'ordre oto-rhinologique.

C'est ce dont nous avons fait nous-même l'expérience : après être resté plusieurs années sans rencontrer cet ordre d'accidents et, nous devrions ajouter :
après en avoir laissé passer plusieurs cas non diagnosti-
qués du vivant des malades, nous avons appris à les
reconnaître assez tôt pour pouvoir les opérer à temps.

Le plan de notre travail se trouvait, pour ainsi dire,
tout tracé à l'avance : nos dix-neuf premières leçons
sont consacrées à l'étude des suppurations péricrâniennes et les sept dernières à leurs complications intra-
crâniennes.

Les foyers péricrâniens eux-mêmes forment deux
catégories distinctes, suivant qu'il s'agit de l'oreille
moyenne ou des cavités accessoires des fosses nasales :
les suppurations de la première catégorie ont fait l'objet
des treize premières leçons et celles de la seconde le
sujet des six suivantes.

Le lecteur trouvera dans les huit premières leçons un exposé général des suppurations aiguës et chroniques de l'oreille et de leurs complications mastoïdiennes aiguës.

Nous avons ensuite consacré des chapitres spéciaux à l'étude de certaines localisations particulières des lésions pouvant entretenir l'otorrhée : l'attique et l'antre pétreux, et réclamant des manœuvres ou des opérations spéciales, comme condition *sine quâ non* de la guérison.

Il est une complication exceptionnellement grave des vieilles otorrhées : le cholestéatome, complication encore mal connue en dehors du monde otologique, à laquelle nous avons consacré toute notre treizième leçon, en raison du grand intérêt qui nous paraissait se rattacher à son étude.

Dans la partie de notre travail consacrée aux suppurations péri-nasales, nous avons décrit dans des leçons successives : l'empyème du sinus maxillaire, celui du sinus frontal, puis les suppurations ethmoïdales et sphénoïdales, insistant tout particulièrement sur le diagnostic de ces affections trop souvent méconnues et sur leur traitement chirurgical. A cette occcasion, nous avons cru devoir reproduire, avec quelque abondance de détails, les méthodes opératoires que nous avions déjà présentées, aux séances tenues, dans ces dernières années, par la *Société française d'otologie et de rhinologie*, ne nous dissimulant pas que le succès qu'elles ont obtenu dans notre pays et en dehors de lui est dû en partie au bon accueil que nos collègues ont bien voulu leur faire, à la façon dont ils les ont fait valoir et aux perfectionnements qu'ils y ont apportés.

Dans nos dernières leçons consacrées aux complica-

tions intracrâniennes des suppurations otiques et péri-
nasales, nous avons suivi, pour ainsi dire, dans notre
description, les étapes successives de l'infection, en
marche, du foyer extracrânien vers l'endo-crâne, décrivant d'abord l'abcès extradural, puis les accidents
pyémiques, d'origine thrombo-sinusienne, et, comme
opposition à cette forme, la pyémie auriculaire sans
phlébite sinusienne apparente.

Nos trois dernières leçons ont trait à l'abcès encéphalique et à la lepto-méningite.

Ces graves complications de foyers suppuratifs parfois minuscules et apparemment dépourvus de gravité
pour des médecins insuffisamment initiés à ce domaine
spécial de la pathologie, présentent incontestablement
un intérêt débordant complètement les limites de notre
spécialité. Aussi avons-nous cru devoir apporter à leur
description un soin tout particulier ; et c'est surtout sur
la question de leur diagnostic que nous nous sommes
systématiquement appesanti, sachant combien trop fréquemment les accidents de cet ordre demeurent ino-
pérés, faute d'avoir été reconnus à temps, si tant est
qu'ils l'aient été du vivant des malades !

Nous rappelions plus haut l'accueil flatteur fait par
la plupart de nos collègues aux méthodes opératoires
décrites au cours de ces leçons et auxquelles ils ont
bien voulu attacher notre nom.

Qu'il nous soit permis de leur en exprimer ici toute
notre gratitude et de leur dédier ce livre auquel ils se
trouvent avoir collaboré à leur insu, par les précieux
conseils qu'ils nous ont, en plus d'une occasion, pro-
digués.

A ce titre, ont plus particulièrement droit à notre
reconnaissance : les Drs Alfred Martin, notre premier

initiateur à l'otologie et à la rhinologie ; Cartaz, notre collaborateur pendant plusieurs années ; nos excellents collègues et amis Lermoyez, Lubet-Barbon, Chatellier, Ruault et le Pr Moure (de Bordeaux).

Enfin dans ce tribut trop mérité de remerciements nous avons réservé la dernière et la non moins bonne place à notre cher ami et assistant le Dr Gonly qui, depuis près de dix ans qu'il travaille à nos côtés, a pris la part la plus active à nos études et à nos recherches.

Que tous ces distingués collègues nous permettent de continuer à compter sur leur bonne amitié pour propager ce que ce livre peut renfermer d'utile et sur leur indulgence pour en excuser les lacunes et les imperfections !

Henry LUC.

Mars, 1900.

TABLE DES MATIÈRES

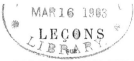
LEÇONS
SUR

LES SUPPURATIONS DE L'OREILLE MOYENNE

ET DES CAVITÉS ACCESSOIRES DES FOSSES NASALES

LEÇON PREMIÈRE

CONSIDÉRATIONS GÉNÉRALES SUR LES SUPPURATIONS
DES CAVITÉS AÉRÉES PÉRI-CRANIENNES

J'entends par *cavités aérées péri-crâniennes* les di- Définition des cavités aérées péri-crâniennes. verses cavités osseuses voisines du crâne, communiquant librement avec le naso-pharynx par un conduit ou un simple orifice, et exposées, par le fait de cette communication, à de fréquentes infections, tandis que le rapport de contiguïté qui existe entre la plupart d'entre elles et la cavité crânienne nous explique la trop facile transmission de ces infections à l'endo-crâne.

Ces cavités sont, d'une part, l'oreille moyenne, d'autre part, les dépendances des fosses nasales : sinus frontal, maxillaire et sphénoïdal, cellules ethmoïdales.

Des progrès considérables ont été réalisés, au cours Progrès réalisés, au cours de ces dernières années dans le diagnostic et le traitement des suppurations de ces cavités. de ces dernières années, sur ce territoire restreint de la pathologie, dont l'importance vitale est de plus en plus mise en évidence par l'observation de chaque jour. Ils ont été particulièrement remarquables pour ce qui a trait au diagnostic et au traitement.

Il y a une quinzaine d'années au plus, nous n'étions à même de reconnaître la présence du pus dans les cavités en question que lorsque des modifications

LUC. Suppurations de l'oreille moyenne.　　　1

objectives, manifestes (gonflement, rougeur des téguments, sensibilité à la pression, ou même issue du pus
par effraction à travers l'os) venaient à se produire, au
niveau de leur paroi la plus accessible à nos moyens
d'investigation.

Or, ainsi que j'aurai amplement l'occasion de vous
le montrer par les faits cliniques qui se présentent
journellement à notre observation, cette occurrence
est loin d'être la règle. Le plus souvent, notamment
dans les cas chroniques, ces suppurations affectent une
allure latente, insidieuse, telle, qu'elles ne peuvent être
soupçonnées qu'à la faveur de certains signes rhinoscopiques ou otoscopiques, caractéristiques.

Pour ce qui est des suppurations nasales, d'origine
sinusienne, vous savez, en outre, que l'emploi de
l'éclairage électrique, buccal ou sous-frontal, est venu
singulièrement renforcer, depuis une dizaine d'années,
nos moyens d'investigation, et donner à notre diagnostic un caractère de précision jusque-là inconnu.

Si vous voulez me permettre une comparaison, je
vous dirai que nous sommes en mesure aujourd'hui de
deviner l'incendie bien avant que les flammes ne commencent à s'échapper à travers les parois de la maison.

La thérapeutique, de son côté, n'a pas à enregistrer
de moins brillants progrès : grâce à un diagnostic plus
hâtif, la chirurgie risque moins qu'auparavant d'intervenir trop tard, ou même de ne pas intervenir du tout.
En outre, elle est devenue plus hardie, plus radicale ;
et je puis dire que, depuis la publication des méthodes
opératoires les plus récentes, il n'est pas d'anfractuosité
suppurante, si profonde qu'elle soit, qui puisse échapper à son action curatrice.

Schéma des
cavités aérées
péri-crâniennes.   Les cavités péri-crâniennes, dont la pathologie va
nous occuper, présentent, malgré leur diversité de di-

mensions, de siège et de forme, des caractères com-
muns, que je vais chercher à vous rendre évidents à
l'aide du schéma ci-joint (fig. 1).

A y représente la cavité péri-crânienne, *B* le rhino-
pharynx, en libre communication avec l'extérieur, *C* la
cavité crânienne. Enfin *D* figure le canal ou l'orifice de
communication entre les deux premières cavités.

La cavité *A* est tapissée par une muqueuse-périoste, en
continuité du tissu avec la muqueuse nasale ou pharyngienne, et exerçant une influence importante sur la
nutrition de l'os sous-jacent.

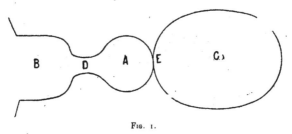

FIG. 1.

Vous remarquerez en outre, qu'en *E*, les cavités
crânienne et péri-crânienne ont une paroi osseuse
commune (disposition à laquelle échappe seul le sinus
maxillaire). Cette paroi est souvent d'une extrême
minceur. Elle peut, en outre, même en dehors de
toute destruction pathologique, manquer par places,
laissant des lacunes, des déhiscences, au niveau desquelles la muqueuse-périoste et la dure-mère sont ados-
sées l'une à l'autre. Nous avons souvent l'occasion de
rencontrer de ces dénudations partielles de la dure-
mère, au cours de nos interventions chirurgicales,
sans que des accidents infectieux intra-crâniens en
soient forcément la conséquence, ce qui nous montre
que cette membrane représente, bien plus que la paroi

Rapports de
voisinage étroits
entre ces cavités
et l'endo-crâne,
constituant un
danger d'infec-
tion secondaire
pour ce dernier.

osseuse qu'elle double intérieurement, l'élément de protection de l'encéphale contre la pénétration microbienne et toutes ses conséquences. Néanmoins la résistance de la barrière en question, variable suivant les cas, ne pouvait être que temporaire. A la suite d'une imprégnation prolongée de la dure-mère par les éléments septiques du foyer, auquel elle confine, ou, en dehors de toute perforation osseuse, et à la faveur des liens vasculaires qui créent, entre cette membrane et la muqueuse-périoste voisine, une sorte de solidarité pathologique, l'infection, d'extra-crânienne, devient intra-crânienne.

Situation plus éloignée du sinus maxillaire. Ainsi que je vous l'indiquais tout à l'heure, le sinus maxillaire est le seul à s'écarter de ce dangereux voisinage, qui donne à tout foyer suppuratif péri-crânien le caractère d'une menace de mort. Il ne s'approche en effet de la base du crâne qu'à sa partie postérieure et supérieure, au niveau de la fosse ptérygo-maxillaire.

Le Dr Dreyfuss (de Strasbourg) a rapporté dans son excellent travail sur les complications cérébrales, d'origine nasale, un remarquable cas, d'ailleurs unique, observé par Westermayer, dans lequel l'infection du sinus maxillaire avait gagné l'endo-crâne par cette voie, après perforation spontanée de la paroi postéro-supérieure du sinus, infiltration purulente de la fosse ptérygo-maxillaire, et perforation de la région voisine de la base du crâne. Mais c'est là, je vous le répète, un cas exceptionnel, dont vous n'aurez guère à craindre la répétition dans votre pratique. Les complications méningo-encéphaliques peuvent donc être considérées comme absolument rares, au cours de l'empyème maxillaire, et, si elles surviennent, c'est par un mécanisme indirect, après infection préalable des cellules ethmoïdales, du sinus frontal ou de l'orbite.

Pas de suppuration sans microbes est un adage patho- logique bien établi, qui s'applique au domaine de nos études aussi bien qu'aux autres régions de l'économie.

Dans le cas des cavités dont nous nous occupons, les microbes pyogènes proviennent habituellement de la cavité naso-pharyngienne, où il n'est d'ailleurs pas rare de les rencontrer à l'état normal, prêts à entrer en jeu, sous l'influence d'une cause pathogène, déterminante, et tout particulièrement sous l'influence du froid.

Parfois une circonstance accidentelle (irrigation nasale, immersion) augmentera singulièrement les chances d'infection de la cavité, en déterminant brusquement la pénétration, à son intérieur, de nombreuses espèces microbiennes, charriées par le liquide.

Dans des cas plus rares, l'infection provient directement du dehors, par exemple, à la suite d'un érysipèle facial, ou consécutivement à la pénétration d'un corps étranger, ou encore, dans le cas particulier d'une perforation tympanique préalable, par le fait de la pénétration d'eau impure dans le conduit auditif.

Par suite de la situation intermédiaire qu'il occupe entre les cavités nasale et buccale, le sinus maxillaire possède le fâcheux privilège d'être exposé, de ce fait, à une double source d'infection : l'infection nasale et la dentaire.

Depuis que la rhinologie existe, ses représentants ont beaucoup discuté sur ce point spécial d'étiologie, les uns tenant l'origine nasale, et les autres l'origine dentaire de l'empyème maxillaire pour la plus fréquente.

On tend aujourd'hui à attribuer à ces deux modes étiologiques une importance à peu près égale, ou du moins à les considérer comme ne devant pas s'exclure l'un l'autre. Je vous avouerai que, pour mon propre

Marginal notes:

Rôle des microbes dans les suppurations péri-crâniennes.

Leur pénétration habituelle par le naso-pharynx.

Voies de pénétration plus rares.

Situation spéciale du sinus maxillaire l'exposant à une double source d'infection.

compte, mon expérience m'a conduit à partager cette
opinion éclectique.

Coexistence
possible de foyers
multiplesd'infec-
tion, sous l'in-
fluence d'une
même cause gé-
nérale.

Dans des circonstances spéciales, un certain nombre,
ou même la totalité des cavités aérées péri-crâniennes
peuvent être infectées d'emblée et simultanément. Ces
faits classés sous le nom de *grippe maligne*, de *coryza
malin*, se terminent souvent par la mort, et l'on est
frappé, à l'autopsie, de la multiplicité des foyers suppuratifs, développés dans un temps généralement très
court, et occupant, non seulement les oreilles moyennes
et la plupart des cavités accessoires des fosses nasales,
mais encore la cavité arachnoïdienne et la surface de la
pie-mère.

Transmission
de l'infection
d'une cavité à
l'autre.

Habituellement toutefois, dans les cas de foyers multiples, suppuratifs, péri-nasaux, à marche lente, les
choses paraissent se passer différemment, et l'infection,
d'abord limitée à une cavité, s'étend lentement et, de
proche en proche, à plusieurs autres cavités ; soit du
même côté, soit du côté opposé, à la faveur de la contiguïté des deux sinus frontaux.

Dans une même moitié de la tête, la transmission de
l'infection paraît se faire avec une extrême facilité, non
seulement du sinus frontal vers le maxillaire, à la faveur
de la déclivité qui amène tout naturellement le pus du
premier dans le second, mais également en sens inverse,
par une infection progressive de la muqueuse nasale, le
long de l'hyatus semi-lunaire, de l'infundibulum et du
canal fronto-nasal. Il est rare, en pareil cas, que les
cellules ethmoïdales antérieures, placées sur le trajet de
cette infection, y échappent.

Bactériologie
des suppurations
péri-crâniennes.

La bactériologie des suppurations péri-crâniennes
n'offre pas un intérêt spécial. On trouve ici comme
ailleurs des microbes variés, les uns pyogènes, les autres
non pyogènes.

Dans la première catégorie rentrent :

Le staphylococcus avec ses deux variétés : albus et aureus ;

Le streptococcus ;

Le diplococcus pneumoniæ.

Dans la seconde figurent :

Le bacille de Koch ;

Le bacille Klebs-Lœffler ;

Le microbe pyocyanus ;

Enfin des protées et d'autres espèces propres aux fermentations putrides, dans les cas où le pus présente de la fétidité.

Je dois vous avouer que l'application des recherches bactériologiques au domaine spécial de la pathologie qui nous occupe n'a pas donné, notamment au point de vue du diagnostic et du pronostic, le secours qu'on s'était cru tout d'abord autorisé à en attendre.

C'est ainsi que les microbes spécifiques tels que le bacille de Koch et le bacille Klebs-Lœffler manquent souvent dans les foyers suppuratifs développés secondairement chez les sujets porteurs de l'une ou l'autre des affections spécifiques en question, ou que leur proportion, par rapport à celle des microbes pyogènes, est habituellement tellement restreinte, que leur présence est très difficilement décelée.

D'autre part, le rôle plus particulièrement nocif et les tendances plus spécialement envahissantes prêtés par certains micrographes de la première heure à telle ou telle espèce microbienne pyogène, comparativement aux autres, représentent des idées assez démodées aujourd'hui, depuis que plusieurs années d'observation ont montré que le pronostic d'un cas déterminé dépendait beaucoup moins de l'espèce microbienne que du nombre des microbes et de la virulence spéciale qu'ils

Au point de vue du pronostic, la présence de telle ou telle espèce microbienne n'a pas autant d'importance que le nombre et la virulence des microbes.

tirent, soit du caractère de la maladie première (grippe
infectieuse, scarlatine,) soit du terrain propre au sujet,
(surmenage, cachexie, diabète, etc.) Ajoutons d'ailleurs
que les cultures pures ne constituent pas précisément la
règle dans les recherches micrographiques en question,
et que le plus souvent les diverses espèces pyogènes s'y
présentent associées les unes aux autres.

Caractères objectifs du pus. Les caractères objectifs du pus varient énormément
suivant les cas, et, à ce point de vue, les cas aigus et
les chroniques méritent d'être envisagés successivement.

Dans les formes aiguës, le liquide épanché peut n'avoir pas, au moins au début, l'aspect purulent, tout en étant parfaitement virulent. Dans les premiers, le pus peut être d'emblée bien
lié, crémeux, mais, dans le cas particulier des otites
aiguës, il arrive souvent qu'il se présente, immédiatement après l'ouverture du tympan, sous l'aspect d'un
liquide à peine trouble, qui s'épaissira les jours suivants.
Or il importe de savoir que ce liquide renferme bel et
bien, non seulement des leucocytes, ainsi qu'on peut
s'en rendre compte par l'examen microscopique, mais
aussi des microbes pathogènes et que les complications
intra-crâniennes ne sont, en pareil cas, rien moins
qu'exceptionnelles.

Caractères du pus, dans les suppurations chroniques. Dans les cas chroniques les variétés offertes par le
pus sont bien plus nombreuses :

Couleur. Au point de vue de la couleur, il est habituellement
jaune, mais, dans certains cas d'otorrhée, il peut se
montrer coloré en bleu, par suite de la présence du
microbe pyocyanus ;

Consistance. Au point de vue de la consistance, il peut être lié,
crémeux, ou mal lié et charriant des grumeaux. Il n'est
pas indifférent de savoir, pour le diagnostic des suppurations nasales, que le premier caractère est constant,
en cas d'empyème frontal, tandis que le second est
fréquent dans l'empyème maxillaire.

Notons enfin que le pus est tantôt inodore et tantôt
fétide. La fétidité est constante et généralement très
prononcée, en cas de sinusite maxillaire.

Odeur.

Dans le cas particulier de l'otorrhée, la fétidité n'a
pas fatalement la signification grave qu'on lui a parfois
prêtée, car elle résulte, en somme, de la présence de
bactéries spéciales, inoffensives par elles-mêmes. Toutefois il faut reconnaître que la fétidité prend un caractère sérieux et que, jointe à certains autres signes, elle
peut devenir une indication à intervenir, quand elle
résulte d'un drainage défectueux et de l'inaccessibilité
de certains points du foyer à nos moyens d'action.

Signification de la fétidité.

Pendant les premiers temps de la suppuration, la
muqueuse de la cavité suppurante est peu modifiée;
j'entends par là que ses lésions, encore peu profondes,
sont susceptibles de disparaître par le simple effet d'un
drainage complet et ininterrompu; mais, si les choses
sont laissées à elles-mêmes, elle s'épaissit, devient fongueuse; à un moment donné, le tissu osseux, sous-
jacent souffre dans sa nutrition; il s'y développe de
l'ostéite fongueuse parfois nécrosante; ou bien (dans
le cas particulier de l'oreille), sous l'influence d'un
mécanisme encore fort discuté, la surface interne du
foyer devient le siège d'une formation de tissu épider-
miforme, de mauvaise nature, qui entre bientôt en
putréfaction, et exerce à son tour sur les parois osseuses
contiguës une action infectante et ulcérante, dont les
conséquences peuvent être des plus graves (cholestéatome).

Modifications de la muqueuse.

Altération de l'os sous-jacent.

Fongosités.

Cholestéatome.

Quand les choses en sont arrivées à ce point, l'ère
du traitement par le simple drainage est depuis longtemps terminée; la guérison ne peut plus être obtenue
que par la modification opératoire de la surface suppurante.

Quand ces lé-
sions ont fait leur
apparition, le
drainage seul ne
peut plus donner
la guérison.

Vous déduirez tout naturellement de ce qui précède les indications générales qui commandent la thérapeutique des suppurations dont nous nous occupons.

L'indication essentielle, la seule qui s'impose généralement au début consiste à assurer l'écoulement ininterrompu du pus et l'élimination régulière des microbes qu'il charrie.

Disposition très différemment favorable des diverses cavités péri-crâniennes pour le drainage du pus formé à leur intérieur. Mais, à cet égard, la disposition anatomique des diverses cavités aérées péri-crâniennes est bien inégalement favorable. Je dirai même que celle du sinus frontal, représentable par le schéma ci-joint, est la seule favorable (Schéma 1).

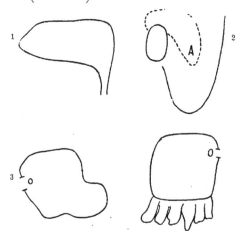

F ıɢ. 2. — Schéma des cavités péri-crâniennes.

Ici en effet la déclivité se prête à l'écoulement du pus, au fur et à mesure de sa formation.

Il en est tout autrement de l'antre mastoïdien (A. Schema 2) dont le fond est situé à un niveau inférieur à celui de son point de communication avec la caisse du tympan, et aussi des sinus sphénoïdal

Schéma 3) et maxillaire (Schéma 4), dont l'orifice naturel de déversement est situé très au-dessus de leur plancher, en sorte que si du pus vient à se former à leur
intérieur, il ne peut se vider que par trop-plein.

Vous devez saisir de suite que le traitement par le
drainage simple, qui donne de si bons résultats dans
les cas d'otite suppurée, non compliqués de mastoïdite,
est inapplicable à ces dernières cavités. On peut bien,
lorsque l'affection est récente, chercher à tourner la
difficulté à l'aide de lavages pratiqués au moyen de
sondes spéciales ; mais le plus souvent ces moyens se
montrent inefficaces, et l'on se trouve promptement
amené à la nécessité de corriger opératoirement ce que
la disposition naturelle de la cavité a de défectueux.
Les opérations en question, variables dans leurs détails
d'exécution, ont pour but commun, soit de substituer
à l'orifice naturel un orifice artificiel aussi déclive que
possible, soit d'ouvrir le foyer, en pratiquant au niveau
de sa paroi accessible, une brèche qui doit avoir pour
seule limite inférieure le niveau du plancher de la cavité, et aussi de supprimer les massifs osseux derrière
lesquels certains points du foyer se dissimulent, sous
forme d'anfractuosités.

> Transformation des dispositions anatomiques défavorables par l'intervention chirurgicale.

Dans ces conditions la cavité suppurante peut être
inspectée, dans toute son étendue, et l'on peut remplir
la dernière indication capitale qui s'impose à l'égard de
tout foyer passé à l'état chronique : la suppression de
la source du pus par la modification opératoire de la surface suppurante, à l'aide de la curette et des caustiques.
En agissant de la sorte, on aura suivi une méthode rationnelle, consistant à procéder du simple au composé,
cherchant d'abord à obtenir la guérison par le drainage
ou le nettoyage régulier du foyer ; puis, en cas d'insuccès, et sans beaucoup de retard, lorsqu'il s'agit de

> Cette inter-
vention n'est
indiquée qu'en
cas d'insuccès du
traitement non
opératoire.

cavités aussi défavorablement disposées pour l'écoulement du pus que l'antre mastoïdien, et les sinus sphénoïdal et maxillaire, recourant à la méthode chirurgicale, qui seule peut corriger la disposition en question et permettre l'inspection et le nettoyage de la totalité du foyer.

LEÇON II

SUPPURATIONS AIGUËS DE L'OREILLE MOYENNE

(Première partie)

Incontestablement la membrane de revêtement des cavités de l'oreille moyenne est une muqueuse. Le fait est suffisamment établi par sa continuité avec la muqueuse pharyngienne, l'épithélium cylindrique à cils vibratiles qui la recouvre et les glandes, peu nombreuses, il est vrai, qu'elle renferme. Pourtant, quand on étudie les épanchements variés, dont la caisse du tympan est le siège, on est frappé de la grande simili-tude que présente, sur ce point pathologique spécial, la cavité en question avec les cavités séreuses en général et notamment avec la cavité pleurale. De même que, dans ces dernières, il y a lieu de distinguer des épanchements inflammatoires (pleurésie, péricardite, péritonite) et d'autres, résultant de simples troubles circulatoires (hydro-thorax, hydro-péricarde, ascite...), de même, pour l'oreille moyenne, une distinction des plus simples s'impose entre les épanchements inflammatoires, liés à la pénétration de germes infectieux dans l'oreille moyenne, et les exsudations torpides, consécutives à l'oblitération tubaire et à la résorption de l'air contenu dans la caisse.

Cette similitude se poursuit dans l'étude comparative des diverses variétés d'épanchements aigus. Dans la

Analogies présentées par la cavité tympanique avec les cavités séreuses, dans le cas des divers épanchements dont elle peut être le siège.

caisse tympanique. tout comme dans la plèvre. à côté
des épanchements franchement purulents. dont le
liquide se présente dès le moment de la paracentèse.
sous l'aspect de pus bien lié. nous en rencontrons
d'autres.: à liquide clair. ou plus ou moins teinté de
sang, dont le caractère purulent ne peut tout d'abord
être mis en évidence que par l'examen microscopique.
qui y décèle une certaine proportion de leucocytes.
mais pourra parfois s'accuser macroscopiquement,
quelques jours après la paracentèse.

Même analogie au point de vue micro-biologique. Même analogie encore. au point de vue de la microbiologie. De même que l'on distingue, suivant la pré-
sence exclusive ou la simple prédominance de telle ou
telle espèce microbienne, pathogène, des pleurésies à
pneumocoques, à streptocoques. nous savons aujour-
d'hui. depuis les recherches de Zaufal, de Fränkel. de
Netter. etc.. que les otites aiguës se développent sous
l'action de l'un ou l'autre de ces microbes, et même
les cas d'infection généralisée ne sont pas rares (grippe,
scarlatine. puerpéralité) où l'on voit pleurésie et otite
coexister. et où l'examen bactériologique de leur épanchement respectif révèle la présence du même agent
infectieux.

La présence de microbes caractérise l'épanchement inflammatoire. La présence de microbes dans l'épanchement est la
caractéristique de sa nature inflammatoire. On n'en
rencontre pas en effet dans le liquide épanché dans la
caisse. consécutivement à une obstruction tubaire : en
revanche, leur présence est constante dans l'exsudation
de toute otite. même dans les formes catarrhales. à
liquide clair, et c'est ce qui nous explique la possibilité
de l'apparition d'accidents intra-crâniens dans le cours
des otites en apparence les plus bénignes.

L'observation clinique nous montrera, qu'entre l'o-
tite aiguë catarrhale, à peine ou point douloureuse. ne

tendant pas spontanément à la perforation tympanique,
et l'otite suraiguë, à épanchement d'emblée et franchement purulent, il existe. non une délimitation tranchée.
mais, au contraire. toute une gamme de formes intermédiaires. et, qu'en réalité il s'agit d'une même maladie se présentant avec de simples différences dans le
degré d'intensité en rapport avec la diversité de virulence des germes infectieux qui l'ont provoquée. Quoi
qu'il en soit, pour me conformer au plan que je me
suis proposé, de ne m'occuper dans ces leçons que des
processus franchement suppuratifs. je laisserai inten-
tionnellement de côté l'otite aiguë à forme catarrhale.
à liquide séreux, ou muqueux, et ne décrirai ici que la
forme purulente à proprement parler. en d'autres
termes, l'abcès chaud de la caisse du tympan, tirant non
seulement des caractères objectifs de son épanchement.
mais encore de l'acuité de son évolution. de la violence
des symptômes réactionnels qui l'accompagnent et de
sa tendance à provoquer la perforation spontanée du
tympan, une physionomie clinique bien tranchée.

Les lésions anatomiques provoquées par l'otite suppurée aiguë sont en général limitées à la muqueuse. qui
se présente. à l'œil nu, considérablement épaissie. con-
gestionnée et d'apparence fongueuse. L'examen microscopique pratiqué sur des coupes de la muqueuse ainsi
enflammée, perpendiculairement à sa surface. montre
en effet son épaisseur triplée, quintuplée ou décuplée.
ses vaisseaux énormément dilatés et son tissu infiltré de
petites cellules rondes, granuleuses. qui s'épanchent
bientôt à sa surface, sous forme de leucocytes. après
exfoliation de l'épithélium. Mais il est des formes sur-
aiguës (elles sont propres à la scarlatine. à la diphtérie.

*Anatomie pa-
thologique de
l'otite moyenne
purulente aiguë.*

*Modifications
de la muqueuse.*

*Processus né-
crosiques rapides
liés à certaines
maladies infec-
tieuses.*

à la fièvre typhoïde), dans lesquelles l'infiltration de la muqueuse est si rapide et si intense qu'elle compromet,

Retentisse-
ment sur l'os
sous-jacent.

dès le début, la vitalité des parties osseuses sous-jacentes, d'où la production de nécroses, soit au niveau de la paroi labyrinthique, soit au niveau de la chaîne des osselets qui peut se trouver éliminée en bloc, dès les premiers jours de la maladie.

Participation
habituelle de
l'antre mastoï-
dien aux sup-
purations de la
caisse.

Cette occurrence est heureusement assez rare, mais ce qu'il importe que vous sachiez bien, c'est qu'étant donné que l'autre mastoïdien et la cavité tympanique représentent deux loges d'une même cavité, il n'est guère admissible que l'une d'elles ne participe pas à la suppuration de l'autre. Du reste, l'abondance du pus, qui s'écoule généralement de l'oreille, pendant les premiers jours qui suivent la perforation du tympan, s'expliquerait mal sans la participation de l'antre.

Confusion ha-
bituelle entre la
mastoïdite et la
rétention mastoï-
dienne.

Je ne crois donc guère à l'existence d'une otite suppurée aiguë sans un certain degré d'*antrite* concomitante, mais il n'y a *mastoïdite*, au sens auquel on l'entend généralement, que le jour où, la communication entre la caisse et l'antre se trouvant interrompue par le gonflement de la muqueuse, il se produit une rétention du pus antral, ou bien lorsque la suppuration de l'autre gagne les cellules mastoïdiennes. Je reviendrai sur ces points importants, trop généralement méconnus, à propos des mastoïdites aiguës.

Étiologie.

L'étiologie de l'abcès aigu de l'oreille moyenne est fort complexe, aussi est-il indispensable de la présenter avec ordre et méthode.

Il faut tout d'abord tenir compte de certaines causes prédisposantes, dont l'influence est indiscutable sur le développement de la maladie. De ces causes, les unes sont inhérentes au sujet, les autres résident en dehors de lui.

Parmi les premières doit figurer l'âge. D'une façon générale, les enfants y sont plus sujets que les adultes, et les nouveau-nés sont exposés à une forme spéciale de l'affection, dont le développement paraît lié aux phénomènes de résorption dont la caisse est le siège, à cette époque initiale de la vie. *Causes prédisposantes, inhérentes au sujet.*

Age.

A tout âge, une prédisposition à l'otite peut être créée par toutes les affections chroniques naso-pharyngiennes, gênant l'aération de la caisse par la trompe et entraînant, de ce fait, un état de congestion habituelle de la muqueuse qui la rend apte à s'enflammer, à la moindre occasion. *Affections chroniques naso-pharyngiennes.*

Sous ce rapport, les végétations adénoïdes du pharynx jouent un rôle prépondérant ; aussi la répétition d'otites aiguës chez un enfant doit-elle éveiller dans l'esprit du médecin le soupçon de l'affection en question et provoquer de sa part l'examen du naso-pharynx. *Végétations adénoïdes.*

En vous mentionnant tout à l'heure l'existence de causes prédisposantes, indépendantes des individus, je faisais allusion à l'influence saisonnière, si puissante dans l'espèce. Il vous arrivera plus tard, au cours de votre pratique spéciale, après être restés plusieurs mois sans observer un seul cas d'abcès d'oreille, d'être ensuite appelés à en traiter plusieurs, quotidiennement, pendant plusieurs semaines de suite. C'est moins au cœur de l'hiver qu'à l'époque des équinoxes, et tout particulièrement au printemps, que s'observent ces petites épidémies, souvent liées à des épidémies de grippe, mais qui peuvent cependant en être indépendantes. *Causes prédisposantes indépendantes du sujet.*

Influence saisonnière.

Epidémies printanières et automnales.

Les causes locales de l'otite agissent généralement par l'intermédiaire de la trompe d'Eustache, soit qu'il *Causes locales.*

Rhume.

s'agisse d'une pharyngite *a frigore* qui, le long de la muqueuse de ce conduit, gagne celle de la caisse, ou

Irrigations na-
sales.

d'une irrigation nasale, ou encore d'une immersion, surtout quand ces deux dernières causes sont suivies d'un effort de mouchage amenant le liquide chargé d'impuretés, par la même voie, jusqu'à l'oreille

Tamponne-
ments naso-pha-
ryngiens.

moyenne. C'est encore par le même mécanisme qu'un tamponnement prolongé de l'arrière-cavité des fosses nasales pratiqué avec une antisepsie insuffisante peut aboutir au même résultat, le sang qui imprègne le tampon ne tardant pas à se décomposer et à former un véritable bouillon de culture, qui a bientôt fait d'infecter les cavités tympaniques.

Infection par
le conduit audi-
tif externe.

Plus rare est l'infection de l'oreille par le conduit auditif, car, de ce côté, elle est défendue par la membrane tympanique. Il n'en est plus de même en cas de

Corps étran-
gers.

rupture du tympan par un corps étranger, ou par des manœuvres maladroites, pratiquées en vue de l'extraire.

Mécanisme
de l'otite par im-
mersion.

On a accusé l'immersion dans l'eau froide de pouvoir, par brusque refroidissement du tympan, produire une otite suppurée. Je ne crois la chose possible que si l'action du froid détermine une pharyngite qui s'étend à la caisse. Dans un cas que j'ai observé, il y a quelques jours, une otite moyenne suppurée survint effectivement, chez un jeune homme de ma clientèle, à la suite d'un plongeon dans la Seine exécuté du haut d'un pont ; mais je pus m'assurer que le choc de l'eau contre l'oreille avait agi ici comme un soufflet, par compression de l'air contenu dans le conduit, et avait provoqué une large rupture tympanique, à travers laquelle l'eau rien moins qu'aseptique du fleuve avait pénétré et infecté l'oreille.

Causes géné-
rales. Maladies
infectieuses.

Les causes générales qu'il me reste à vous énumérer exercent sur l'oreille une action qu'il n'est pas toujours aisé d'analyser. Quelquefois cette action est directe, déterminante, et n'a pas besoin du concours d'une autre cause adjuvante. Tel est habituellement le fait de la grippe, de l'érysipèle, de la scarlatine, de la rougeole, de la coqueluche, de la fièvre typhoïde, de la syphilis, de la tuberculose, toutes ces affections amenant facilement l'infection de la caisse du tympan par l'intermédiaire de leurs localisations pharyngées, et lui donnant ensuite chacune son cachet particulier de gravité.

Elles peuvent agir sur la caisse par les lésions naso-pharyngiennes qu'elles provoquent.

Mais elles donnent à l'otite ainsi développée un cachet de gravité spécial, par le fait de leur influence générale sur la nutrition.

La pneumonie ne peut être considérée comme une cause d'otite moyenne suppurée. Quand les deux lésions coexistent, elles doivent être plutôt considérées comme deux effets et deux localisations distinctes d'une cause infectante commune.

Rapports de la pneumonie avec l'otite.

· Quant au diabète que je vois figurer dans maint traité, au même chapitre étiologique, il peut tout au plus être considéré comme une cause prédispoante de l'otite; mais, en revanche, il serait très juste de le présenter comme une circonstance extrêmement aggravante de cette affection.

Influence du diabète sur le développement et la marche des suppurations aigues de l'oreille.

Pour ce qui concerne la microbiologie des otites aiguës, j'ai peu de choses à ajouter à ce que je vous disais dans ma première leçon. L'espèce microbienne la plus habituellement rencontrée, notamment dans la forme grippale (la plus fréquente), est le pneumocoque ; mais on ne le trouve qu'exceptionnellement à l'état de pureté, et le plus souvent il se présente, dans les cultures, associé au streptocoque et au staphylocoque. D'ailleurs, je vous répète que la gravité d'un cas donné paraît moins en rapport avec la constatation de telle ou telle espèce microbienne qu'avec le nombre et la virulence spéciale des microbes, ce dernier élément étant d'ailleurs d'une interprétation difficile et dépendant

Microbiologie des otites suppurées aiguës.

surtout de la nature de l'infection première (scarlatine) ou du terrain (diabète, par exemple).

Symptomato-logie. Le début de l'affection est généralement brusque et marqué par des phénomènes réactionnels intenses,

Début. parmi lesquels la douleur tient la première place.

Cette douleur est ressentie dans la profondeur de

Douleur. l'oreille, mais peut s'étendre à la région mastoïdienne et au côté correspondant de la tête. Elle a le caractère pulsatif très marqué, et sa violence est souvent telle que, non seulement elle empêche le sommeil, mais qu'elle arrache des plaintes aux sujets les plus endurants.

Chez les jeunes enfants, peut-être par suite des liens circulatoires plus étroits qui existent, à cet âge, entre la muqueuse de la caisse et l'endo-crâne, l'otalgie, d'une violence extrême, peut s'accompagner de symptômes méningitiformes : céphalalgie, photophobie, vomissements bilieux, délire, qui sont de nature à induire le médecin en erreur, s'il ne songe à examiner l'oreille, ainsi qu'il est toujours indiqué de le faire, en pareil cas.

Ses rémissions. Quelque violente que soit cette douleur, il est remarquable qu'elle est rarement continue : elle procède, au contraire, par poussées survenant habituellement dans la soirée et auxquelles succèdent, dans la seconde moitié de la nuit, des rémissions prononcées.

Elle est réveillée ou accrue par les efforts, les mouvements de mastication, l'éternuement, etc... La région mastoïdienne se montre habituellement sensible à la pression, en dehors de tout signe de mastoïdite, à proprement parler, tel que gonflement, œdème, rougeur...

Fièvre. En même temps, le début de l'otite est marqué par une fièvre qui peut, surtout chez les enfants, s'accompagner de frissons et atteindre un chiffre thermique

élevé (40° et au delà). Cette fièvre est rémittente et ses
rémissions coïncident avec celles de la douleur.

Dès le début de l'otite, l'ouïe se montre notablement
diminuée, en même temps que le malade éprouve des phénomènes subjectifs variés : sensation de plénitude dans
l'oreille, bourdonnements, autophonie, vertiges, etc.

Dans la grande majorité des cas, la diminution de
l'ouïe ne porte que sur l'audition par l'air.

Ce n'est que dans les cas d'infiltration simultanée
du labyrinthe par les éléments inflammatoires, que la
perception osseuse se montre rapidement diminuée ou
abolie.

Lorsque la cause de l'otite est générale ou pharyngienne, il est habituel que les deux oreilles soient
prises, mais elles ne le sont généralement pas simultanément : il s'écoule au contraire ordinairement un
intervalle de plusieurs jours entre les deux otites.

Pratiqué à cette période initiale de l'otite, l'examen
de l'oreille donne les résultats suivants :

Tout à fait au début, la membrane tympanique présente, à l'exploration otoscopique, une rougeur sombre,
continue, où disparaît le manche du marteau et où la
petite apophyse de cet osselet est à peine perceptible.
Sur ce fond rouge peuvent se dessiner quelques rameaux vasculaires à direction rayonnante. Très promptement la membrane perd sa concavité normale, pour
se montrer turgescente dans toute sa partie périphérique, et bientôt les parties les plus saillantes perdent
leur coloration rouge du début pour prendre une teinte
jaunâtre, trahissant la présence du pus qui déjà infiltre
son tissu et tend à se faire jour au dehors. Dans certains cas, cette teinte jaune est limitée à la partie inférieure de la membrane, sous forme d'hypopyon. Quelquefois la membrane se laisse fortement distendre par

Marginal notes: Altération de l'ouïe. Phénomènes subjectifs. Signification de la diminution de la perception osseuse. Les deux oreilles sont généralement prises, mais l'une après l'autre. Résultats de l'examen otoscopique. Avant la perforation.

places, avant de se perforer ; il en résulte la formation de bulles jaunâtres, en avant ou en arrière du manche du marteau.

Résultats de l'auscultation, à la même période. L'auscultation de l'oreille à cette période, au moyen de la sonde ou de la douche de Politzer, donne des résultats variables suivant l'abondance et la consistance de l'épanchement.

Insufflé tout à fait au début, alors que le tympan n'est pas encore distendu par le liquide, l'air peut, en le refoulant brusquement en dehors, produire un bruit de claquement particulier, qui ne se renouvelle généralement pas aux douches d'air suivantes. Ou bien il donne naissance, en traversant l'épanchement, sous forme de bulles multiples, à des râles plus ou moins nombreux et fins. Mais, une fois que la caisse est remplie de liquide et surtout de liquide purulent épais, celui-ci ne se laisse plus traverser par l'air lancé dans la trompe et, dans ces conditions, le résultat de l'auscultation est absolument négatif.

Perforation tympanique. A un moment donné, en dehors d'une intervention suffisamment hâtive, le pus se fait jour spontanément à travers la membrane tympanique. Ce fait est en général critique dans l'évolution de la maladie : la douleur

Son caractère critique. cesse comme par enchantement, en même temps que

Ses effets sédatifs. le malade sent du liquide s'échapper de son oreille. Chez les enfants cette rémission critique est peut-être plus marquée encore : on les voit se calmer, reprendre leur gaieté, s'endormir profondément, tandis qu'une large tache jaunâtre sur leur oreiller donne l'explication de la détente qui vient de se produire.

Défervescence. En même temps que se dissipe la douleur, la fièvre tombe, et l'on observe aussi la disparition des symptômes réactionnels, plus ou moins effrayants qui avaient pu marquer le début de la maladie.

La persistance de la douleur, de la fièvre et du ma- Signification fâcheuse de l'ab- sence de cette détente.
laise, malgré la perforation du tympan, doit être con-
sidérée comme d'une signification fâcheuse : elle indique soit une étendue insuffisante, ou une mauvaise
situation de la perforation, s'opposant à un écoulement
régulier du pus, soit une menace de complication mastoïdienne.

La perforation tympanique amène également des Aspects otos- copiques après la perforation.
modifications dans les caractères otoscopiques décrits
plus haut. Après lavage préalable de l'oreille, on constate que la membrane tympanique n'est plus distendue ;
sa teinte est un peu moins livide. La perforation est Siège, dimen- sions et aspect de la perforation.
généralement découverte en avant du manche du mar-
teau, vers la partie inférieure de la membrane. Elle
occupe souvent le sommet d'un petit mamelon et est
de dimensions très petites. Il arrive fréquemment que Souvent elle peut n'être ré- vélée que par l'auscultation.
l'on ne réussit à la distinguer qu'à la faveur des pulsa-
tions dont elle est le siège, ou en combinant cette inspection avec l'épreuve de Valsalva, ou la douche d'air,
auquel cas on voit l'air s'échapper, après avoir soulevé
le mamelon sur lequel réside la perforation.

Plus rarement la perforation spontanée se fait en Signification du siège postéro- supérieur de la perforation.
arrière du manche du marteau. Politzer attache une
importance pronostique spéciale au siège de la perforation en haut et en arrière. Ce siège particulier serait
lié, d'après cet auteur, à des suppurations tenaces de
la région de l'aditus et de l'antre.

Dans des cas beaucoup plus rares, les phénomènes Suppurations aiguës de la ré- gion dite de Schrapnell.
suppuratifs se limitent à la région de la membrane sus-
jacente à la petite apophyse du marteau et la perforation consécutive occupe la portion de la membrane dé-
signée sons le nom de membrane flaccide ou membrane
de Schrapnell. Mais cette occurrence est absolument
exceptionnelle. Ainsi que j'aurai l'occasion de vous le

redire ultérieurement, les perforations occupant ce siège spécial sont liées presque toujours à des processus suppuratifs, essentiellement chroniques et tenaces, et dont la phase initiale passe le plus souvent inaperçue.

Résultat de l'auscultation, à la suite de la perforation. L'existence d'une perforation tympanique modifie, ainsi que vous le verrez, le résultat de l'auscultation de l'oreille, l'air chassé dans la trompe d'Eustache et la

Bruit dit: de perforation. caisse s'échappant à travers la perforation avec un bruit de sifflet ou de chaudière tout à fait caractéristique. Ce phénomène est plus difficile à obtenir par l'épreuve de Valsalva qu'au moyen du ballon et surtout du ballon et de la sonde, l'effort auquel se livre le malade pour « pousser » ayant pour effet de gonfler sa muqueuse pharyngée et de rendre sa trompe moins perméable.

Absence possible du phénomène. Dans d'autres cas, l'échec du phénomène tient aux petites dimensions de la perforation qu'il suffira d'élargir pour qu'il éclate avec toute la netteté désirable.

Enfin il est un cas où la perforation tympanique n'entraîne pas la possibilité de produire le bruit dit de « perforation », c'est lorsqu'elle occupe la région flaccide du tympan, sus-jacente à la petite apophyse, cette portion de la membrane correspondant à une région de la caisse qui communique fort mal avec la cavité tympanique inférieure, placée sur le trajet de l'air lancé dans la trompe.

Terminaisons variables de la maladie. Une fois le tympan perforé artificiellement ou spontanément, quelle sera l'évolution ultérieure de l'otite ? Cela varie beaucoup suivant les cas ; et ces variétés dans la terminaison de la maladie peuvent être ramenées à six :

1° Guérison complète. 1° La suppuration d'abord abondante diminue progressivement pour cesser au bout de 2, 3 ou 4 semaines, en même temps que s'opère peu à peu le retour de l'ouïe. La perforation se cicatrise, et il ne reste bientôt plus aucune trace objective ou subjective de la maladie ;

2° La suppuration dure plus longtemps ; la cicatrisation de la perforation n'est obtenue qu'à la longue, et l'oreille reste frappée d'un abaissement de l'ouïe attribuable aux modifications anatomiques (épaississements, adhérences), qui ont eu le temps de se produire au niveau de la chaîne des osselets ou des fenêtres ; *2° Guérison avec abaissement définitif del'ouïe.*

3' La suppuration se tarit peu à peu, mais la perforation tympanique, d'abord très petite, s'agrandit, les jours suivants, par une sorte de travail nécrosique au niveau de ses bords. Enfin la perte de substance se limite mais reste définitive. Il en résulte souvent une diminution de l'ouïe, et, dans tous les cas, la caisse reste ouverte aux infections du dehors ; *3° Guérison avec perforation tympanique persistante.*

4° La douleur persiste, puis augmente, se localise en arrière de l'oreille, bientôt accompagnée de gonflement et des autres signes de la complication mastoïdienne ; *4° Complication mastoïdienne.*

5° A une époque variable, souvent très proche du début, la marche de l'otite peut se trouver tout à coup bouleversée par l'apparition des signes indiscutables du transport de l'infection à l'intérieur du crâne (céphalalgie, vomissements bilieux, etc., etc.) ; *5° Infection intra-crânienne.*

6° Enfin une dernière modalité dans l'évolution de l'otite est représentée par le passage à l'état chronique, la suppuration persistant désespérément, malgré tous les modes de traitement adoptés. *6° Passage à l'état chronique.*

Le diagnostic de l'otite moyenne suppurée aiguë n'est généralement pas entourée de sérieuses difficultés. La seule affection qui m'ait paru pouvoir prêter à quelque confusion avec elle est la furonculose du con- *Diagnostic.*

Furonculose du conduit.

duit. Cette affection se présente en effet, accompagnée de manifestations douloureuses, qui ne sont pas sans analogies avec celles de l'otite, et, alors même que l'on a reconnu la présence d'une infiltration furonculeuse, on peut se demander s'il n'existe pas simultanément une otite ; or le gonflement des parois du conduit constitue un sérieux obstacle à l'inspection du tympan et parfois à l'auscultation de l'oreille.

Je vous ferai tout d'abord remarquer que la douleur de la furonculose n'a pas le même siège que celle de l'otite. En cas de furoncle, c'est moins la pression exercée sur la région mastoïdienne que les mouvements impri- més au pavillon qui la ravivent. Du reste, une fois la furonculose traitée chirurgicalement et antiseptique- ment, ainsi qu'il convient de le faire, le dégonflement des parois du conduit ne tarde pas à se produire et l'on peut alors inspecter le tympan et contrôler le résultat de cette inspection par celui de l'auscultation de la caisse.

Myringite. C'est également par l'auscultation de l'oreille que l'on éviterait de confondre une simple myringite avec une otite moyenne aiguë, en supposant que l'on ne trouvât pas d'éléments différentiels suffisants dans la considé- ration des symptômes réactionnels très distincts qui accompagnent ces deux affections.

Formes clini- ques. La description que je viens de vous tracer de l'otite moyenne aiguë suppurée répond à la majorité mais non à la totalité des faits. C'est donc une sorte de schéma dont vous ne serez pas surpris de voir s'écarter bien des cas que vous rencontrerez dans votre pratique. Déjà je vous ai montré comment l'âge pouvait influer sur la physionomie de l'affection, au point qu'elle pré-

sente chez les jeunes enfants des caractères tout particuliers. Mais ce n'est pas là la seule influence qui puisse
la modifier. Sa physionomie, son évolution et sa gravité
varient considérablement suivant *le terrain* sur lequel
elle se développe, et suivant la nature de l'infection
première qui a présidé à son développement. De ces
influences diverses résultent un certain nombre de types
cliniques ou de formes, dont je désire vous esquisser
les plus caractéristiques.

Je commence par la forme grippale, parce qu'elle
est la plus fréquente et qu'elle répond assez à la description générale que je vous ai faite de la maladie. Survenant chez des sujets non entachés d'une tare quelconque, elle aboutit, au bout de quelques semaines, à
la guérison, sans perforation permanente du tympan,
sans abaissement notable de l'ouïe. A ce point de vue,
cette forme peut être considérée comme plus bénigne
que beaucoup d'autres ; mais où réside sa gravité spéciale, *surtout au cours de certaines épidémies,* c'est dans
la fréquence des complications de voisinage, et notamment des complications intra-crâniennes. Forme grip-
pale.

La forme nécrosante aiguë est propre à certaines
maladies infectieuses et tout particulièrement à la scarlatine et à la diphtérie ; on l'observe aussi dans le cours
de la fièvre typhoïde et de la rougeole. Tout en reconnaissant et en proclamant le rôle prédominant de la
scarlatine dans son développement, j'ai préféré la dénomination de forme *nécrosante* à celle de forme *scar-
latineuse* ; il vous arrivera en effet d'observer chez des
scarlatineux des suppurations d'oreille qui évolueront
assez rapidement vers la guérison complète. La forme
nécrosante s'observe en un mot trop fréquemment dans
le cours des maladies infectieuses que je viens de vous
signaler, mais elle n'est pas fatalement et exclusive- Forme nécro-
sante aiguë.

ment observée dans chacune d'elles. Cette forme essentiellement grave a pour caractère anatomique une infiltration profonde, intense et étendue de la muqueuse
de la caisse et des tissus sous-jacents, d'où la mortification, puis l'élimination rapide de ces derniers, en
sorte que, peu de jours après le début de la maladie,
la membrane du tympan est détruite, dans presque
toute son étendue, le manche du marteau restant pendant au milieu de la vaste perte de substance. Les
osselets eux-mêmes peuvent être ultérieurement nécro-
sés et éliminés à leur tour, ainsi que des portions des
parois osseuses de le caisse et notamment de la
paroi labyrinthique. C'est dans ces conditions que la
plus grande partie du limaçon osseux peut être expulsée
au dehors.

L'audition peut donc se trouver dans ces conditions
complètement abolie, soit par le fait de l'infiltration
primitive du labyrinthe, soit par la nécrose consécutive
de ses parois. On ne s'explique que trop, d'autre part,
comment des destructions aussi profondes ont bientôt
fait de mettre les germes infectieux de l'oreille au contact de l'endo-crâne et d'en déterminer l'infection.

Quand elle ne tue pas à sa phase aiguë, l'otite nécrosante ne saurait aboutir à une guérison vraie. Le plus
souvent elle a pour conséquence anatomique une
ostéite fongueuse, occupant non seulement la cavité
tympanique, mais aussi son prolongement mastoïdien,
pouvant ultérieurement se compliquer de formations
cholestéatomateuses (dont je vous dirai plus tard la
gravité toute spéciale) et entretenant dans ces cavités
une suppuration rebelle qui ne cède le plus souvent
qu'à des interventions opératoires étendues ; et alors
même que le tarissement de la suppuration est obtenu
sans opération, la caisse reste largement ouverte, par le

fait de la destruction du tympan et exposée à la réinfection.

J'arrive maintenant à une troisième forme, à allures *Forme érysi-* cliniques très particulières et qu'il est très important *pélateuse.* que vous connaissiez, afin d'éviter, quand vous la ren- contrerez, de vous alarmer démesurément et de faire partager vos craintes exagérées à l'entourage du malade. Je veux parler de la forme *erysipélateuse* ou *streptococcique*, dont j'ai observé dans ma pratique deux exemples remarquables et tout à fait semblables l'un à l'autre.

Voici comment les choses se passent :

Un individu a été pris d'un vulgaire abcès d'oreille. A la suite de l'ouverture spontanée du tympan, la fièvre et la douleur ont disparu. Brusquement et sans motif apparent, la fièvre se rallume, mais avec des carac- tères nouveaux, sous forme d'accès irréguliers, précédés de frissons prolongés et intenses, pendant lesquels la température s'élève au-dessus de 40° pour retomber ensuite au chiffre normal.

Ces accès se répètent pendant plusieurs jours, simu- lant absolument un début de pyémie ; puis une rougeur se montre sur le pavillon de l'oreille et la joue, sortant du conduit auditif et s'étendant, les jours suivants, aux parties voisines de la face. Elle a le bourrelet caractéris- tique de l'érysipèle, Dès lors les accès fébriles cessent, et l'érysipèle faciale consécutif à l'otite suit sa marche habituelle. Conclusion pratique : en cas d'accidents de ce genre, faites faire l'examen du pus de l'oreille ; si l'on y constate une prédominance marquée des strepto- coques, réservez votre pronostic et recherchez à l'entrée du conduit la recherche de la rongeur caractéristique dont l'apparition vous permettra de rejeter l'hypothèse d'un début de pyémie.

Autres formes spéciales, liées à l'influence du terrain.

J'aborde maintenant la question de l'influence du *terrain* sur l'otite.

A ce point du vue. trois affections générales me paraissant devoir être considérées tout spécialement : la tuberculose. la syphilis et le diabète.

Tuberculose.

A propos de la tuberculose, il y a lieu de distinguer entre l'otite tuberculeuse, à proprement parler, et l'otite chez les tuberculeux. La première forme me semble jusqu'ici mal connue, sinon mal établie, et certaines descriptions que l'on en trouve dans plusieurs traités d'otologie paraissent moins s'inspirer de faits rigoureusement observés que de rapprochements théoriques. Évidemment la nature tuberculeuse de l'otite ne saurait être mise en doute. dans les cas où l'examen du pus y a révélé la présence du bacille de Koch. Or, il existe de ces faits : mais même alors le bacille en question figure dans le pus en bien moins grande proportion que les autres microbes pathogènes : pneumocoques. streptocoques, staphylocoques : et c'est à ces derniers qu'appartient le rôle actif dans le travail suppuratif et destructif, dont les parois osseuses de la caisse se montrent alors le siège.

Quoi qu'il en soit. tuberculeuse ou non. il est incontestable que l'otite suppurée présente souvent chez les tuberculeux. et tout particulièrement chez les tuberculeux avancés. des allures à part. Le début peut être tellement insidieux que l'écoulement d'oreille se produit, sans que le malade ait préalablement éprouvé de sérieuses douleurs.

L'otite une fois installée tend à prendre la forme fongueuse et nécrosante, lente. A travers le tympan largement perforé on aperçoit. le marteau pendant et dénudé, et des fongosités insérées sur cet osselet ou sur les parois de la caisse. Surtout pour peu que l'état général

soit compromis, ces lésions présentent une bien faible
tendance à la réparation. et l'on éprouve les plus grandes
difficultés à obtenir le tarissement de la suppuration.

La syphilis peut. à toutes ses phases. par l'intermédiaire de ses accidents pharyngés, occasionner des
suppurations aiguës de l'oreille moyenne. Cette variété
d'otite présente souvent une fâcheuse influence sur
l'audition. et bien qu'il n'y ai aucun rapport avec l'accident en question et l'otite syphilitique, à proprement
parler. caractérisée par des lésions labyrinthiques. non
suppuratives. il semble pourtant que nous retrouvions
ici la tendance si spéciale de l'infection syphilitique à
retentir sur l'oreille interne. Il est en effet fréquent. en
pareil cas. de constater. au cours de l'otite suppurée.
une diminution marquée de la perception crânienne. et
ultérieurement un abaissement définitif et considérable
de l'ouïe.

Syphilis

Le diabète paraît influer d'une façon plus complexe
sur les allures et le pronostic de l'otite suppurée. Chez
les malades de cet ordre. dans l'oreille moyenne comme
ailleurs. les suppurations présentent une tendance
marquée à fuser au loin dans des directions variées :
d'où la fréquence. dans l'espèce. de complications mastoïdiennes, suivies de l'ouverture rapide de l'os. soit au
niveau de sa paroi externe. soit en dedans de la pointe
de l'apophyse. et. dans ce dernier cas. la formation de
fusées étendues dans les diverses loges inter-muscu-
laires. profondes du cou. avec ou sans mortification des
tissus, ainsi que j'en ai publié. il y a quelques années.
un remarquable exemple suivi de terminaison mortelle.

Diabète.

Les complications intra-crâniennes sont aussi spécialement à craindre chez ces malades. et présentent alors.
cela va sans dire. leur extrême gravité habituelle. Mais
ce serait tomber dans l'exagération que d'assigner un

pronostic grave à toute otite suppurée survenant chez
un diabétique. Si l'état général du malade est bon et si
la proportion de glycose contenue dans l'urine est
faible, l'otite peut parfaitement évoluer chez lui sans
complication de voisinage; mais, même alors, il arrive
souvent que l'influence du diabète se trahisse à certaines
particularités qui permettent de le soupçonner, puis de
le reconnaître. J'ai, pour mon compte, plus d'une fois
noté chez ces malades, d'une part, une prolongation et
une abondance persistante de la suppuration, dont
l'examen de l'oreille ne pouvait donner l'explication,
d'autre part, un abaissement de l'ouïe hors de proportion, par son degré et sa durée, avec celui qu'on a
coutume de noter en dehors des formes nécrosantes
aiguës de l'otite. Ces particularités, surtout quand on
les rencontre chez un sujet ayant dépassé la période
moyenne de la vie, devront faire soupçonner et rechercher le diabète et conduiront bien souvent à la découverte de cette sérieuse complication.

Pronostic.

La question du pronostic de l'otite moyenne suppurée aiguë est complexe. En effet il n'y a pas lieu
seulement d'envisager le danger vital inhérent à la
maladie, mais la menace qu'elle implique pour l'audition et aussi la possibilité de son passage à l'état
chronique.

Au point de
vue vital, et au
point de vue de
l'audition.

Données four-
nies par la ma-
ladie première
et par le terrain.

En insistant sur ces divers points je m'exposerais à
des redites. Je crois en effet vous avoir suffisamment
montré combien, dans sa marche et dans ses complications, l'otite était influencée par la nature de l'infection
première et par celle du terrain. Indépendamment de
ces points de repère fondés sur la prise en considération de la maladie première et de l'état général, il est

certains signes locaux qui ont leur importance, au point de vue de la détermination du pronostic.

Telle est la persistance de la fièvre et de la douleur et surtout de la douleur mastoïdienne, avec sensibilité de cette région à la pression, après que le tympan a été ouvert ou s'est perforé spontanément, particularités de nature à faire craindre des complications de voisinage; telle est la constatation d'une destruction précoce et étendue de la membrane du tympan révélant l'existence de la forme nécrosante aiguë, dont je vous ai parlé et faisant entrevoir toutes ses conséquences, au point de vue de l'audition et de la persistance ultérieure de la suppuration.

Signification de l'absence de détente et de la sensibilité mastoïdienne persistante, après la perforation;

de la destruction précoce et étendue de la membrane tympanique.

Pour ce qui est du pronostic de l'otite, au point de vue spécial de l'audition, il sera surtout fondé sur l'examen méthodique de cette fonction, au moyen des divers procédés dont nous disposons. Cet examen sera pratiqué avec avantage à l'expiration de la période aiguë et alors que l'écoulement a commencé à diminuer sensiblement d'abondance. A cette époque, la constatation d'une surdité prononcée, mais surtout celle d'une diminution de la perception osseuse serait de nature à faire craindre, pour l'avenir, une sérieuse atteinte à la fonction de l'oreille, surtout si ces examens, répétés au fur et à mesure que se tarit la suppuration, ne permettaient pas de noter ce retour graduel de l'audition que l'on ne manque pas d'observer dans le décours des otites aiguës, évoluant normalement.

Données fournies par les diverses épreuves de l'ouïe, au point de vue du sort ultérieur de la fonction auditive.

LEÇON III

Indication précoce de la paracentèse du tympant

Le traitement de l'otite moyenne aiguë suppurée comporte des indications nettes, qui ne varient que suivant la période à laquelle nous sommes appelés à traiter la maladie. Si nous voyons le malade dès le début, alors que l'épanchement est formé dans la caisse et que la violence des douleurs indique sa tendance à se faire jour au dehors, notre devoir est de lui donner issue le plus promptement possible par la paracentèse de la membrane tympanique. Tout retard apporté à cette mesure ne saurait avoir pour conséquence que de prolonger inutilement les souffrances du malade et de favoriser le passage de l'infection dans l'endo-crâne. Aussi ne vous parlerai-je ici des prétendues méthodes abortives et des topiques introduits au fond du conduit auditif, en vue de calmer la douleur, que pour les condamner d'une façon absolue.

Le seul calmant efficace, en même temps que le seul moyen de prévenir, dans la mesure du possible, les plus graves complications de l'otite, c'est l'ouverture du tympan.

Anesthésie préalable du tympan.

Cette petite opération étant douloureuse, quelque rapidement qu'on la pratique, il est indiqué de la faire

précéder d'une anesthésie aussi complète que possible
de la membrane. Je dois reconnaître que malheureusement cette anesthésie est difficile à réaliser d'une façon
complète, par suite de la présence du revêtement épidermique du tympan, rendant malaisée la pénétration
des solutions appliquées à sa surface. Le chlorhydrate
de cocaïne ne donne de résultats valables, qu'à la condition d'être employée sous forme de fortes solutions à
1/5 et même à 1/3 préalablement chauffées à la température d'environ 40°, suivant la pratique de mes
amis Lubet-Barbon et Martin, et versées goutte à goutte
directement dans le conduit, après que la tête a été
inclinée vers l'épaule opposée. Pour obtenir une bonne
anesthésie, vous ne devrez pas laisser le médicament
en contact avec le tympan moins d'une dizaine de minutes. *Emploi de so-lutions fortes de cocaïne.*

On obtient des effets plus complets et plus rapides
au moyen du mélange conseillé par le Dr Bonain (de
Brest) et consistant dans l'association suivante : *Mélange de Bonain.*

Acide phénique.	2 grammes.
Menthol.	1 —
Chlorhydrate de cocaïne. . . .	1 —

Malheureusement le liquide ainsi obtenu produit à
la surface des tissus une eschare superficielle, confondant la membrane tympanique et les parties adjacentes
des parois du conduit en une teinte grisâtre au milieu
de laquelle il devient difficile de s'orienter. En outre, il
n'est pas rare que la mortification qui en résulte laisse
à sa suite une perte de substance de la membrane,
supérieure à celle qu'on voulait obtenir et qui ne se
répare pas ultérieurement.

Le tympan une fois anesthésié, la solution est étau-
chée au moyen d'un tampon d'onate, puis la tête du

malade est relevée et confiée à un aide qui la maintient solidement.

Manuel opératoire de la paracentèse.

On procède alors à l'ouverture du tympan en s'éclairant au moyen du miroir frontal ou d'une lampe électrique. L'aiguille à paracentèse, qu'on emploiera toujours bien affilée et préalablement stérilisée, est appliquée au lieu d'élection qui correspond à la région postéro-inférieure de la membrane, jusqu'à ce que l'on sente la résistance de cette dernière vaincue. Mais vous ne vous contenterez pas d'une simple piqûre, qui donnerait une voie de sortie tout à fait insuffisante pour le

Avantages d'une large incision.

pus. Je ne saurais trop insister sur l'importance qu'il y a à donner à l'incision les plus larges dimensions possibles ; vous n'hésiterez donc pas à profiter de l'anesthésie relative, dont vous disposez, pour prolonger cette incision en haut et en bas, suivant une ligne courbe, sur une bonne étendue de la périphérie du tympan et même, au besoin, à lui adjoindre une petite incision perpendiculaire à elle.

Si vous êtes appelés auprès du malade, après que la perforation tympanique s'est faite spontanément, vous ne vous contenterez de celle-ci, qu'après vous être assurés qu'elle est bien placée et de dimensions suffisantes ; dans le cas contraire, il y aurait tout avantage à l'agrandir, ou à lui en adjoindre une autre, au siège d'élection.

Emploi de la douche d'air après la paracentèse.

Quand une perforation tympanique suffisante a été réalisée, on obtient généralement un simple bruit de perforation en insufflant de l'air dans la caisse, après cathétérisme de la trompe, ou simplement au moyen du ballon de Politzer, manœuvre qui offre d'ailleurs l'avantage de favoriser l'évacuation du pus. Quand ce dernier est très épais et qu'il existe en outre un fort gonflement de la muqueuse de la caisse et de la partie adjacente de la trompe, il se peut que le bruit de perforation ne soit pas réalisable, le jour même, et qu'on ne l'obtienne que le lendemain.

Le tympan ayant été largement ouvert et le contenu de la caisse aussi complètement évacué que possible par des insufflations d'air répétées, les premières indications du traitement se trouvent remplies.

L'indication suivante consiste à assurer l'écoulement ininterrompu du pus au dehors, et à empêcher sa stagnation dans le foyer. Ce drainage est très simplement réalisé au moyen de substances hydrophiles diverses (coton ou gaze) introduites dans le conduit, jusqu'au contact de la perforation et même à travers elle, si possible.

Drainage consécutif de l'abcès au moyen des substances hydrophiles.

Pendant la première ou les deux premières semaines qui suivent la perforation tympanique, je suis d'avis que ces pansements soient pratiqués au moins une fois par jour, et que chaque tamponnement du conduit soit précédé, non seulement d'une douche d'air et d'un étanchement du conduit, mais aussi de l'instillation, dans ce conduit, de quelques gouttes de glycérine phéniquée ainsi formulée :

Utilité de la douche d'air à chaque renouvellement de pansement.

Emploi de la glycérine phéniquée.

Glycérine pure. . . . . 15 ou 20 grammes.
Acide phénique cristallisé neigeux. . 1 —

Indépendamment de son pouvoir antiseptique, cette solution présente l'avantage d'exercer une action sédative manifeste sur les douleurs qui peuvent survivre à l'incision du tympan. La glycérine ramollit en outre les tissus et, par son mélange avec le pus, dilue ce dernier et en facilite le drainage.

Doit-on bannir systématiquement, comme le veulent certains auteurs, les injections liquides du traitement de l'otite moyenne suppurée ?

Je crois cette pratique inutile lorsque les pansements peuvent être renouvelés avec toute la fréquence désirable par le médecin lui-même ; mais il arrive bien souvent que les malades sont dans l'impossibilité de se soumettre à des pansements quotidiens, pratiqués par le médecin, certains ne pouvant séjourner que pendant un temps limité, à proximité de lui.

Dans ces conditions qui ne sont rien moins qu'exceptionnelles, il me semble qu'il y a avantage à renoncer à la méthode du tamponnement hydrophile qui risquerait fort de ne pas être pratiqué à fond par une main non exercée et de confier à l'entourage du malade la pratique plus facilement exécutable des irrigations dans le conduit.

Souvenez-vous seulement que les injections ne peuvent être substituées aux tamponnements profonds qui agissent d'une façon ininterrompue, qu'à la condition d'être répétées très fréquemment, jusqu'à 5, 6 fois par jour, surtout au début, alors que la suppuration est profuse. Pendant les 2 ou 3 premiers jours, on pourra se servir d'une solution faible de sublimé, à 1 pour 10,000, puis d'eau bouillie ou encore d'eau salée ou boriquée, ou oxygénée à 12 vol. étendue de 2 ou 3 parties d'eau chaude bouillie.

Chaque lavage pourra en outre, pendant les premiers jours, être suivi de l'instillation de glycérine phéniquée dans l'oreille.

Le reproche adressé parfois aux irrigations d'oreilles, de propager l'infection à des régions jusque-là indemnes de l'oreille moyenne me paraît mal fondé, car, ainsi que je vous l'ai dit plus haut, l'antre mastoïdien participe constamment à la suppuration de la caisse, et seule, la suppression de sa communication avec cette dernière cavité peut être une source de complications.

Quant à la pratique recommandée surtout en Alle- Lavages par la trompe. magne et consistant à exécuter les lavages par la trompe d'Eustache, au moyen du cathéter, elle est toujours très désagréable pour les malades, et il ne m'a pas semblé que cette façon de procéder offrît de sérieux avantages sur les simples irrigations par le conduit. Effectivement, quand le tympan a été largement ouvert, il n'est pas nécessaire que le liquide injecté soit poussé avec une grande force pour qu'il en pénètre une partie dans le pharynx par la trompe, ce qui démontre bien que toute l'étendue de la caisse a été traversée.

Aussi, pour mon compte, ai-je cru devoir restreindre la pratique des lavages, par la sonde introduite dans la trompe, aux cas spéciaux de catarrhe subaigu de la caisse, dont l'exsudat extrêmement visqueux se laisse beaucoup plus facilement expulser par cette manœuvre que par aucune autre.

Il ressort de ce qui précède que, dans ma pensée et d'après mon expérience, les irrigations pratiquées par le conduit, à la première période de l'otite moyenne suppurée, ne représentent pas une mauvaise pratique, et peuvent même être considérées comme le seul mode de traitement possible dans les cas où le malade ne peut être exclusivement soigné par un médecin initié aux manœuvres de l'otologie. Dans le cas contraire, c'est à la méthode du tamponnement hydrophile combiné avec les douches d'air, et pendant les premiers jours aux instillations de glycérine phéniquée que je n'hésite pas à donner la préférence. Cette méthode étant d'une exécution délicate, je vous demande la permission de vous l'exposer avec quelques détails.

Le Dr Ludwig Löwe (de Berlin) est l'auteur de cet Méthode de Loïwe. ingénieux procédé consistant à introduire dans le conduit auditif une série de petits tampons hydrophiles, dont le plus profond confine à la perforation tympanique, tandis que les plus extérieurs sont disposés sous forme de larges plaques d'onate appliquées à la surface du pavillon et maintenues en place par quelques tours d'une mince bande de mousseline incapable de s'opposer à l'évaporation de l'épanchement qui a fini par les imprégner de proche en proche.

Dans la série des tampons ainsi mis en place on peut distinguer trois zones : la zone d'*absorption* représentée par le tampon le plus profond qui *absorbe* le pus au niveau de la perforation tympanique, la zone de transmission représentée par la longue chaîne des petits tampons légèrement tassés les uns contre les autres et se transmettant le pus de l'un à l'autre, enfin la zone d'évaporation représentée par les feuilles d'onate les plus extérieures, au niveau desquelles le pus s'évapore, au fur et à mesure qu'il y est amené.

Löwe appliqua d'abord sa méthode aux écoulements séreux de l'oreille qui se prêtent mieux que tout autre à l'absorption capillaire, puis il fut amené à en étendre l'usage aux écoulements purulents proprement dits.

Dans ce dernier cas, il remarqua que, lorsqu'on lève le pansement, au bout de 24 heures, le pus paraît avoir subi au contact de la ouate hydrophile une dissociation de ses éléments, le sérum se laissant entraîner au loin par la capillarité, tandis que le mucus reste immobilisé au niveau de la surface profonde des premiers tampons et que les leucocytes occupent une position intermédiaire entre les deux. Il nota en outre que, sous l'influence de la répétition de ce pansement, on voyait la suppuration s'épaissir, diminuer d'abondance, mais persister indéfiniment. D'après Löwe, cette persistance de la suppuration dénote l'existence de fer-

mentations secondaires, dont les produits chimiques
entretiennent une irritation indéfinie des parties.

L'auteur a cherché à combattre les effets de ces fermentations par l'interposition d'une toute petite quantité d'acide borique en poudre fine, entre le tympan et
le premier tampon d'onate.

Au bout de 24 heures, la série des tampons est enlevée,
la caisse est balayée par de nouvelles douches d'air et le
pus expulsé par cette manœuvre se trouve étanché par
des tampons d'onate introduits jusqu'à la perforation.

Après quoi, lorsque l'on a constaté que les douches
d'air ne font plus sortir de pus, le tamponnement est
renouvelé.

Telle est, dans ses grands traits, cette méthode de
Löwe qui peut être considérée comme ayant marqué
un sérieux progrès dans la thérapeutique otologique.
en abrégeant sensiblement la durée des otorrhées aiguës
non compliquées.

Elle a été généralement adoptée par les otologistes
de ma génération, chacun de nous y apportant plus ou
moins de modifications.

Ma propre pratique diffère peu de celle du médecin
de Berlin. La caisse une fois bien nettoyée par plusieurs douches d'air, j'instille dans le conduit une
petite quantité de glycérine phéniquée à 1/15, la tête
étant renversée sur l'épaule du côté opposé, et je la
fais bien pénétrer dans l'oreille moyenne grâce à une
pression exercée sur le tragus. Cela fait, j'insinue, bien
au fond du conduit, sous le contrôle d'un bon éclairage, tout contre la perforation, et même à travers elle,
si elle est béante, soit l'extrémité d'une longue mèche
de gaze stérilisée, large de 2 ou 3 centimètres et légèrement tordue, pour que son introduction soit plus
facile, soit une série de petits tampons d'onate hydro-

Méthode de Lœwe modifiée par l'auteur.

Instillations de glycérine phéniquée pendant la période douloureuse du début.

Emploi des mèches de gaze humides, au début.

phile. La gaze ou les tampons ont été préalablement trempés dans une solution de formol à 1/1,000 puis étanchés. Leur pouvoir absorbant se trouve ainsi notablement accru. Dans le but de ne pas entraver le travail d'absorption de ces substances, on aura soin de les desserrer, après les avoir pressées pour les étancher, et de ne les tasser que très modérément dans le conduit. A l'exemple de Löwe je prolonge le tamponnement en dehors du conduit, par l'adjonction de plusieurs gâteaux d'onate hydrophile dont le nombre et l'épaisseur sont proportionnés à l'abondance de la suppuration. car il importe que le drainage soit ininterrompu. En vue de ce résultat, au lieu de compter sur l'évaporation du pus qui aura gagné les parties les plus extérieures du pansement, je recommande à l'entourage du malade de renouveler, en mon absence, les gâteaux d'onate appliqués sur l'oreille, dès que ces derniers commencent à être imprégnés par le pus, mais sans toucher aux pièces de tamponnement logées dans le conduit. Je me charge de renouveler moi-même ces dernières. toutes les 24 heures.

Ce traitement est continué avec la même fréquence, tant que l'écoulement est abondant, c'est-à-dire pendant les huit ou quinze jours qui suivent la perforation tympanique.

Au bout de ce temps. en dehors de complications et de circonstances particulières, la suppuration commence à diminuer, et l'otite perd de son acuité, la perforation cessant d'être le siège de pulsations, etc...

A la fin de la période douloureuse, la glycérine phéniquée remplacée par l'eau oxygénée et les insufflations de poudre d'acide borique.

A ce moment. l'usage de la glycérine phéniquée est suspendu et remplacé par celui de l'eau oxygénée à 12 volumes et de la poudre d'acide borique.

L'eau oxygénée préalablement tiédie dans une petite cuiller. que l'on a exposée quelques instants au-dessus d'une lampe, est versée dans l'oreille où elle est laissée pendant quelques minutes, après quoi, le fond du conduit ayant été étanché, on y insuffle une petite quantité de poudre fine d'acide borique, puis on tamponne, après s'être assuré par l'inspection et l'auscultation de l'oreille, que la perforation tympanique est toujours bien perméable.

Dès lors, en outre, les tamponnements sont pratiqués exclusivement avec une longue mèche de gaze au traumatol non imbibée de liquide comme au début.

Substitution de la gaze sèche à la gaze humide.

Au fur et à mesure que la suppuration diminue, les pansements, d'abord répétés tous les jours, sont espacés à deux ou trois jours d'intervalle. Quand enfin on est arrivé à ce résultat, qu'après un intervalle de 3 jours, la gaze est retirée parfaitement sèche et que la poudre d'acide borique est retrouvée au fond du conduit, l'otite peut être considérée comme guérie. Il se peut que la perforation tympanique soit encore béante à ce moment. Sa complète occlusion est généralement l'affaire de quelques jours, pendant lesquels il sera prudent de maintenir un petit tampon d'onate sèche dans le conduit, afin de prévenir le retour de la suppuration par le fait d'une infection venue du dehors.

Raréfaction progressive des pansements.

Il va sans dire qu'il y aura le plus grand avantage, pour la rapidité de la guérison, à ce que les pansements que je viens de vous décrire soient exécutés avec une propreté chirurgicale, les mains de l'opérateur étant soigneusement lavées, la pince destinée à l'introduction de la gaze flambée à la lampe, et la gaze elle-même extraite d'un bocal soigneusement clos dans l'intervalle des pansements.

Nécessité de mesures d'asepsie au cours des pansements.

LEÇON IV

LES MASTOIDITES AIGUËS

Participation latente, habituelle de l'antre mastoïdien aux suppurations de la caisse. Au cours de la précédente leçon, j'ai, à plusieurs reprises, insisté sur la constante participation du prolongement mastoïdien de l'oreille moyenne à la suppuration de cette dernière cavité ; et j'ai ajouté que, dans la majorité des cas, cette participation était à peu près latente, ou se manifestait tout au plus par une sensibilité de la région mastoïdienne à la pression, qui disparaissait le plus souvent dès que la perforation spontanée ou artificielle du tympan allégeait la tension intra-tympanique du pus. Il est au contraire des cas dans lesquels ces symptômes mastoïdiens dominent la scène, exprimant non seulement la présence, mais l'emprisonnement du pus dans les cavités mastoïdiennes et sa tendance à se faire jour au dehors.

Cette participation cesse d'être latente, en cas de rétention du pus dans l'antre.

La description de ces accidents me paraît devoir être précédée de quelques explications relatives à l'anatomie de la région.

Considérations anatomiques. Je tiens d'abord à vous faire remarquer que l'expression *cavités mastoïdiennes* s'applique à deux ordres de cavités osseuses : l'une unique, constante, invariable dans son siège et dans ses rapports avec la caisse du tympan et ne variant que dans ses dimensions : c'est

Distinction entre l'antre mastoïdien et les cellules mastoïdiennes.

l'antre mastoïdien, prolongement postérieur de la caisse, qui, ainsi qu'on l'a justement fait remarquer, serait plus exactement dénommé *antre pétreux*, car, s'il est chirurgicalement accessible par la voie mastoïdienne, il occupe plutôt, surtout quand ses dimensions sont restreintes, la base du rocher, que la région de l'apophyse. Dans tous les cas, cette cavité est la seule qu'on trouve dans l'apophyse mastoïde pendant les premiers mois de la vie. Elle communique avec la caisse par une sorte de canal étroit, l'*aditus ad antrum*, débouchant immédiatement en arrière de l'articulation du marteau et de l'enclume et au-dessus du genou du facial. En dehors, l'antre répond au tiers antérieur de la paroi externe de la base de l'apophyse mastoïde et siège à une distance très variable de sa surface suivant ses dimensions ; en dedans et en arrière, il répond à la base du rocher et au sillon sigmoïde qui longe la paroi antérieure du sinus latéral ; enfin supérieurement, il n'est séparé de la dure-mère que par une mince cloison osseuse.

Existence constante de l'antre.

Ses rapports.

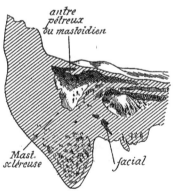

FIG. 3. — Coupe d'apophyse scléreuse [1].

1. D'après Poirier. *Traité d'anatomie médico-chirurgicale.*

Les autres cavités mastoïdiennes, généralement dési-
guées sous le nom de cellules mastoïdiennes, n'existent
pas pendant les premiers mois de la vie ; en outre,
d'après les recherches de Zuckerkandl, chez un cinquième des sujets environ, elles n'existent à aucune
époque de la vie, le tissu de l'apophyse étant formé
dans sa totalité, au-dessous de l'antre, par une substance
spongieuse, analogue au diploé, ou par de l'os compact, éburné (fig. 3).

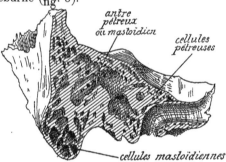

Fig. 4. — Coupe d'apophyse pneumatique [1].

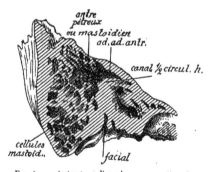

Fig. 5. — Autre type d'apophyse pneumatique [1].

Mais, dans des cas plus nombreux, la mastoïde pré-

1. D'après Poirier.

sente de nombreuses cavités s'étendant de sa base à sa pointe et donnant à ses coupes un aspect alvéolaire qui n'est pas sans analogie avec celui d'un rayon de ruche d'abeilles. Ces cas existent, d'après Zuckerkandl, dans la proportion de 30 à 40 pour 100 (fig. 4 et 5).

Enfin, dans une proportion plus grande encore (40 à 50 pour 100), la disposition diploïque et la pneumatique sont associées. Apophyses mixtes.

Ces cellules osseuses, inconstantes dans leur existence et variables dans leurs dimensions et leur nombre, offrent généralement une forme allongée et affectent une disposition rayonnante autour de l'autre, les inférieures s'étendant vers la pointe de l'apophyse (ce sont les plus volumineuses), les autres en arrière et en bas vers l'occiput, ou en arrière et en haut vers l'écaille du temporal ; enfin un troisième groupe, situé en avant, confine à la paroi postérieure du conduit auditif osseux. Ce sont les cellules limitrophes qui, ainsi que vous allez le voir, jouent un rôle important dans la symptomatologie des suppurations mastoïdiennes. Divers groupes de cellules mastoïdiennes ; 1° Inférieur. 2° Postérieur. 3° Antérieur ou limitrophe.

Je tiens à vous faire remarquer que, dans le cas où les cellules mastoïdiennes s'étendent jusqu'à la pointe de l'apophyse, elles ne sont séparées de la loge cervicale profonde, inférieurement et en dedans, que par une mince paroi osseuse correspondant à l'insertion du muscle digastrique. Quand la suppuration gagne les cellules osseuses ainsi disposées, il n'est pas exceptionnel qu'elle se fasse jour à travers la paroi en question, donnant lieu à une fusée qui occupe d'emblée la face profonde du muscle sterno-cleido mastoïdien. Il en résulte une complication d'une physionomie clinique et d'une gravité toutes spéciales, dont je compte vous entretenir ultérieurement. Rapports entre le groupe de la pointe et la fossette du muscle digastrique.

Quelles que soient leur situation et leurs dimensions,

les cellules mastoïdiennes sont tapissées par une muqueuse mince, analogue à celle de la cavité tympano-antrale. Elles communiquent avec la cavité de ʼcette dernière et les unes avec les antres par de fins pertuis, dʼoù la facilité de lʼextension des suppurations de lʼoreille moyenne à la totalité de lʼapophyse, quand celle-ci appartient au type pneumatique.

Étiologie des mastoïdites aiguës.

La mastoïdite aiguë peut survenir non seulement dans le cours des otites aiguës, mais aussi durant lʼévolution des suppurations chroniques de lʼoreille.

Je vous rappelle que, par suite dʼune convention un peu artificielle, le terme mastoïdite correspond moins à une lésion quʼà un ensemble de manifestations symptomatiques. Il est en effet généralement admis aujourdʼhui que toute otite aiguë. suppurée sʼaccompagne dʼune participation de lʼantre à la suppuration ; mais cette participation ne se traduit nettement, dʼune façon subjective pour le malade et objective pour le médecin, que le jour où quelque obstacle sʼoppose à la continuation de lʼécoulement du pus mastoïdien par la caisse et à travers la perforation tympanique par le conduit auditif.

Obstacles à lʼécoulement du pus.

Sièges divers de ces obstacles.

Les obstacles en question peuvent occuper trois sièges distincts : 1° le conduit auditif, sous forme de cérumen ou de quelque corps étranger (tampon dʼouate oublié, acide borique insuffisamment pulvérisé, ou insufflé en trop grande quantité) ;

2° La membrane tympanique, par suite dʼune perforation mal placée, ou de dimensions insuffisantes, ou oblitérée par des formations polypeuses ;

3° Enfin la cavité tympanique elle-même, par le fait dʼun gonflement anormal de la muqueuse ou de fongosités oblitérant l'embouchure de l'aditus dans la caisse.

Remarquons, en outre, qu'en dehors de toute cause d'obstruction sur le trajet du pus, celui-ci peut éprouver d'insurmontables difficultés à s'écouler par la caisse, dans les cas d'apophyses pneumatiques où il se trouve occuper la totalité de l'apophyse jusqu'à sa pointe, d'où impossibilité pour lui de se vider par l'aditus, sinon par regorgement.

Je m'empresse d'ajouter que ce serait se faire une conception étroite et théorique de la pathogénie des mastoïdites aiguës que de la subordonner exclusivement à ces phénomènes mécaniques. Il est hors de doute que le degré de la virulence microbienne joue bien aussi son rôle dans l'extension plus ou moins complète et rapide de la suppuration tympanique aux cavités mastoïdiennes, et la meilleure preuve que je puisse vous en donner c'est que nous constatons souvent une fréquence particulièrement grande de la complication mastoïdienne dans le cours de certaines épidémies de grippe présentant une intensité toute spéciale de leurs déterminations otiques. De même, sous l'influence de certains états généraux, extraordinairement favorables au développement et à l'extension des processus suppuratifs, et notamment chez les diabétiques, nous observons une proportion plus grande, que chez les autres sujets, de la complication en question.

Qu'adviendra-t-il, si on abandonne les choses à leur marche naturelle, dans les cas de retention du pus dans les cavités mastoïdiennes ? La suppuration tendra. dans la majorité des cas, à se faire jour à travers la paroi externe, donnant lieu d'abord à une collection sous-périostée, puis sous-cutanée, qui finira à la longue par s'ouvrir spontanément, après ulcération progressive

La mastoïdite peut être la conséquence d'une virulence spéciale de l'otite.

Influence de certaines épidémies, du diabète.

Évolutions diverses de la mastoïdite :

1° Fusée vers la paroi externe.

de la peau : ou bien elle se portera en avant. en soulevant

le périoste et le tégument de la paroi postérieure du conduit. Ces deux directions sont d'aillenrs souvent prises simultanément par le pus, en sorte qu'il se produit en même temps un soulèvement des parties molles de la paroi postérieure du conduit et de la région mastoïdienne : dans d'autres cas, beaucoup plus rares,

et, ainsi que je vous l'ai dit. à la faveur d'une extension du système lacunaire de l'apophyse jusqu'à sa pointe, c'est en dedans de cette pointe et au niveau de l'insertion du muscle digastrique que se fera l'effraction purulente. immédiatement suivie-alors de la formation d'une

collection cervicale et sous-crânienne profonde : enfin, dans une dernière catégorie de cas, et généralement par suite d'un état éburné de la texture osseuse de la mastoïde. rendant extrêmement laborieuse la marche du pus vers sa surface externe ou antérieure, c'est en haut ou en arrière que se porte la suppuration, dans les deux cas faisant invasion dans la cavité crânienne, dans le premier, sous la dure-mère de l'étage moyen du crâne, au niveau du lobe sphénoïdal, dans le second, au niveau de l'étage inférieur et au voisinage du sinus latéral.

Il importe de noter que le passage du processus suppuratif. des cavités mastoïdiennes sous le périoste de la surface externe de l'os ou sous la dure-mère, n'implique pas forcément une perforation de la paroi osseuse. l'infection pouvant fort bien se transmettre le long des vaisseaux anastomotiques qui relient la circulation intra-mastoïdienne à la circulation superficielle ou intra-crânienne.

Enfin il est une forme décrite par le professeur Duplay, sous le nom de périostite mastoïdienne, et dont je tiens à vous mentionner simplement l'occurrence

possible, n'en ayant, pour ma part, jamais observé
d'exemple. Ici le pus passerait de la caisse du tympan
sous le périoste de la surface mastoïdienne externe, après
avoir décollé le périoste de la paroi postérieure du conduit auditif et (nous devons le supposer) après avoir
détaché la membrane tympanique au niveau de son
insertion postérieure.

L'apparition d'accidents mastoïdiens dans le cours
d'une otite moyenne suppurée est annoncée par un
ensemble de *signes généraux* et *locaux* assez caractéristiques ; mais, en général, le *début* en est *lentement progres-
sif*, sinon insidieux. Ce n'est qu'exceptionnellement,
chez de jeunes enfants ou des sujets nerveux, à réactions
violentes, qu'on les voit éclater brusquement, sous forme
d'un grand accès fébrile, précédé de frisson, avec élévation thermique à 40° et parfois avec accompagnement
de vomissements et de délire.

En général, encore une fois, le début est beaucoup
moins bruyant, la poussée fébrile qui d'habitude
l'accompagne, peut être fugace, au point de passer inaperçue, ou ne se montrer que transitoirement, à la fin
de la journée, sous forme de légers frissonnements et
de malaise accompagnés d'une élévation thermométrique
atteignant tout au plus 39°.

Les symptômes locaux sont beaucoup plus signifi-
catifs. Ils sont les uns subjectifs, les autres objectifs.

Les premiers consistent en une douleur spontanée, à
caractère tensif et pulsatile, ressentie dans la profondeur
de la région rétro-auriculaire et irradiant de là dans la
moitié correspondante de la tête. Si cette douleur existait avant la perforation tympanique, au lieu de se calmer
après l'établissement de l'écoulement purulent au
dehors, elle persiste et augmente : si. au contraire. elle

Marginal notes:

Symptomato-
logie.

Début généra-
lement insi-
dieux.

Fièvre.

Symptômes
locaux:

1° Subjectifs:

Douleur.

àvait disparu après l'ouverture du tympan, c'est sa réapparition, avec une intensité plus grande, qui marque le début des accidents.

2° Objectifs :   En même temps qu'apparaît la douleur mastoïdienne, on constate habituellement, mais non constamment, un

Diminution de l'otorrhée. phénomène très significatif : une diminution brusque de l'otorrhée qui, jusque-là, s'était montrée plutôt abondante. Je vous répète que c'est là un symptôme très significatif, car il nous révèle nettement la présence d'un obstacle à l'écoulement de la suppuration qui, jusque-là, tirait évidemment sa principale source de l'antre mastoïdien.

Résultats de l'exploration de l'apophyse. L'attention du médecin étant attirée par ce signe vers l'apophyse mastoïde, l'exploration minutieuse de cette région lui permettra d'y faire les constatations suivantes :

Gonflement rétro-auriculaire. Au début, il notera un léger gonflement, en masse, de la région, tendant à effacer le sillon rétro-auriculaire et

Soulèvement du pavillon. à soulever, à détacher le pavillon. Ce dernier phénomène est surtout appréciable, si l'on observe simultanément et comparativement les deux oreilles, en se plaçant derrière la tête.

Sensibilité à la pression. La pression de la région mastoïdienne, au moyen de la pulpe de l'index, réveille plus ou moins la douleur. Il existe, en général, une région assez limitée, une sorte de point douloureux au niveau duquel le phénomène est tout particulièrement marqué. Ce point corres-

Son siège variable. pond le plus souvent à la base de l'apophyse et au siège de l'autre. Dans d'autres cas, il répond à la pointe mastoïdienne, et j'ai eu l'occasion de noter, chez plusieurs de mes malades, que cette particularité s'observait de préférence dans les cas où la suppuration, à la faveur d'une disposition très pneumatique de l'apophyse, s'étendait jusqu'à son extrême pointe. Dans les mêmes conditions, la sensibilité à la pression peut être répartie presque uniformément sur toute l'étendue de la région. Cette diffusion de la sensibilité ne manque pas de se produire, les jours suivants, si on laisse à la suppuration le temps de gagner la face profonde du périoste.

Si les accidents continuent de progresser, le gonflement rétro-auriculaire, assez peu sensible, au début, pour avoir besoin d'être recherché, devient de plus en plus manifeste, écartant progressivement le pavillon, dont la direction tend à devenir perpendiculaire à la surface crânienne. En même temps, il est fréquent que les téguments qui recouvrent la paroi postérieure du conduit osseux soient soulevés, à leur tour, par le fait de la transmission au périoste de l'infiltration des cellules limitrophes.

Ce phénomène est généralement désigné sous le nom de *chute de la paroi postéro-supérieure du conduit* ; il en résulte un effacement plus ou moins complet de la lumière de ce dernier. Chute de la paroi postéro-supérieure du conduit.

Supposons que les accidents continuent d'être abandonnés à leur marche naturelle, quelle en sera la *terminaison* ? Cette terminaison est variable. Je vous ai, en effet, montré précédemment que, dans certains cas qui heureusement ne sont pas, à beaucoup près, les plus nombreux, le pus pouvait fuser des cavités mastoïdiennes, soit en haut ou en arrière dans la cavité crânienne, soit en dedans et en bas dans la profondeur du cou. Terminaisons.

Je désire laisser de côté, pour le moment, l'étude de ces derniers modes de terminaison, qui feront l'objet de leçons spéciales, et ne m'occuper présentement que du dénouement habituel de la maladie : la formation d'un abcès superficiel.

Dans ce cas, le gonflement d'abord à peine sensible

que nous avons vu apparaître derrière l'oreille va, se

Dénouement
habituel ; forma-
tion d'un abcès
à la face externe
de l'apophyse.
prononçant de plus en plus ; le pavillon s'écarte complètement de la paroi crânienne et la pression du doigt sur
la région mastoïdienne y laisse son empreinte sous forme
du godet caractéristique de l'œdème de voisinage.

Alors : œdème
puis fluctuation.
Plus tard, l'abcès devenant tout à fait superficiel
forme une collection nettement fluctuante sous la peau.

Détente, au
moment de la
formation de
cette collection
superficielle.
Dès lors, la tension du pus à l'intérieur des cavités
osseuses cessant presque complètement, il en résulte
une notable détente dans les souffrances du malade.

Il est bon de savoir que cette marche graduelle de la
Rétrocession
définitive ou tem-
poraire de la
mastoïdite.
suppuration, de la profondeur de l'os vers les téguments
de la région mastoïdienne, ne s'opère pas toujours
régulièrement, mais est sujette, au contraire, à quelques
fluctuations. Il est fréquent, par exemple, d'observer,
notamment le matin, au réveil du malade, une diminution de la douleur pouvant être interprétée à tort dans
le sens d'une tendance à la guérison spontanée. On
peut même voir l'écoulement purulent momentanément suspendu, soit spontanément, soit à la suite
d'applications glacées sur la région mastoïdienne, reparaître avec abondance, en même temps que disparaissent
le gonflement rétro-auriculaire et la sensibilité à la
pression notés la veille. Cet enraiement des accidents
peut assurément être définitif. J'en ai, pour ma part,
observé d'indiscutables exemples. Mais, en général, il
ne faudra guère compter sur cette éventualité fort peu
probable à partir du jour où un œdème de voisinage,
avec ou sans rougeur de la peau, a pu être nettement
constaté à la région mastoïdienne, et l'on se méfiera de
ces rémissions trompeuses, qui ont trop souvent servi
d'encouragement à l'inaction et à une temporisation
exagérée.

Il va sans dire que si la collection purulente, même

devenue tout à fait superficielle, est respectée, ainsi que
le fait est encore trop souvent rencontré dans certains
milieux arriérés et rebelles à toute intervention chirurgicale, la peau finira par s'ulcérer et par s'ouvrir en
livrant passage au pus ; mais ce ne sera même pas là
une solution définitive des accidents ; car, derrière la
poche sous-cutanée ouverte, reste désormais une lésion
osseuse qui, en dehors d'une action directement exercée
sur elle, entretiendra indéfiniment la fistule cutanée.

Écoulement du pus à travers la peau ulcérée.

Formation consécutive d'une fistule.

Le diagnostic de la mastoïdite aiguë ne présente pas,
en général, de difficultés sérieuses. Et d'abord il est
une raison peu favorable à la méconnaissance des
accidents en question, c'est qu'ils surviennent dans des
circonstances où l'on doit en redouter et en épier l'apparition. En somme, ainsi que j'aurai ultérieurement
l'occasion de vous le répéter: en présence d'une mastoïdite aiguë, la sagacité et le tact du chirurgien sont moins
mis à l'épreuve pour en reconnaître l'existence que
pour saisir le moment opportun de l'intervention.

Diagnostic.

Pourtant il est des exceptions à toutes les règles et
certaines circonstances, certaines coïncidences surtout,
peuvent être l'origine d'erreurs ou au moins d'hésita-
tions de la part du clinicien.

Il est notamment deux affections qui peuvent, dans
une certaine mesure, simuler des accidents mastoïdiens
aigus: l'adénite rétro-auriculaire et la furonculose du
conduit. A la face externe de la pointe de l'apophyse
mastoïde, au niveau des attaches du sterno-cléido-mastoïdien, sous l'aponévrose épicrânienne existe, ainsi
que l'a montré Sappey, un petit groupe de 4 ou 5 ganglions lymphatiques tributaires de la circulation lym-
phatique de la partie voisine du cuir chevelu et du

Adénite rétro-auriculaire.

pavillon de l'oreille. Supposez que dans le cours d'une
otorrhée, par le fait de l'application de topiques irritants
dans le conduit, se développe un eczéma de la peau de
la région, il pourra en résulter une adénite suppurée du
groupe ganglionnaire en question, caractérisée objecti-
vement par un gonflement douloureux limité qui, au
premier abord, pourrait en imposer pour une mastoïdite ; mais un examen plus attentif montrera qu'il s'agit
là d'une phlegmasie des parties molles sus-jacentes à
l'os. que le gonflement ne fait pas corps avec l'os et
qu'au-dessus de lui la base de l'apophyse reste insen-
sible à la pression du doigt. D'autre part, le pavillon de
l'oreille ne se montre pas écarté du crâne, comme en cas
de mastoïdite. En outre, le malade n'a pas éprouvé au
début la douleur profonde, tensive, caractéristique de
la suppuration intra-osseuse et, à cette époque, on a
pu parfois sentir sous la peau les ganglions enflammés.
Enfin, en supposant que l'on soit amené à inciser la
collection purulente, l'exploration consécutive de la
plaie avec le stylet établirait qu'il n'y a pas, au fond du
foyer, de surface osseuse dénudée.

Furonculose
du conduit.   Entre la mastoïdite et la furonculose du conduit, l'hésitation est possible lorsque cette dernière affection
survient dans le cours d'une suppuration d'oreille, par
le fait d'une infection secondaire de la peau. Il se produit alors un gonflement du tégument de la paroi
postérieure du conduit, pouvant s'accompagner d'un
léger œdème douloureux de la région rétro-auriculaire
et faire songer à un début de mastoïdite ayant déterminé un commencement de chute de la paroi
postérieure du conduit. Mais un examen attentif
montrera que la douleur est bien moins éveillée par la
pression de la région mastoïdienne que par les mouvements imprimés au pavillon. On notera, en outre, que

le gonflement de la paroi postérieure du conduit est plus acuminé qu'en cas de suppuration des cellules limitrophes et que surtout une pression toute superficielle de la peau, à ce niveau, suffit pour provoquer une vive douleur. Enfin, l'incision du furoncle est suivie, au prix d'une pression consécutive, de l'issue d'un pus épais, bourbillonneux, caractéristique.

Le pronostic de la mastoïdite est lié :

1° Aux circonstances spéciales dans lesquelles survient la complication ;

2° Aux particularités anatomiques individuelles de la région.

Je n'insisterai pas longuement sur les considérations du premier ordre. Les circonstances auxquelles je fais allusion sont inhérentes à l'individu ou à la maladie première. C'est ainsi que, chez un diabétique, la gravité des accidents se trouvera singulièrement accrue par le fait de la nature du terrain sur lequel ils se développent. C'est assurément là, en effet, la plus aggravante des circonstances d'ordre individuel.

Dans d'autres cas, les appréhensions et les réserves seront justifiées par le fait que la mastoïdite aura éclaté dans le cours d'une de ces épidémies de grippe, de rougeole ou de scarlatine se signalant par une tendance spéciale, *géniale*, suivant l'expression des vieux auteurs. à la diffusion de l'infection.

Pour ce qui est des circonstances inhérentes à la conformation anatomique de l'apophyse, il semblerait. au premier abord, qu'il soit impossible de les apprécier. Il n'en est rien, car l'évolution et la physionomie clinique de la maladie sont toutes différentes, suivant qu'elle a pour théâtre une apophyse fortement aérée.

à antre large. séparé seulement de la surface externe de l'os par une paroi peu épaisse, ou que l'on a affaire, au contraire. à une apophyse du type éburné. à antre à peine développé et profond.

Dans le premier cas. les accidents mastoïdiens n'auront pas plus tôt éclaté qu'ils se manifesteront extérieurement par un commencement d'infiltration de la face profonde du périoste et de gonflement rétro-auriculaire. tandis que dans le second la suppuration éprouvant d'insurmontables difficultés à se faire jour vers la surface externe de l'os. tendra à fuser vers l'endo-crâne.

Méfiez-vous donc de ces formes traînantes et insidieuses de mastoïdite n'ayant pour toute manifestation symptomatique qu'une douleur profonde. tensive. continue. exaltée par la pression de la base de l'apophyse et accompagnée de fièvre et d'un mauvais état général. que trahissent la pâleur du visage et la décomposition des traits. Si. en présence de cas semblables, vous attendiez. pour intervenir. l'apparition du gonflement rétro-auriculaire, qui persiste à ne pas se montrer. vous risqueriez fort de voir. à un moment donné. au lieu du gonflement attendu. l'otalgie se transformer en céphalée et s'accompagner de vertiges. de vomissements bilieux et des autres signes habituels de l'infection intra-crânienne.

TRAITEMENT DE LA MASTOÏDITE AIGUË
TRÉPANATION MASTOÏDIENNE

Dès que commencent à se dessiner à la région rétro-
auriculaire. les symptômes que je vous ai décrits dans
la précédente leçon et révélant. non seulement la présence. mais en outre un commencement de rétention
du pus dans l'antre mastoïdien. avant de se décider
d'emblée à une intervention chirurgicale. on doit obéir
à une première indication consistant à favoriser par
tous les moyens possibles l'écoulement du pus au
dehors. On s'assurera donc s'il n'existe dans le conduit
ou au niveau de la perforation tympanique aucun obstacle à cet écoulement.

Si la perforation est insuffisante. on l'agrandira : si
elle est mal située. on lui en adjoindra une seconde.
placée au point le plus déclive de la membrane.

On pratiquera en outre. plusieurs fois par jour. des
douches d'air. au moyen du ballon de Politzer. ou par
le cathéter. l'air ainsi chassé à travers la caisse et la perforation ayant pour effet d'opérer un balayage du pus.
sur son trajet, et pouvant même momentanément dégager l'aditus. Comme Broca et Lubet-Barbon. mon
expérience me porte à considérer ce procédé comme
plus efficace que la méthode des lavages par la sonde.
qui est en outre d'une exécution plus désagréable pour
les malades.

Enfin, par une réfrigération de la région mastoïdienne pratiquée avec l'appareil de Leiter, ou par la
simple application de sachets de glace, on cherchera à
obtenir le dégonflement de la muqueuse que l'on peut
supposer mettre obstacle à l'écoulement du pus antral.

Ce moyen a paru donner un succès complet chez un
jeune garçon que je traitais, il y a quelques années,
pour une otite moyenne suppurée compliquée de manifestations mastoïdiennes. L'écoulement de pus, d'a-
bord copieux, s'était presque complètement supprimé
et il existait déjà à la région rétro-auriculaire un gonflement légèrement œdémateux dont la constatation
m'avait décidé à prendre mes dispositions pour intervenir dès le lendemain. Je crus toutefois devoir préalablement tenter l'effet de la réfrigération mastoïdienne,
et des sachets remplis de glace furent appliqués et fréquemment renouvelés sur la région en question. Or,
dans la seconde partie de la nuit, se produisit une détente complète, en même temps que l'écoulement purulent reparaissait abondant. A ma visite du lendemain,
je notai la disparition de tout gonflement et même de
toute sensibilité de la région mastoïdienne, et finalement le jeune malade guérit sans opération.

Je crois donc qu'il s'agit là d'une ressource thérapeutique, à laquelle, en raison de sa simplicité et de
son innocuité, on ne devra pas hésiter à recourir systématiquement.

Je n'en dirai pas autant de la méthode révulsive
(pointes de feu, vésicatoires), qui a pour effets de *défigu-
rer* pour ainsi dire la région, d'en rendre ensuite l'exploration difficile et d'infecter les téguments à la veille
du jour où l'on peut avoir à intervenir.

Si, en dépit des moyens que je viens de vous indiquer, les signes locaux vont s'accentuant, si le gonfle-

ment augmente, devient œdémateux, s'accompagnant
de l'écartement du pavillon de l'oreille et surtout de la
chute de la paroi postéro-supérieure du conduit, l'in- Symptômes d'urgence.
tervention s'impose sans retard. Elle ne s'impose pas
moins quand, en l'absence de toute trace de gonflement rétro-auriculaire, la douleur mastoïdienne persiste, profonde, intense, n'accordant au malade qu'un
sommeil léger et sans cesse interrompu, et redoublant
par une pression profonde exercée sur la base de l'apophyse. L'intervention est peut-être même alors plus
urgente que dans le cas précédent. Il y a, en effet, tout
lieu de craindre qu'on n'ait affaire à l'un de ces cas
d'apophyse éburnée, avec antre exigu et profondément
situé ; et il n'y a, pour ainsi dire, pas un instant à
perdre, quand l'otalgie dégénère en céphalée et quand
s'y adjoignent une fièvre intense, des nausées, des vertiges, des vomissements... tous symptômes indiquant
un travail initial d'infection méningée.

Avant de passer à la description de la trépanation Insuffisance et inconvénients de l'incision de Wilde.
mastoïdienne, je tiens à vous dire un mot, dans le but
unique de la rejeter comme une mauvaise pratique, de
l'opération incomplète connue sous le nom d'incision
de Wilde, en souvenir de l'auteur qui la proposa et qui
la considérait simplement d'ailleurs lui-même comme
une manœuvre d'attente. Elle consiste, en présence de
signes locaux avérés de mastoïdite, à inciser, immédiatement en arrière du pavillon, toutes les parties molles
jusqu'à l'os, réservant l'ouverture de l'os pour le cas où
après un ou plusieurs jours, la détente n'aurait pas été
obtenue à la suite de ce premier acte opératoire.

Ainsi que le font fort bien observer Broca et Lubet-
Barbon, dans leur excellent livre sur *les suppurations
de l'apophyse mastoïde et leur traitement*, la limitation
du traitement chirurgical à l'incision en question ne

serait excusable que dans le cas exceptionnel où, appelé d'urgence auprès d'un malade présentant des symptômes très douloureux d'une mastoïdite suppurée, l'on n'aurait pas à sa disposition l'instrumentation nécessaire pour la trépanation. Il serait admissible dans ces conditions d'inciser immédiatement les téguments jusqu'à l'os et de procurer provisoirement au malade le bénéfice de cette saignée locale, mais à la condition de compléter, dès le lendemain, cette première intervention par l'ouverture de l'os. En effet, alors même que le bistouri donnerait issue à du pus déjà collecté sous le périoste, en s'en tenant là, on ne tarirait pas le second foyer situé dans la profondeur de l'os et qui ne manquerait pas d'entretenir chroniquement la fistule créée par l'incision des parties molles.

Je quitte cette digression pour aborder enfin la question de la trépanation mastoïdienne.

Historique de la trépanation mastoïdienne.

Proposée pour la première fois par Riolan, en 1649, pour remédier à la surdité causée par l'obstruction de la trompe d'Eustache, cette opération fut exécutée tout d'abord par J.-L. Petit et bientôt après par Morand, dans des cas de mastoïdite suppurée.

Vers la même époque, un chirurgien prussien nommé Jasser la pratiqua, non seulement comme traitement des abcès mastoïdiens, mais comme moyen de guérison de la surdité. Il trouva malheureusement de trop nombreux imitateurs, et l'abus même qui fut fait de la nouvelle opération et quelques cas de mort dont elle fut suivie la firent bientôt tomber dans un discrédit complet, puis dans l'oubli. Ce n'est qu'à partir de 1860 qu'elle fut de nouveau recommandée, comme traitement des mastoïdites, par Forget et Von Trœltsch, puis bien réglée dans ses indications et sa technique par Schwartze (de Halle) et son école. Dans notre pays, elle n'a guère été tout à fait acclimatée et régulièrement introduite dans la pratique chirurgicale que depuis les travaux de Duplay et de Ricard.

Quelques aperçus anatomiques préalables me paraissent indispensables pour la bonne compréhension de l'opération et notamment des dangers qu'elle comporte. *Anatomie de la région mastoïdienne.*

Les couches à traverser avant d'arriver sur l'os sont :

1° La peau mobile sur le plan osseux ;

2° Un fascia légèrement graisseux auquel est due cette mobilité et dans lequel on trouve, en avant, quelques fibres du muscle auriculaire postérieur, quelques rameaux de l'artère auriculaire postérieure logée profondément dans la partie inférieure du sillon d'attache du pavillon, en arrière, la veine mastoïdienne dont l'ouverture accidentelle peut faire croire à tort qu'on a blessé le sinus latéral, enfin inférieurement, non constamment, le petit groupe des ganglions lymphatiques rétro-auriculaires ;

3° Le périoste se confondant inférieurement avec l'attache fibreuse du muscle sterno-cléido-mastoïdien sur la pointe de l'apophyse.

La surface osseuse de cette dernière a été très justement divisée, par Poirier, en trois régions distinctes d'arrière en avant, d'après les organes profonds qu'elles recouvrent :

1° Le tiers postérieur ou cérébelleux ;

2° Le tiers moyen ou veineux répondant en effet au sinus latéral ·

3° Le tiers antérieur ou antral, dissimulé normalement derrière le pavillon de l'oreille : c'est la région opératoire (fig. 6). Celle-ci a pour limite : en haut, la racine postérieure de l'arcade zygomatique correspondant exactement au plancher de l'étage moyen du crâne, en avant, le bord postérieur du conduit auditif et une mince crête osseuse, la *spina supra meatum* qui la surmonte et qui constitue un des bons points de repère, au cours de l'opération.

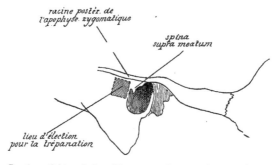

racine *postér. de*
l'apophyse. zygomatique

spina
supra meatum

lieu d'élection
pour la trépanation

FIG. 6. — Schéma du lieu d'élection pour la trépanation mastoïdienne.

En bas, la région n'a d'autre limite, que le sommet de l'apophyse jusqu'à laquelle on peut avoir à étendre la brèche osseuse, dans le cas où cette saillie osseuse réalisant le type pneumatique est infiltrée de pus dans sa totalité.

En arrière, le champ opératoire n'est limité qu'artificiellement par une ligne verticale fictive distante de 15 millimètres du bord postérieur du conduit auditif, les recherches cadavériques ayant établi que cette limite est très rarement dépassée par le sinus dans ses variations de distance par rapport au conduit.

Rapports variables du sinus latéral avec la région opératoire.

Nous touchons en effet ici au point scabreux, aléatoire de l'opération en question : tandis que la dure-mère en haut, et le nerf facial, en bas et en avant, affectent avec le champ opératoire mastoïdien des rapports de voisinage précis et à peine variables, la première ne débordant jamais inférieurement le niveau de la racine postérieure de l'arcade zygomatique, et le second en risquant de n'être atteint que par une extension de la brèche osseuse à la moitié inférieure du bord postérieur du conduit auditif; les rapports du sinus latéral avec ce même bord sont tout ce qu'il y a de plus variable, la distance qui les sépare pouvant dépasser 2 centimètres, tandis qu'elle se réduit à quelques millimètres dans des cas heureusement exceptionnels.

Nous verrons dans un instant comment on peut parer au danger résultant de cette dernière anomalie. Je vous ferai remarquer, en terminant ce court aperçu anatomique, que le sinus latéral et le facial se comportent, par rapport à la surface osseuse, d'une façon inverse, le premier s'éloignant de celle-ci dans son trajet descendant, tandis que le nerf va s'en rapprochant de haut en bas, en sorte que le danger d'une lésion accidentelle diminue pour le premier et augmente pour le second au fur et à mesure que l'on s'éloigne de la base de l'apophyse.

L'instrumentation nécessaire pour la trépanation mastoïdienne comprend :

Instrumentation de l'opération.

Un bistouri.

Une demi-douzaine de pinces hémostatiques.

Une rugine.

Un maillet de plomb et plusieurs gouges récemment affilées, de préférence plates et ne mesurant pas moins de 1 centimètre de large, s'il s'agit d'un adulte, un peu moins, si l'on a affaire à un enfant ; une ou plusieurs curettes fortes et bien tranchantes.

Telle est l'instrumentation *indispensable* de l'opération. J'ai l'habitude d'y joindre : un protecteur de Stacke, une sonde cannelée, une forte pince coupante, pouvant entamer facilement une épaisse couche d'os, une pince coudée, pour pansements d'oreille, destinée à porter de petits tampons d'ouate au fond de la brèche osseuse, pour l'étancher, au cours de la recherche de l'antre; enfin une aiguille à suture.

Avantages de la gouge sur le foret.
Le temps essentiel de l'opération, l'ouverture de l'os, sera pratiqué à l'aide de la gouge et du maillet, instruments bien préférables au foret qui, en cas de position avancée du sinus latéral, pourra fort bien le traverser, alors qu'il aura été enfoncé au siège d'élection, tandis que la gouge maniée avec prudence, suivant les règles que je vais vous tracer, n'exposera guère l'opérateur au même danger.

Avantages de la fraise mue par le tour électrique.
Dans ces dernières années·s'est dessinée, surtout en Allemagne, une tendance marquée à substituer à la gouge la fraise mue par le tour électrique. L'opération y gagne de marcher beaucoup plus vite.

Dans notre pays, Doyen s'est fait plus que tout autre le promoteur de cette méthode qu'il·a portée à un haut degré de perfectionnement. J'ai pu me convaincre, en le voyant opérer, qu'avec l'instrumentation réalisée par lui, l'opération ne perd pas en sécurité ce qu'elle gagne en vitesse ; en effet, en raison de leur forme sphérique et de l'orientation de leurs arêtes tranchantes, les fraises dont il se sert, quand elles arrivent au contact de la dure-mère ou du sinus, sont impuissantes à les entamer, en raison de la surface lisse et de la dépressibilité de ces parties, qui leur permet de se dérober sous l'instrument.

Tout en admirant les avantages de la méthode en question, il faut reconnaître que de longtemps l'instrumentation en question ne sera à la portée de la majorité des praticiens ; aussi la gouge, instrument simple par excellence, et qui,.maniée suivant certaines règles également ment fort simples, confère une sécurité presque absolue, n'est-elle pas encore près de tomber en désuétude.

C'est la trépanation à la gouge et au maillet, telle qu'elle est aujourd'hui pratiquée dans la plupart des services chirurgicaux, que je vais maintenant vous décrire.

Les cheveux ayant été rasés à quelques centimètres au-dessus et en arrière du pavillon de l'oreille, ou simplement (chez les femmes) maintenus écartés du champ opératoire par l'agglutination réalisée au moyen de collodion, et la région opératoire ayant été soigneusement nettoyée et antiseptisée, une incision d'emblée profonde jusqu'à l'os est pratiquée à un demi-centimètre en arrière de la ligne d'insertion du pavillon, s'en écartant inférieurement, pour aboutir à la pointe mastoïdienne. A cette incision, j'en adjoins volontiers une seconde perpendiculaire à elle, partant de son extrémité supérieure et se dirigeant en arrière, sur une longueur d'environ 3 centimètres, lorsque j'ai affaire à des sujets très adipeux ou à des parties molles fortement infiltrées et épaissies. Dans ces conditions, en effet, en dehors du secours d'une seconde incision, la surface osseuse n'apparaît qu'au fond d'un puits étroit, et l'on éprouve de grandes difficultés à se repérer d'abord, puis à entamer l'os.

Les parties molles ayant été incisées à fond, y compris le périoste, et après qu'on a réalisé une hémostase complète, les deux bords de la plaie sont vigoureusement écartés l'un de l'autre, et dans le cas d'une double incision, le lambeau triangulaire ainsi obtenu est refoulé en bas et en arrière. Alors, de l'œil et du doigt, on cherche et on détermine ses points de repère : en haut la racine postérieure de l'arcade zygomatique, en avant le bord postérieur du conduit auditif, et surtout la *spina supra meatum* marquant la hauteur à laquelle l'antre doit être recherché.

Description de l'opération.

Cela fait, on procédera à l'ouverture de l'antre et je
ne crois vraiment pouvoir mieux faire pour votre ins-
truction que de reproduire ici la description de cette
partie de l'opération, telle que l'ont donnée Broca et
Lubet-Barbon dans leur traité des mastoïdites ; car
jamais, à mon sens, de meilleures règles de pratique n'ont été mieux formulées. Je cite donc textuel-
lement ces deux auteurs :

« D'abord on applique le ciseau à 5 millimètres en
arrière de la moitié supérieure du bord postérieur du
conduit, bien parallèlement à ce conduit, et par quelques petits coups secs de maillet, on l'enfonce de 2 ou
3 millimètres, en le maintenant solidément de la main
gauche pour bien limiter sa pénétration. On continue
par un trait supérieur, bien horizontal, à la hauteur de la *spina supra meatum*. Le troisième trait sera
l'inférieur, situé à 1 centimètre au-dessous du précédent chez l'adulte, à 5 millimètres chez l'enfant, lui
aussi bien horizontal, bien perpendiculaire au premier.
Après quoi, il reste à faire sauter le petit carré de corticale en sectionnant le bord postérieur, qui est le bord
dangereux : pour y parvenir, on incline un peu la lame
vers le conduit, de façon à tailler un léger biseau, mais
sans réaliser le parallélisme à la surface de l'apophyse
que désirent Hartmann, Politzer et Ricard.

« Lorsque le petit carré que nous venons de limiter
a sauté, à quelle profondeur trouvera-t-on l'antre mastoïdien, et, si on ne le trouve pas, à quelle profondeur
pourra-t-on pénétrer sans danger? Quelquefois la corticale est si peu épaisse que, du premier coup de ciseau, on la brise comme on ferait d'une coquille d'œuf,
quelquefois au contraire elle est épaisse de un centimètre et même plus.

« Dans les scléroses de l'apophyse, où cet os est

presque entièrement éburné, l'antre est réduit à son minimum et ne se trouve pas dans la zone que nous avons indiquée, mais un peu plus haut. Chez l'adulte on peut, d'après Schwartze, prolonger ces recherches en profondeur jusqu'à deux centimètres et demi; chez l'enfant, on le conçoit, il ne saurait en être de même : d'ailleurs, chez lui, si le système cellulaire de la pointe est peu développé, l'antre mastoïdien à proprement parler est facile à trouver.

« Dans le cas de sclérose, on pourra dépasser la limite supérieure et chercher l'*aditus ad antrum*, que l'on trouvera à défaut de l'antre, très peu au-dessous de la linea temporalis... »

Telle est la méthode d'ouverture des cavités mastoïdiennes, presque universellement adoptée aujourd'hui. Si elle donne des résultats immédiats et consécutifs satisfaisants, dans la majorité des cas, alors que les cavités de l'apophyse sont vastes et se rapprochent de la surface de l'os, il n'en est pas de même de ceux dans lesquels l'antre, à peine développé, gît sous une épaisse couche de tissu osseux compact. Appliquée à ces derniers cas, l'opération, telle que je viens de vous la décrire, expose l'opérateur à de sérieuses difficultés, au moment de son exécution, et lors des soins consécutifs. La découverte de l'antre est en effet souvent fort laborieuse dans ces conditions, et elle peut entraîner à la lésion des organes dont je vous ai signalé le dangereux voisinage. Et après que l'on est parvenu à le mettre au jour, au fond d'un tunnel long et étroit, on se trouve souvent, au moment des pansements, en face de nouvelles difficultés, qui ne font que s'accuser davantage, au fur et à mesure qu'avance le travail de cicatrisation de la plaie cutanée, celle-ci tendant à se réunir, tandis que le foyer osseux, toujours suppurant, ne montre aucune tendance à se combler. Et pourtant, comme la plaie rétro-auriculaire représente la seule voie de drainage, l'on se trouve forcé de lutter indéfiniment contre ses tendances cicatricielles.

Procédé de Garnault pour les cas d'antre profond et étroit. Tout récemment le Dr Garnault a donné la description d'une nouvelle méthode opératoire qui me paraît s'appliquer à la dernière catégorie de cas, à laquelle je viens de faire allusion, en supprimant les difficultés immédiates et consécutives énumérées plus haut. Je crois pouvoir résumer le procédé en question en disant qu'il consiste à ouvrir l'antre, immédiatement au niveau de sa jonction avec la caisse, puis à fendre la portion membraneuse du conduit auditif et à se servir exclusivement de lui pour le drainage ultérieur du foyer, la plaie rétro-auriculaire étant suturée immédiatement après l'opération.

Les détails de l'opération sont les suivants : La plaie rétro-auriculaire est pratiquée au niveau de l'insertion du pavillon, de façon que le conduit membraneux puisse être facilement décollé, et le bord postérieur du conduit bien découvert. C'est en effet en entaillant ce bord, à coups de gouge de plus en plus profonds, au niveau de sa moitié supérieure, là où l'on ne risque pas de rencontrer le facial, que l'on finit par atteindre l'extrémité postérieure de la caisse, au niveau de sa jonction avec l'antre. Garnault conseille de respecter environ trois millimètres d'os, en arrière de la membrane tu tympan, de manière à ne léser ni celle-ci, ni les osselets. L'antre une fois atteint, la brèche osseuse est prolongée en arrière, proportionnellement à l'étendue de cette cavité.

Le foyeux osseux une fois nettoyé et désinfecté, la partie essentielle de l'opération est terminée : il ne reste plus qu'à assurer le drainage par le conduit. Pour cela,

le conduit membraneux est fendu longitudinalement,
le long de sa paroi postérieure, puis transversalement
dans sa moitié postérieure à ses deux extrémités, suivant la méthode que j'aurai plus tard à vous décrire à
propos de l'opération de Stacke. On peut dès lors introduire une longue mèche de gaze, jusqu'au fond du
foyer, par le conduit et par l'ouverture faite à sa paroi
postérieure et suturer immédiatement la plaie rétro-
auriculaire.

Au bout de quelques jours le pansement est levé,
les points de suture sont supprimés, et l'opéré est désormais débarrassé des ennuis d'une plaie extérieure,
les pansements étant continués exclusivement par le
conduit jusqu'à complète cicatrisation.

Cette idée de chercher à atteindre l'antre à sa jonction avec la caisse n'est assurément pas absolument
nouvelle. Dans son dernier travail sur l'ouverture chirurgicale des cavités de l'oreille moyenne, Stacke exprime aussi l'opinion que l'antre, quelque petit, quelque profond qu'il soit, existe toujours et que, lorsqu'on
ne le trouve pas à la région mastoïdienne, il faut, après
décollement du pavillon et du conduit membraneux,
le découvrir à partir de l'aditus. Mais il faut reconnaître à Garnault le mérite d'avoir nettement décrit et
mis au point ce procédé et surtout d'y avoir adjoint la
pratique du drainage exclusif par le conduit.

Il m'est difficile de porter un jugement personnel et
définitif sur la méthode en question que je n'ai pas
encore eu l'occasion de pratiquer ; mais nous savons
qu'elle a donné un très bon résultat à son auteur dans le
cas publié par lui ; d'autre part, mon ami le Pr Moure (de
Bordeaux) m'a dit l'avoir expérimentée avec succès.
J'avoue que théoriquement elle me séduit beaucoup,
peut-être parce qu'elle répond au principe qui m'a

toujours guidé dans mes opérations sur les sinus de la face, consistant à préférer, autant que possible, le drainage par les conduits naturels au drainage par les plaies extérieures.

Je pense seulement qu'il faut peut-être la réserver aux antres étroits et profonds, car il me semble difficile que l'on puisse drainer par le conduit de vastes cavités mastoïdiennes s'étendant presque jusqu'à la pointe de l'apophyse ; je crois donc que la conduite la plus rationnelle, dans un cas donné de mastoïdite, consistera à rechercher d'abord l'autre, au siège classique, décrit plus haut, et, si on ne le trouve pas à une profondeur d'un centimètre environ, de commencer à entamer le bord postérieur du conduit osseux en suivant la voie indiquée par Garnault.

En dehors de ces cas heureusement exceptionnels d'antres profonds et à peine développés, il importe, l'antre une fois ouvert par la voie mastoïdienne, classique, de prolonger inférieurement la brèche osseuse, vers les cellules mastoïdiennes inférieures, souvent infiltrées de pus, et qui, si elles étaient respectées, pourraient former un clapier que l'on aurait à ouvrir après coup.

Ces cavités seront donc ouvertes d'emblée, soit à la gouge, soit avec une pince coupante, et l'on se trouvera ainsi fréquemment amené à prolonger la brèche osseuse jusqu'à l'extrême pointe de l'apophyse.

Dans quels cas faut-il étendre la brèche osseuse à la caisse ? Quelle sera la conduite de l'opérateur à l'égard de la caisse du tympan ?

Lorsque les accidents mastoïdiens auront éclaté dans le cours d'une otite aiguë, il n'y aura pas lieu de toucher à cette partie de l'oreille moyenne. Il est, en effet, presque constant, qu'une fois l'antre ouvert et drainé par la plaie rétro-auriculaire, l'otorrhée se réduit à de minimes proportions, et il est de règle que le tympan se referme avant la cicatrisation de la plaie extérieure. Ce n'est que dans le cas où la mastoïdite aiguë aura fait son apparition dans le cours d'une suppuration chronique de la caisse et où un examen attentif de cette dernière région aura révélé l'existence de lésions ostéo-fongueuses ou cholesteatomateuses de son étage supérieur (attique ou logette des osselets), qu'il sera indiqué d'englober ces parties dans le brèche osseuse opératoire, suivant un procédé opératoire qui trouvera sa place naturelle dans une des leçons que je me propose de consacrer au traitement des otorrhées chroniques.

Les cavités mastoïdiennes une fois ouvertes, on substituera à la gouge et à la pince coupante la curette destinée au nettoyage du foyer et notamment à l'élimination des fongosités qui, même dans les cas aigus, se développent parfois très promptement sur les parois osseuses. Je considère ensuite comme d'une excellente pratique de soumettre le foyer fraîchement ouvert à une sorte de bain antiseptique, en y logeant un large tampon d'onate ruisselant d'une solution chaude de sublimé à 1/1,000 ou d'eau oxygénée à 12 volumes. Après quoi, les cavités osseuses seront touchées avec une solution de chlorure de zinc à 1/10, puis saupoudrées d'iodoforme et tamponnées avec de la gaze iodoformée.

Cela fait, j'ai l'habitude de suturer la moitié ou le tiers supérieur de la plaie, en comprenant soigneusement le périoste dans les points de suture, et de laisser au contraire sa partie inférieure complètement béante, afin de prévenir la formation de clapiers à ce niveau.

Le pansement sera complété par un tamponnement à fond du conduit et une application extérieure de gaze chiffonnée sur laquelle seront apposées plusieurs cou- Soins consécutifs.

ches d'onate hydrophile, puis d'onate ordinaire. le tout
étant maintenu par plusieurs tours de bande de crêpe ·
élastique dite *crêpe Velpeau*. qui assure une compression douce et uniforme du pansement et n'incommode
pas les malades comme les bandes de tissu empesé.

Dans les cas, de beaucoup plus fréquents, où l'ouverture chirurgicale est limitée aux cavités mastoïdiennes
et où la portion tympanique du foyer échappe à la
désinfection opératoire, j'ai adopté la pratique de ne
pas laisser le premier pansement plus de 3 ou 4 jours
en place, afin d'éviter que le pus provenant de la caisse
ne cause l'infection et la suppuration des points de
suture.

Les pansements ultérieurs sont renouvelés tous les
jours ou tous les deux jours.

Au cours du traitement consécutif, on voit peu à peu
la brèche osseuse se combler, à partir de la profondeur ; ou bien la cicatrisation a lieu par réunion des
parties molles au-dessus d'une cavité osseuse permanente.

La durée du travail de réparation est très variable :
elle dépend des dimensions de la brèche osseuse et de
la contitution du sujet.

LEÇON VI

On désigne généralement sous la dénomination de Définition. *Mastoïdite de Bezold*, depuis que l'auteur allemand de ce nom a exposé pour la première fois les faits de cet ordre, une variété de suppuration mastoïdienne dont j'ai dit un mot dans ma précédente leçon et caractérisée par cette particularité, que le pus, au lieu de se faire jour à travers la paroi externe de l'apophyse, détermine la rupture de sa paroi inférieure-interne, au niveau de la fossette d'insertion du muscle digastrique, et fuse de là le long de ce muscle, puis sous le muscle sterno-cléi-do-mastoïdien, le long de la gaine du gros faisceau musculo-nerveux du cou.

Au sortir de la cavité mastoïdienne, le pus, au lieu d'être superficiellement placé sous les téguments, comme dans le cas de perforation de la face externe de l'apophyse, se trouve donc occuper d'emblée une situation profonde, d'où une physionomie toute spéciale de cette complication, d'où aussi son caractère éminemment insidieux et sa gravité. Sa production paraît exclusive- Rôle des cellules mastoïdiennes de la pointe dans sa production. ment liée à une conformation anatomique spéciale de l'apophyse, consistant simplement en ce que le sys- tème lacunaire si variable de cette saillie osseuse s'étend jusqu'au voisinage de sa pointe. Dans ces conditions,

le pus rencontrant en dehors une barrière fibreuse toute
constituée par l'attache du muscle sterno-cléido-mastoïdien. éprouve moins de difficultés à se faire jour à
travers sa paroi inférieure-interne, et la mastoïdite de
Bezold se trouve. de ce fait. créée.

Quand. il y a quatre ans. à l'occasion du premier fait
de cet ordre observé par moi. je publiai un travail
d'ensemble sur la question [1]. je ne parvins à rassem-
bler qu'un total de vingt cas semblables antérieurs au
mien. J'en conclus qu'il s'agissait là d'un accident
assez rare : mais depuis. ayant eu l'occasion d'en observer six nouveaux exemples dont un avec le Dr Mendel
et un avec le Dr Lubet Barbon, j'ai été amené à modifier ma première opinion et à penser que la mastoïdite
de Bezold était moins rare qu'on l'avait cru jusque-là.
mais qu'un bon nombre des accidents de cet ordre
avaient bien pu passer inaperçus ou du moins avaient
été mal interprétés et confondus avec les mastoïdites
habituelles.

Je vous ai dit plus haut que la production de la mastoïdite de Bezold était la conséquence d'une disposition
anatomique spéciale de l'apophyse et de l'extension de
son système lacunaire jusqu'à sa paroi inférieure interne.
Cette disposition existait manifestement chez tous mes
opérés. On peut donc dire que seules les apophyses à
type pneumatique peuvent se prêter à l'accident en
question.

Sur 400 crânes examinés par Bezold. 22 réalisaient
d'une façon idéale la disposition favorable à la production de la fusée cervicale profonde du pus mastoïdien : leur paroi inférieure-interne se montrait en effet
mince comme du parchemin et se laissait défoncer par

---

1. *Archives internationales d'otologie.* Paris. 1896.

un instrument piquant. avec la plus grande facilité. Elle
offrait en outre, chez certains sujets. un aspect poreux.
résultant des nombreux orifices musculaires dont elle
était percée.

En fait l'accident qui nous occupe représente moins
une complication de l'otite moyenne et de l'antrite suppurées qu'une conséquence de la suppuration des cellules
de la pointe mastoïdienne. Et ceci nous explique pour-
quoi il n'a pas été souvent observé chez les enfants qui. *Rareté de l'af-*
ainsi que Ricard l'a fort bien montré, ne possèdent pas *fection dans l'en-*
fance.
d'autres cavités mastoïdiennes que l'autre, prolongement
postérieur de la cavité tympanique. C'est par les progrès de l'âge entraînant une sorte de travail de raréfaction du tissu osseux qu'apparaissent. de plus en plus
abondantes. des lacunes dans la trame de l'apophyse.
Aussi les chances de production de la mastoïdite de
Bezold paraissent-elles augmenter avec les années. et on *Sa fréquence*
ne sera pas surpris de voir figurer dans la liste des cas de *augmente avec les années.*
cet accident publiés jusqu'ici une notable proportion
de sujets avancés en âge. La moitié des malades que
j'ai observés avaient dépassé la cinquantaine.

La preuve qu'il s'agit là le plus souvent d'une suppuration localisée à la pointe de l'apophyse et primitivement ou secondairement indépendante de la cavité
tympanique, c'est que, chez plusieurs des sujets observés. l'oreille ne coulait plus depuis un certain temps. ou
même n'avait jamais coulé.

Une autre particularité de l'affection qui a frappé *Caractère ha-*
presque tous les observateurs et Bezold en particulier. *bituellement*
aigu des acci-
c'est qu'elle constitue un accident propre aux suppu- *dents.*
rations mastoïdiennes aiguës ou au moins subaiguës. Un
seul de mes malades. Charles Pr... présenta une sensible dérogation à cette règle : son oreille avait commencé à couler au mois d'octobre 1873. à la suite d'un

refroidissement, et, d'*après son dire* rétrospectivement
recueilli, les premiers signes du gonflement cervical
n'auraient apparu qu'à la fin du mois de janvier suivant. Du reste chez ce malade l'évolution ultérieure des
accidents présenta, ainsi que je vous en entretiendrai
plus loin, des particularités tout à fait singulières.

Influence de l'épaisseur de la paroi externe.

Il va sans dire que l'épaisseur et la densité de la paroi
mastoïdienne externe représentent d'autres conditions
adjuvantes de la perforation de la face interne-inférieure. Cette disposition est expressément notée dans
plusieurs des observations publiées.

Influence du diabète.

Dans le cas particulier du premier malade observé
par moi, le diabète parut manifestement avoir favorisé
l'extension rapide de la suppuration à la totalité de la
mastoïde, de même qu'il est fortement incriminable
pour la marche foudroyante du pus dans la région cervicale profonde, qui fut une des particularités les plus
remarquables de ce cas.

Reproduction artificielle des accidents par Bezold.

Non content d'avoir bien observé cliniquement la
forme de mastoïdite à laquelle il a attaché son nom,
Bezold chercha à en reproduire expérimentalement le
mécanisme sur le cadavre.

A cet effet, il perfora de part en part l'apophyse au
voisinage de sa pointe, et introduisant jusqu'au fond
du trajet osseux ainsi créé la canule d'une seringue
chargée de gélatine liquide, colorée, il poussa avec
force l'injection dans les parties molles situées en dedans de l'apophyse. Il eut alors la satisfaction de voir
se reproduire sous ses yeux, dans sa partie objective,
la maladie observée par lui : soulèvement de l'attache
supérieure du muscle sterno-cléido-mastoïdien, gonflement rétro-maxillaire, disparition de la saillie mas-

toïdienne normale ; à un degré de plus, envahissement de l'intervalle qui sépare le sterno-cléido-mastoïdien du trapèze et des interstices des masses musculaires de la nuque ; en somme, formation d'une vaste et profonde infiltration cervicale, descendant le long de la gaine des gros vaisseaux et limitée nettement en haut par la base du crâne.

La dissection consécutive des parties montra à Bezold la masse de gélatine ayant fusé le long du muscle digastrique, mais arrêtée en avant par le trousseau fibreux qui descend obliquement de l'angle de la mâchoire et ayant suivi l'artère occipitale dans deux directions : en arrière, vers la nuque, dont les principales masses musculaires étaient comme séparées les unes des autres ; en bas et en avant, le long des gros vaisseaux cervicaux. Il ne semble pas toutefois que l'auteur ait réussi à faire pénétrer l'injection bien bas dans la gaine de ces vaisseaux, ni à reproduire la fusée latéro-pharyngienne notée par plusieurs auteurs.

Il est d'ailleurs à remarquer que dans les divers cas observés, l'infiltration purulente du cou a présenté de notables différences, non seulement au point de vue de son degré, mais aussi au point de vue de la direction suivie par le pus.

Directions variables suivies par le pus dans la profondeur du cou.

Dans le deuxième des deux faits rapportés par Knapp, la collection purulente n'eut pas le temps de dépasser les limites du muscle digastrique, ni de produire des symptômes appréciables pendant la vie. Elle fut seulement découverte à l'autopsie.

Dans le premier cas du même auteur, les cavités mastoïdiennes se trouvaient en communication par une première perforation, ne mesurant pas moins d'un centimètre de diamètre, avec une collection purulente sous dure-mérienne de l'étage postérieur du crâne, et par

une seconde perforation plus petite (3 millimètres) et
située plus bas, avec la loge du muscle digastrique. Il
résultait de cette lésion complexe que la région cervicale profonde servait de déversoir au pus intra-crânien, circonstance qui aurait pu, ainsi que le remarque
l'auteur, prévenir la terminaison fatale, si l'on fût inter-
venu à temps par une contre-ouverture cervicale profonde, et qui, en fait, paraît l'avoir retardée et avoir
occasionné, à un moment donné, une rémission marquée dans les symptômes cérébraux observés.

Dans le fait de Gradenigo existait une seule perforation de la paroi postéro-interne de l'antre, mais assez
grande pour mettre cette cavité en communication à
la fois avec la région cervicale profonde et avec l'étage
postérieur du crâne, au niveau du sinus latéral qui se
trouvait, de ce fait, dénudé sur une certaine longueur.
Dans ce cas, en revanche, il n'y avait pas d'abcès sous-
dural.

Voici les constatations anatomiques que j'ai pu
faire moi-même sur les cinq sujets que j'ai eu l'occasion d'observer et d'opérer :

Chez le premier, un diabétique âgé de 56 ans, le
pus occupait la gaine même du gros faisceau vasculo-
nerveux du cou jusqu'à une distance de 7 à 8 centimètres de la pointe mastoïdienne.

Chez le second sujet, une femme de 57 ans, la fusée
purulente était à son début : elle siégeait sous l'extrémité supérieure du muscle sterno-cléido-mastoïdien, ne
dépassant encore la pointe de l'apophyse que de 2 centimètres.

Chez le troisième, un homme de 53 ans, et le cinquième, un garçon de 23 ans, je constatai la coexistence de deux fusées profondes, l'une inférieure, occupant environ la moitié supérieure de la face profonde

du muscle sterno-cléido-mastoïdien, l'autre postérieure
s'étant frayé un passage entre les masses musculaires
de la nuque.

Pour ce qui est de mon quatrième opéré, un jeune
homme d'une vingtaine d'années, la marche du pus,
autant que je réussis à la reconstituer après coup, d'après
le dire du malade et les cicatrices constatées chez lui,
fut chez lui absolument singulière. En effet, la suppuration, après avoir fusé profondément sous le muscle
sterno-cléido-mastoïdien, devint sous-cutanée, à la partie inférieure du cou et gagna de là la région mammaire
où elle opéra des décollements étendus, qui nécessitè-
rent des incisions nombreuses, à la suite desquelles
tous les trajets et tous les clapiers finirent, après plusieurs mois de traitement, par se tarir et se cicatriser, à
l'exception toutefois du principal clapier sous-jacent au
muscle sterno-cléido-mastoïdien qui, aboutissant à un
orifice situé au niveau du bord postérieur de ce muscle,
vers la partie moyenne du cou, demeura fistuleux pendant
quatre années ininterrompues, jusqu'au jour où, consulté pour la première fois par ce jeune homme, je rattachai la lésion cervicale à l'otorrhée qui avait jusque-là
passé inaperçue.

Une fois formé, le phlegmon cervical peut donc
suivre des directions variables ; après s'être engagé
sous la face profonde du muscle sterno-cléido-mastoïdien, il peut déborder son bord antérieur, comme
dans le premier cas de Guye, ou son bord postérieur,
comme dans mon quatrième cas, ou fuser vers les
masses musculaires de la nuque, et même gagner les
vertèbres cervicales, comme dans un fait de Gorham
Bacon, ou enfin s'engager dans la gaine des gros vaisseaux, comme dans mon premier fait, et de là fuser
vers le médiastin ou sur le côté du pharynx, comme

dans le deuxième cas de Guye, constituant une variété
d'abcès latéro-pharyngien.

Ces différences dépendent peut-être des variétés de
situation de la perforation mastoïdienne, qui peut siéger
plus ou moins en arrière et plus ou moins bas; mais
d'autres circonstances, telles que la position habituelle
du malade dans son lit, sont de nature à intervenir
dans ce mécanisme. Quoi qu'il en soit, elles nous
apprennent que la conduite du chirurgien, au moment
où il se dispose à créer une contre-ouverture cervicale,
ne saurait être *une*, mais bien, au contraire, appropriée
aux conditions spéciales de chaque cas.

Symptomato-
logie.

L'un des traits caractéristiques de la symptomatologie de la mastoïdite de Bezold, c'est que, tout en survenant dans le cours d'une suppuration aiguë ou subaiguë de l'oreille, elle affecte, depuis ses débuts jusqu'à
sa terminaison, des allures essentiellement lentes et

Caractère insi-
dieux du début
et de l'évolution.

insidieuses. Si le premier de mes opérés, dont j'ai rapporté l'histoire dans le travail d'ensemble auquel j'ai
fait allusion plus haut, fit exception à cette règle, il faut
en demander l'unique raison à son diabète qui, là
comme ailleurs, imprima au phlegmon la marche rapide et le caractère diffus et dévastateur dont les accidents suppuratifs sont coutumiers en pareil cas.

Dans les conditions habituelles, les choses se passent
de la façon suivante :

Un individu présente depuis plusieurs semaines de

L'otorrhée
peut avoir cessé
au moment où
éclatent les acci-
dents.

l'otorrhée. Les douleurs du début se sont depuis plus
ou moins longtemps dissipées, et l'écoulement a diminué sensiblement ou a même complètement cessé. Parfois même, comme dans le premier fait de Knapp, il
n'y a pas eu d'otorrhée du tout : il y a eu suppuration
primitive des cellules mastoïdiennes. A un moment

donné, sans que toujours pour cela la fièvre se rallume, le malade accuse une douleur vague, ou un simple endolorissement au niveau de l'attache supérieure du muscle sterno-cléido-mastoïdien et derrière l'angle de la mâchoire. Bientôt des modifications objectives manifestes se produisent sur ces régions : la partie supérieure du muscle en question est comme soulevée par un gonflement dur, non fluctuant, qui s'étend, en le comblant, au creux rétro-maxillaire, et détermine la disparition de la saillie normalement formée par l'apophyse mastoïde sous les téguments. On songe naturellement à une complication mastoïdienne et l'on explore l'apophyse, mais on n'y trouve ni douleur à la pression, ni gonflement, ni œdème. C'est au-dessous de la pointe de cette saillie osseuse, en même temps qu'en avant ou en arrière d'elle, que s'observent les modifications locales en question. Il se peut que, dès cette période, en pressant fortement les parties infiltrées, on détermine la sortie d'un flot de pus par le conduit auditif, ou par la cavité antrale, si celle-ci a été ouverte ; mais cette constatation si caractéristique dans l'ensemble symptomatique n'est pas toujours possible, par suite de l'étroitesse ou de la fermeture de la perforation tympanique ; ou bien on omet de rechercher le phénomène en question, dès le début. La maladie continue donc d'être abandonnée à sa marche naturelle, et ses progrès s'accusent, les jours suivants, par une extension du gonflement de haut en bas, le long du muscle sterno-cléido-mastoïdien qui est comme soulevé en masse au niveau de sa partie supérieure. Plus tard, le gonflement déborde le muscle en arrière, comble l'intervalle qui le sépare du trapèze, formant un bloc d'infiltration qui enraidit les mouvements du cou, et que limite nettement en haut la base du crâne.

Siège spécial de la douleur.

Gonflement sous-mastoïdien et rétro-maxillaire.

Issue de pus dans le conduit, par pression des parties infiltrées.

Une fois qu'elle a débordé en avant ou en arrière le
sterno-cléido-mastoïdien, la fluctuation de la collection
purulente peut généralement être constatée, et celle-ci

Arrivée possible du pus sous les téguments. finit même parfois par se dégager des parties profondes,
pour devenir sous-cutanée à la partie inférieure du cou,
d'où elle peut même gagner la région sous-claviculaire,
ainsi que je l'observai chez mon quatrième malade.

Fusée possible vers la paroi latérale du pharynx. Dans d'autres cas, le pus continue de fuser profondément en dedans, et c'est par un soulèvement de
la paroi latérale du pharynx qu'il va trahir sa présence.

Il n'est pas douteux que la suppuration laissée à

Vers le médiastin. elle-même finirait par envahir le médiastin ; mais jusqu'ici cette terminaison n'a pas été, que je sache,
observée, soit que le malade ait succombé avant que
les choses aient pu en arriver là, soit que les progrès du
phlegmon aient été enrayés par une intervention suffisamment hâtive.

Fusées dans les interstices des muscles de la nuque. Dans une autre catégorie de faits, le pus, après avoir
soulevé la partie supérieure du sterno-cléido-mastoïdien,
se comporte de même par rapport au trapèze et s'infiltre dans les intervalles des masses musculaires de la
nuque, circonstance qui nécessite des recherches et des
débridements complémentaires, extrêmement laborieux,
quand de pareils dégâts ont eu le temps de se produire
au moment de l'intervention. Tel était le cas pour mon
troisième et mon cinquième opéré.

Pour peu que l'intervention soit tardive et que le
pus non drainé ait séjourné dans la profondeur de la
région cervicale, si riche en vaisseaux sanguins et lymphatiques, des phénomènes de résorption septique se
produisent, occasionnant des modifications plus ou
moins sérieuses de l'état général.

Le plus souvent tout se borne à une fièvre modérée
avec abattement, inappétence, etc.

Dans le cas que mon ami, le Dr Lubet-Barbon, m'in-
vita à traiter de concert avec lui, les accidents locaux se
doublèrent de manifestations pyémiques qui ne tardèrent pas à dominer la scène. Pendant plusieurs semaines
la température se maintint aux environs de 40° avec
de très faibles rémissions et le malade présenta, même
après l'évacuation et le drainage de la collection cervicale profonde, des abcès métastatiques éloignés, sans que
nous pûmes découvrir de signes de phlébite dans le
territoire veineux voisin de l'oreille. Tous ces accidents se terminèrent d'ailleurs par la guérison.

Une autre particularité qui mérite peut-être d'être
signalée, à propos de la symptomatologie de la mastoïdite de Bezold, c'est la fréquence relative, ou, si vous
le préférez, la non-rareté de complications intra-crà-
niennes concomitantes ou consécutives.

Les deuxième et troisième faits de Moos. celui de
Gradenigo et ceux de Knapp en font foi. Moi-même,
j'ai vu ma seconde malade succomber, deux mois, il
est vrai, après l'opération cervico-mastoïdienne, au milieu des symptômes manifestes d'un abcès cérébral
qu'il ne me fut pas permis de combattre opératoirement. Tout au plus peut-on expliquer ces coïncidences
en admettant que la mastoïdite de Bezold rentre dans
cette catégorie particulièrement maligne de suppurations mastoïdiennes, généralement d'origine grippale,
ayant une tendance marquée à la diffusion rapide des
germes infectieux, aussi bien dans tout le système lacunaire de l'apophyse que vers les organes intra-crà-
niens.

La marche du phlegmon cervical. consécutif à la rupture interne de l'apophyse, est en général lente. En par-
courant les observations publiées jusqu'ici, on est frappé
de ce fait, qu'entre la première apparition du gonfle-

ment sous-mastoïdien et la constitution d'une collection fluctuante, il ne s'est pas écoulé moins de plusieurs
semaines et même de plusieurs mois. Si mon premier
malade a fait exception à cette règle, il n'y a pas à dou-
ter que ce n'ait été en sa qualité de diabétique, et c'est
précisément la constatation des progrès effrayants
accomplis par le phlegmon dans l'espace de trois
jours, autant que l'aspect sphacélé de la surface de sa
plaie, qui me fit immédiatement soupçonner le diabète
jusque-là méconnu.

Forme
chronique.

Je vous rappelle en revanche la marche absolument
inverse présentée par la suppuration cervicale chez
mon quatrième malade. Chez lui, en effet, la suppuration, après avoir produit des décollements diffus et
étendus jusqu'à la région mammaire, finit, à la suite
d'interventions incomplètes qui, faute d'un diagnostic
exact de la source du pus avaient toujours respecté
l'oreille moyenne et son prolongement mastoïdien,
finit, dis-je, par se limiter à un trajet fistuleux s'étendant de la face interne de l'apophyse à la partie moyenne
du bord postérieur du muscle sterno-cléido-mastoïdien,
en passant sous la masse de ce muscle, et demeura sta-
tionnaire, pendant quatre années consécutives, jusqu'au
jour où, ayant été à mon tour consulté par le malade,
je rattachai pathogéniquement la fistule cervicale à
l'otorrhée jusque-là méconnue et pratiquai enfin l'opération radicale indiquée.

Diagnostic.
Il ne présente
en général pas de
grandes difficul-
tés, pourvu que
l'on y songe.

Le diagnostic de la mastoïdite de Bezold ne présente pas en général de grandes difficultés pour un
médecin instruit qui songe à elle dans certaines
circonstances déterminées. Or j'émettrai en principe
qu'*on doit y songer* en présence de tout gonflement se

montrant au-dessous de la pointe mastoïdienne, dans le cours ou le décours d'une suppuration d'oreille. Plusieurs causes d'erreur sont évidemment possibles à ce moment. L'abaissement si fréquent, en pareil cas, de la paroi postéro-supérieure du conduit pourrait, à la rigueur, être pris pour un furoncle, et le gonflement rétro-maxillaire pour une adénite concomitante ; mais la méprise ne saurait être de longue durée pour un observateur attentif. Bientôt, en effet, le soulèvement caractéristique de l'attache supérieure du muscle sterno-cléido-mastoïdien et la constatation de l'empâtement profond sous-jacent à lui permettront d'attribuer aux apparences leur signification réelle.

Confusion possible avec un furoncle du conduit compliqué d'adénite.

Dans le cas particulier de mon premier malade, la présence d'une collection purulente nettement fluctuante, à la surface externe de l'apophyse, résultant de la présence simultanée, d'un abcès sous-périosté externe, m'induisit d'abord en erreur, en me portant à considérer la tuméfaction située plus bas comme un œdème de voisinage : mais je ne saurais trop vous dire qu'il s'agissait là d'une complication exceptionnelle, l'intégrité de la surface externe de la mastoïde étant mentionnée dans la plupart des observations, et les auteurs insistant précisément sur le contraste de cette intégrité avec le gonflement sous-jacent. En dépit du désavantage créé par cette circonstance spéciale, le diagnostic eût été probablement, dans ce cas, possible dès le début, si j'eusse immédiatement songé à la possibilité de la variété de mastoïdite qui nous occupe et recherché d'emblée le signe caractéristique dont je dois maintenant vous entretenir : l'issue d'un flot de pus par le conduit, à chaque pression exercée sur la tuméfaction cervicale.

Valeur diagnostique de l'issue du pus par la pression au-dessous de la pointe mastoïdienne.

Ce signe doit être recherché dans tous les cas de

gonflement cervical compliquant une otorrhée, et il demande à l'être avec persévérance et minutie, car il arrive parfois que c'est un point déterminé et circonscrit de la région infiltrée, dont la pression occasionne la sortie du pus.

Dans le cas remarquable publié par Mendel, il n'y avait même pas de gonflement cervical, et le signe en question fut à peu près le seul auquel se borna la symptomatologie des accidents. Ce fut même le malade lui-même qui en fit la découverte. En effet, quinze jours après le début de son otorrhée il commença à éprouver une gêne douloureuse sur le côté de la nuque, à 3 ou 4 centimètres en arrière du bord postérieur de l'apophyse mastoïde, puis, un mois plus tard, il remarqua que quand il pressait sur ce point douloureux, une certaine quantité de pus s'échappait de l'oreille. Mendel nota l'exactitude du fait et me la fit constater à moi-même.

Le phénomène de l'expulsion du pus de l'oreille, par la pression cervicale, peut être considéré comme le signe pathognomonique, irrécusable de la mastoïdite de Bezold, quand, au lieu de se produire par le conduit, il a lieu, ainsi que le fait est noté dans toutes mes observations, après ouverture des cavités mastoïdiennes, au niveau d'un pertuis manifestement situé au niveau de leur paroi profonde, au voisinage de la pointe de l'apophyse.

Le phénomène se produisant par le conduit constitue encore un signe d'une valeur très grande, mais non toutefois aussi absolue, surtout si le point cervical, dont la pression donne lieu à sa manifestation, siège non pas sur le muscle sterno-cléido-mastoïdien, mais plus ou moins en arrière de lui. Nous savons effectivement aujourd'hui qu'il peut être l'effet de lésions osseuses distinctes de celles décrites par Bezold, et qui, tout exceptionnelles qu'elles soient, ne doivent pas être ignorées.

Je fais allusion en ce moment à un fait très curieux communiqué, il y a une dizaine d'années, à l'Académie de Rome, par le professeur de Rossi. Dans ce cas, le pus réuni à la partie inférieure du cou pouvait ressortir par le conduit auditif, en passant en dehors de la membrane tympanique demeurée intacte. Suivant le faisceau vasculo-nerveux, il traversait le trou déchiré postérieur, pénétrait dans le crâne où s'était formé un abcès sous-dural, et, passant par une perforation du sinus sigmoïde, s'engageait dans l'antre mastoïdien, et de là dans le conduit auditif.

Coexistence d'une collection sous-durale avec une collection cervicale d'origine otique.

J'ai eu, moi-même, l'occasion d'observer, il y a quelques années, avec mon ami le Dʳ Gérard-Marchant, un cas non moins curieux qui n'a jamais été publié *in extenso*. Il s'agissait d'un homme d'une soixantaine d'années, non diabétique, qui, dans le cours d'une otite moyenne suppurée subaiguë, fut pris d'un gonflement profond de la moitié correspondante du cou. La pression exercée sur les parties infiltrées, en arrière du muscle sterno-cléido-mastoïdien, provoquait l'issue du pus par le conduit.

Le Dʳ Gérard-Marchant, qui avait bien voulu admettre le malade dans son service à l'hôpital Laënnec, commença par ouvrir les cavités mastoïdiennes très vastes et remplies de pus, puis créa, en arrière, sous l'occiput une contre-ouverture pour l'écoulement de la collection purulente accumulée sous les masses musculaires de la nuque. Or nous pûmes constater nettement, au moyen du doigt introduit dans la plaie, que le pus en question provenait d'un abcès sous-dural de l'étage inférieur du crâne, d'où il s'échappait, non par

le trou déchiré postérieur, comme dans le cas de Rossi,
mais par une large perforation de l'os occipital située à
peu près à égale distance du trou occipital et de la mastoïde. Comme dans le fait du professeur italien, le pus
pouvait repasser de l'espace sous-dural dans la cavité
mastoïdienne par une perforation du sillon sigmoïde,
mais il gagnait de là la cavité tympanique, puis le
conduit auditif, à travers le tympan perforé.

Difficultés
d'un diagnostic
pré-opératoire,
dans le cas de
ces lésions com-
plexes.

Je n'ai pas besoin de vous dire que, quand on a à
traiter de pareilles lésions, un diagnostic complet *pré-
opératoire* est à peu près impossible à formuler. L'examen
le plus minutieux de la région malade ne saurait fournir
de renseignements que sur la direction des lésions, et
c'est en suivant ces lésions, le bistouri et la sonde à la
main, que l'on parviendra peu à peu à reconnaître leurs
limites et à reconstituer la marche suivie par le pus.

Chez mon quatrième opéré, l'examen des parties
extérieures me révélait, outre des cicatrices multiples à
la région cervicale inférieure et à la région mammaire,
traces des débridements pratiqués antérieurement pour
limiter l'infiltration purulente : 1° une otorrhée datant
de plusieurs années ; 2° un trajet fistuleux situé au
niveau du bord postérieur du sterno-cléido-mastoïdien,
à la partie moyenne du cou. En introduisant de bas
en haut une sonde cannelée, légèrement courbée, dans
ce trajet, je réussis à faire pénétrer l'instrument sous
la masse du muscle sterno-cléido-mastoïdien, et, plus
haut, en dedans de l'apophyse mastoïde. J'en conclus
qu'il s'agissait d'une suppuration liée à une lésion de
la face interne de l'apophyse, en d'autres termes, d'une
ancienne mastoïdite de Bezold, dont le début remontait
à 4 ans, c'est-à-dire aux accidents cervicaux relatés par
le malade et dont il présentait les traces, sous forme de
cicatrices multiples, jusqu'au-dessous de la clavicule.

A plusieurs points de vue, la mastoïdite de Bezold doit être tenue pour un accident sérieux. Le caractère insidieux de son début et de sa marche donne au phlegmon cervical le temps de fuser à une grande distance et de produire des ravages étendus, avant que l'on soit appelé à le combattre. Une fois reconnu, il est, en raison de son siège d'emblée profond, d'un traitement délicat, et la lésion osseuse, qui en a été le point de départ, nécessite de son côté des opérations non moins laborieuses.

Il va sans dire que la situation du malade sera d'au- tant plus grave et que les interventions qu'elle comporte seront d'autant plus étendues et sérieuses que l'on aura laissé au phlegmon cervical le temps de fuser au loin. Ici se pose une question délicate. Doit-on traiter *opératoirement*, d'une façon absolue, toute mastoïdite de Bezold, dès la manifestation première de ses signes caractéristiques ?

Le fait de Mendel, auquel j'ai fait allusion précédemment, tendrait à justifier, dans certaines limites, la temporisation. Je vous rappelle que chez le malade en question les symptômes de l'accident dont nous nous occupons se réduisirent à l'existence d'un point douloureux, non accompagné de gonflement appréciable, situé à 3 ou 4 centimètres en arrière de l'apophyse, et dont la pression provoquait l'issue de pus par le conduit. Mendel se contenta de maintenir la perforation tympanique très largement ouverte par plusieurs paracentèses successives et à instiller fréquemment dans l'oreille de la glycérine phéniquée. La guérison fut obtenue en quelques semaines.

Ce fait remarquable et assurément exceptionnel ne saurait, à mon avis, constituer un précédent que pour des cas identiques, au point de vue de la limitation de

la suppuration cervicale. Différer l'intervention, alors
qu'il existe manifestement un empâtement sous-mastoïdien et surtout après qu'on a constaté une extension
progressive de l'infiltration cervicale en bas ou en
arrière, ce serait aggraver gratuitement la situation du
malade et augmenter l'étendue et les difficultés de l'intervention dont l'urgence ira en s'imposant de plus en
plus, les jours suivants.

Traitement
chirurgical.

Cette intervention comprend deux temps distincts,
étant donné que, dans un cas donné de mastoïdite de
Bezold, nous sommes en présence de deux ordres de
lésions : les unes primitives, osseuses, qui, bien qu'aiguës à l'origine, peuvent s'accompagner, au moment de
l'opération, de productions fongueuses réclamant plus
qu'une simple ouverture ; les autres secondaires, cervicales, caractérisées par un phlegmon d'emblée profond
et à tendance envahissante.

Double indi-
cation résultant
de la dualité des
lésions

Il est indiqué
de procéder, en
suivant la mar-
che du pus.

Par laquelle est-il préférable de commencer ? A la
suite de quelques tâtonnements et essais contradictoires,
je suis arrivé à la conclusion que le mieux est de suivre
la marche du pus, c'est-à-dire aller de la lésion osseuse
à la lésion cervicale. On commencera donc par l'ouverture classique des cavités mastoïdiennes que l'on
trouvera en pareil cas, occupant la plus grande partie
de l'apophyse et s'étendant jusqu'au voisinage de sa
pointe. Ces cavités bien ouvertes, on cherchera à mettre
en évidence la perforation de la paroi interne-inférieure.
Pour cela, on examinera attentivement cette paroi,
tandis qu'on pressera sur divers points de l'infiltration
cervicale. A un moment donné, on verra un flot de pus
s'échapper du fond de la cavité mastoïdienne. Il sera
prudent de noter soigneusement et même de marquer

Recherche de
la perforation de
la paroi mastoï-
dienne profonde.

avec de la teinture d'iode le point souvent précis et
limité dont la pression provoque ce phénomène. Il
peut en effet arriver que l'on vide la collection cervicale par des pressions réitérées et que l'on éprouve ensuite de la difficulté à retrouver le *point cervical* en
question.

On cherchera alors à engager une sonde cannelée, *Recherche du*
plus ou moins courbée suivant les cas, et sa concavité re- *trajet cervical.*
gardant en dehors, à travers le pertuis osseux par
lequel s'échappait le pus cervical et à la faire pénétrer
de haut en bas, suivant le trajet du phlegmon cervical,
jusqu'à ce que l'on sente son bec soulever les téguments,
soit à travers la masse du muscle sterno-cléido-mastoïdien, soit en arrière de son bord postérieur. On aura
soin, cela faisant, d'éviter toute violence de nature à
créer des fausses routes. Si la manœuvre réussit, on
peut d'emblée procéder à l'ouverture de la collection
cervicale, réservant pour la fin de l'opération ce qu'il
reste à faire, tant dans l'oreille moyenne que sur la mas- *Résection de*
toïde. Mais le plus souvent la manœuvre en question *la pointe mastoï-*
échoue à ce temps de l'opération, c'est-à-dire tant que la *dienne.*
pointe mastoïdienne a été respectée, la présence de cette
saillie osseuse compliquant, en le rendant plus étroit et
plus tortueux, le trajet qu'on s'efforce de faire suivre à
la sonde. C'est là une première raison qui justifie, à
mon avis, la résection de la pointe de l'apophyse, c'est-
à-dire de tout ce qui, de cette saillie osseuse, dépasse
le niveau de la base du crâne. J'ajouterai que j'ai constaté chez plusieurs de mes opérés, dont l'otite ne remontait pourtant qu'à quelques semaines, la formation,
à la face interne de l'apophyse, des fongosités abondantes qui ne pouvaient être découvertes et curettées
qu'après résection de son sommet.

Cette résection sera facilement pratiquée soit avec la

gouge et le maillet, soit au moyen d'une forte pince coupante qui expose moins à la lésion des parties profondes. On aura soin d'agir très prudemment au voisinage du bord antérieur de l'apophyse, afin de ménager le facial qui chemine, comme vous le savez, dans la profondeur de l'os, à la jonction de l'apophyse et du bord postérieur du conduit, avant de sortir du crâne par le trou stylo-mastoïdien.

Ouverture et curettage de la caisse, en cas d'otorrhée chronique.

La partie *osseuse* de l'opération sera complétée par l'ouverture de la caisse, d'arrière en avant, dans le cas où cette cavité se trouverait, ainsi que l'aditus, envahie par les fongosités. Après avoir réséqué la pointe mastoïdienne et opéré le nettoyage du clapier fongueux que l'on découvre habituellement alors en dedans d'elle, immédiatement au-dessous de la base du crâne et au

Incision du phlegmon cervical.

contact du muscle digastrique, on procèdera à la deuxième partie de l'opération : à l'évacuation du phlegmon cervical.

Recherche de son point le plus déclive.

La première indication à remplir alors est de trouver le point le plus déclive de ce phlegmon. Ce problème est facilement résolu, si l'on réussit à engager de haut en bas une sonde cannelée, courbe, dans le trajet cervical, à partir de son orifice désormais situé au milieu de parties molles, et à en sentir inférieurement le bec à travers une épaisseur plus ou moins grande de tissus, au niveau du point dont la pression provoque l'issue d'un flot de pus supérieurement. On peut alors choisir entre deux façons de procéder : ou bien se contenter d'une contre-ouverture tout juste assez grande pour le passage d'un drain, et distincte de la plaie rétro-auriculaire initiale, dans le cas où le trajet purulent descend très bas ; ou bien dans le cas contraire, prolonger l'incision première jusqu'au point où l'extrémité de la sonde est sentie, et que l'on présume correspondre à l'extrémité inférieure du phlegmon. Cette dernière méthode que j'ai appliquée chez mes trois premiers opérés a pour conséquence une plaie énorme, il est vrai, mais qui donne toutes les facilités désirables pour la recherche et le drainage des fusées secondairement produites, notamment vers les interstices musculaires de la nuque. Il va sans dire qu'elle nécessite l'incision de toute l'épaisseur de la masse charnue du muscle sterno-cléido-mastoïden, et il est bon de savoir que l'on est exposé à rencontrer, chemin faisant, des branches artérielles assez fortes et difficiles à pincer et surtout à lier, en raison de leur profondeur. Aussi, chez un de mes opérés, pris-je le parti de laisser sur une des artères saisies une pince à demeure, qui faisait saillie hors des pièces de pansement, et que j'enlevai au bout de 24 heures, sans toucher au pansement.

Dans le cas où l'on ne peut réussir à faire saillir le bec de la sonde sous les téguments, la recherche de la limite inférieure du phlegmon cervical est plus délicate. On pratiquera une incision verticale de plusieurs centimètres dans la région précise dont la pression provoque l'issue du pus, jusqu'à découverte des fibres du muscle sterno-cléido-mastoïdien. Si cette incision est voisine du bord postérieur du muscle, plutôt que de traverser le muscle, on cherchera à libérer ce bord et à le refouler, puis à le maintenir en avant, de façon à découvrir le gros faisceau vasculo-nerveux sous-jacent. C'est en effet le plus souvent à l'intérieur de la gaine de ce faisceau que le pus se trouve collecté. Cette gaine sera soulevée avec une pince à dissection et déchirée avec le bec de la sonde cannelée, tout comme s'il s'agissait d'une ligature d'artère. L'écoulement immédiat du pus indiquera que l'on a bien atteint le foyer. Il restera à s'assurer par l'exploration digitale si on l'a ouvert au niveau de son extrémité inférieure, afin de ne pas laisser, au-dessous du bout inférieur de l'incision un clapier qui ne manquerait pas de continuer à fuser plus bas, les jours suivants.

On ne perdra pas de vue, à ce moment, que le phlegmon cervical développé dans ces circonstances présente fréquemment des fusées multiples dans les interstices musculaires si complexes de cette région, notamment au niveau des masses musculaires de la nuque; et qu'il importe, pour obtenir d'emblée un résultat radical, d'évacuer et de drainer un à un tous les prolongements du foyer. Aussi ce dernier sera-t-il l'objet d'un examen attentif. On en étanchera fréquemment la profondeur, et l'on ne considérera la partie comme gagnée qu'après s'être assuré que des pressions exercées tout autour de la plaie, notamment au-dessous et en arrière d'elle, ne provoquent plus l'expulsion d'une seule goutte de pus.

Quand l'extrémité inférieure du principal trajet purulent sous-jacent au muscle sterno-cléido-mastoïdien ayant été ouvert par une incision distincte de la première incision rétro-auriculaire, il restera, au-devant de ce trajet, un pont formé par le muscle et les téguments, on y logera un gros drain, après y avoir fait passer un stylet courbe, boutonné, soit de haut en bas, soit de bas en haut. Ce drain servira, les jours suivants, à des lavages détersifs et pourra être supprimé au bout de quelques jours.

Dans le cas, au contraire, où le phlegmon cervical a été ouvert par une prolongation inférieure de la plaie rétro-auriculaire et après incision de toute l'épaisseur du muscle sterno-cléido-mastoïdien, il n'y a plus de parties molles formant pont au-dessus du foyer, et le trajet purulent se trouve transformé en une gouttière d'une profondeur considérable que l'on veillera ultérieurement à ne laisser se cicatriser que de la profondeur vers la surface, en la comblant systématiquement, à chaque pansement, avec une série de mèches de gaze. Chacun des prolongements supplémentaires du foyer recevra aussi à chaque pansement une mèche de gaze aussi épaisse que possible, que l'on aura soin d'y faire pénétrer à fond. Il faut avoir opéré des cas semblables pour se faire une idée des dimensions et de la profondeur que peut présenter la plaie opératoire immédiatement après l'intervention. Chez trois de mes opérés la profondeur de certaines parties de la plaie, à partir du niveau de la peau, atteignait 8 centimètres !

Longue durée du traitement post-opératoire.

En revanche la réparation se fait rapidement, les bords et le fond du foyer ne tardent pas à granuler, et d'une semaine à l'autre, on voit manifestement se combler les sillons profonds créés par l'intervention.

Il faut néanmoins compter sur une durée de plusieurs mois pour la réalisation d'une cicatrisation totale. Chez tous mes opérés la cicatrisation cervicale s'est faite beaucoup plus rapidement que celle des cavités osseuses.

LUC. Suppurations de l'oreille moyenne.

GÉNÉRALITÉS SUR LES OTITES MOYENNES SUPPURÉES CHRONIQUES

Dans les otites que nous avons étudiées jusqu'ici, nous avons vu la suppuration, après avoir fait son apparition au milieu d'un cortège de manifestations réactionnelles d'intensité variable, présenter une tendance naturelle au déclin, et finir par se supprimer, soit spontanément, soit à la faveur d'un traitement consistant simplement à faciliter l'écoulement du pus.

Définition de l'otorrhée chronique. Dans d'autres cas, la suppuration ne présente aucune tendance à la décroissance spontanée et résiste même souvent à un traitement borné au drainage du foyer. On dit alors qu'il y a suppuration chronique de l'oreille moyenne.

L'otorrhée peut être primitivement ou secondairement chronique. Cette chronicité de l'otite peut s'accuser dès le début, ou se présenter comme l'aboutissant d'une forme primitivement aiguë. Le premier cas s'observe fréquemment chez les tuberculeux, dont l'otorrhée peut apparaître à la suite de douleurs insignifiantes d'oreille et sans accompagnement de fièvre, et se prolonger ensuite indéfiniment avec les mêmes allures torpides. Nous voyons au contraire, dans le cours de la scarlatine, de la rougeole et des autres maladies infectieuses, survenir des otites à allure véritablement suraiguë, caractérisées en outre par des lésions aussi profondes que rapidement

destructives, et qui, une fois cette phase bruyante terminée, ne montrent aucune tendance à la réparation
spontanée, et se distinguent même entre toutes par le
caractère rebelle de leur suppuration.

Ainsi qu'il ressort de ces deux exemples, la chroui-
cité de l'otite est l'effet d'un état général particulier, ou
bien (ce qui est le cas le plus fréquent) la conséquence
de certaines particularités locales.

La chronicité de l'otorrhée est l'effet de causes générales ou locales.

Au cours même des suppurations aiguës de l'oreille,
nous avons souvent l'occasion d'apprécier l'influence
de l'état général sur la terminaison plus ou moins
rapide de l'otorrhée et de constater que, toutes choses
égales d'ailleurs, la guérison est bien plus rapidement
obtenue chez les sujets vigoureux, indemnes de toute
tare et placés dans de bonnes conditions hygiéniques,
tandis que chez les sujets délicats ou débilités, mal nour-
ris, etc, l'otite, sans toujours passer à l'état chronique, traîne en longueur et exige un traitement plus
minutieux et plus compliqué.

Influence d'un mauvais état général,

Cette allure traînante de l'otorrhée, qui n'est pas précisément l'état chronique, mais qui peut facilement y
aboutir, s'observe également chez les diabétiques, et doit
même faire songer à cette grave complication, quand
elle s'observe chez des sujets ayant dépassé la période
moyenne de la vie, quand, en outre, l'écoulement reste
épais et abondant après des semaines de soins assidus,
s'accompagnant, ainsi que je vous l'ai dit dans une précédente leçon, d'une diminution considérable de l'ouïe.

du diabète,

Mais de toutes les causes générales, il n'en est pas
de plus efficace que la diathèse scrofulo-tuberculeuse
pour donner à l'otorrhée le caractère de la chronicité.

de la diathèse scrofulo-tuber- culeuse.

Il y a toutefois ici une nuance à distinguer : tantôt,
en effet, l'otite éclate accidentellement chez un tuberculeux plus ou moins avancé, et tire alors uniquement

Otite tubercu- leuse et otite chez un tuberculeux.

son caractère torpide et rebelle du mauvais terrain sur
lequel elle évolue, tantôt, à la suite de la pénétration
dans les caisses de muco-pus nasal ou pharyngé, ren-
fermant les bacilles de la tuberculose, il se produit une
inoculation de la muqueuse tympanique, dont la conséquence est une otite tuberculeuse moyenne, chronique
d'emblée, du fait, non seulement de l'état général, mais
aussi des lésions, à tendances ulcéreuses et progressives,
qui en sont l'expression anatomique.

Influence de la
cachexie syphi-
litique. Un mécanisme identique préside au développement
de l'otorrhée chronique des syphilitiques, cachectiques,
atteints de lésions ulcéreuses du pharynx.

Causes locales. Mais je vous répète que, dans la majorité des cas,
l'éternisation de l'otorrhée est l'effet de causes purement
locales.

Absence de
traitement, ou
traitement dé-
fectueux. Tout d'abord, elle peut dépendre de l'absence de
tout traitement ou d'un traitement défectueux permettant la stagnation du pus qui fermente et exerce sur les
parois du foyer une action irritante spéciale, aboutissant
Présence de
fongosités dans
le foyer. à la production de fongosités. Dès lors, la chronicité se
trouve constituée. La fongosité en est, en effet, comme
l'expression anatomique ; mais elle ne reconnaît pas
toujours la rétention pour cause : certaines des maladies
infectieuses particulièrement aptes à engendrer l'otite
suppurée présentent en même temps une remarquable
tendance à aboutir rapidement à la formation de tissu
fongueux dans l'oreille moyenne. A ce point de vue, la
scarlatine, la diphtérie et la rougeole peuvent être considérées comme jouissant d'un fâcheux privilège : aussi
ne serez-vous pas surpris de la presque unanimité avec
laquelle les sujets, que vous aurez à soigner pour des
otorrhées invétérées, feront remonter à l'une de ces
trois maladies leur affection présente.

Influence du
siège des lésions: Indépendamment de la nature des lésions, il y a aussi

lieu de tenir compte de leur siège dans la pathogénie de la chronicité de l'otorrhée. Tel est le cas où, soit par suite d'un développement anormal des cavités mastoïdiennes, soit par suite d'une destruction étendue du tissu osseux, l'apophyse se trouve convertie en une vaste cavité suppurante jusqu'au voisinage de sa pointe, d'où stagnation forcée du pus qui ne se vide que par trop plein à travers la caisse ; tel est aussi le cas des otorrhées entretenues par des lésions fongueuses de la tête des osselets ou des parois de leur loge. cavités mastoïdiennes ; logette des osselets.

Ainsi que je me propose de vous l'exposer dans une leçon spéciale, la région en question se trouve divisée par les nombreux ligaments fixateurs des osselets en une foule de logettes communiquant mal les unes avec les autres et où les meilleures conditions se trouvent par conséquent réalisées pour la rétention du pus et la chronicité de l'affection.

Enfin, cette même stagnation du pus peut être tout simplement l'effet d'une perforation tympanique mal située, ou de dimensions insuffisantes. Perforation tympanique insuffisante ou mal placée.

J'ajouterai, qu'une fois constituées, les fongosités peuvent, à leur tour, par leur volume rétrécir encore les voies déjà insuffisantes par lesquelles le pus cherche à se faire jour au dehors, et créer même. à un moment donné, des accidents de complète rétention avec toutes leurs conséquences.

Les lésions constatées dans le cours des suppurations chroniques de l'oreille moyenne, et qui pour la plupart contribuent à l'éterniser, sont variées comme nature et comme siège. Anatomie pathologique.

Elles peuvent occuper la totalité des cavités osseuses de l'oreille moyenne, caisse, attique, antre, cellules Lésions généralisées ou limitées.

mastoïdiennes. ou bien être limitées à l'une d'elles. Il
se peut même que la caisse, la seule de ces cavités
que nous puissions inspecter par le conduit, soit à
peine altérée, ou du moins ne constitue pas la véritable source du pus, qui tire son origine de lésions
plus profondément situées et ne fait que la traverser
pour s'écouler au dehors.

Les lésions occupent la membrane tympanique, la
muqueuse de la caisse et de ses dépendances, les osselets et les parois osseuses.

Caractères va-
riés de la perfo-
ration tympani-
que. Le tympan se montre, cela va sans dire, constamment perforé. Parfois la perforation est minuscule et
c'est cette particularité, ainsi que sa situation défavora-
Petite perfora-
tion postéro-su-
périeure. ble à l'écoulement (le plus souvent en haut et en
arrière, au voisinage de l'aditus), qui explique la chronicité de l'otorrhée. Pourtant. je dois vous dire que
cette variété de perforations m'a paru plutôt accompagner les otites suppurées *traînantes* subaiguës que les
otites chroniques à proprement parler.

A part le cas
de perforation
de Schrapnell,
la perforation est
généralement
étendue. Dans le cours de ces dernières, à part le cas particulier des suppurations de l'attique, avec perforation limitée
à la portion flaccide du tympan, dont je compte vous entretenir dans une leçon spéciale, la perte de substance de
la membrane est étendue, portant pour ainsi dire l'empreinte du travail destructif profond, datant de la maladie infectieuse cause première de l'otite et incompatible
avec une réparation complète et spontanée des lésions.

Grande perfo-
ration circum-
martellaire. Une des variétés les plus habituellement rencontrées
consiste en une destruction de la plus grande partie de
la membrane. ne respectant que sa marge et le manche
du marteau qui pend comme une stalactite au milieu
Autres types
de perforations. d'elle. Ou bien la perforation est un peu moins étendue,
mais a toujours la forme d'un rein ou d'un croissant
embrassant le manche du marteau dans sa concavité.

A un degré moindre encore, la disposition précédente n'est qu'ébauchée sous forme de deux perforations, l'une antérieure, l'autre postérieure, séparées inférieurement par un pont plus ou moins large de tissu respecté. Chacune de ces perforations est ronde ou ovale. Il peut enfin n'y avoir qu'une seule perforation siégeant en avant ou en arrière du manche du marteau.

Les bords de ces perforations sont parfois secs et cicatrisés, auquel cas leurs dimensions sont invariables, ou bien ils participent à la suppuration, présentant un aspect fongueux ou servant d'implantation à des végétations polypeuses, plus ou moins pédiculées. *État des bords de la perforation.*

Cette transformation fongueuse est, ainsi que je vous l'ai dit précédemment, la lésion caractéristique de la muqueuse de l'oreille moyenne, dans le cours des otorrhées chroniques. Ce tissu fongueux se présente sous l'aspect d'une couche épaisse et étendue, de couleur lie de vin, saignant facilement, ou affecte la disposition végétante, sous forme de pseudo-polypes qui peuvent atteindre des dimensions considérables. *Fongosités*

Quand on examine au microscope les coupes de la muqueuse ainsi transformée, on constate d'abord qu'elle présente un épaississement considérable, comparativement à l'état normal. On note, en outre, que sa trame est comme farcie de petites cellules rondes granuleuses, au milieu desquelles apparaissent des vaisseaux sanguins considérablement dilatés. De l'épithélium vibratile qui recouvre normalement la muqueuse, il n'y a plus trace. Il est remplacé par des cellules plates en évolution plus ou moins accusée vers la transformation épidermique. C'est cette transformation épidermique qui prédomine sur certains points, ou partout chez certains sujets. *Leurs caractères histologiques.*

Processus d'épidermisation.

La surface fongueuse fait alors place à une surface grisâtre humide, ou sèche et brillante. Ces divers as-

Ses significa-
tions variables
suivant les cas.

peets correspondent à des significations différentes de l'épidermisation.

Tantôt en effet ce travail représente le mode de guérison de l'otorrhée, par suite de la substitution progressive aux fongosités suppurantes, d'un tissu cicatriciel recouvert de couches épidermiques solides. Dans

Cholestéatome.

d'autres cas encore, qui formeront le sujet d'une leçon spéciale, loin de vouloir dire guérison, le travail d'épidermisation n'aboutit qu'à la formation de lamelles se desquamant et se reproduisant sans cesse, sous lesquelles se dissimule la présence de fongosités et la continuation de la suppuration et qui peuvent aboutir, par leur accumulation, à la formation de dépôts connus sous le nom de cholestéatomes ou tumeurs nacrées, dont nous étudierons ultérieurement l'influence aggravante sur le pronostic de l'otorrhée.

Altérations de
l'os.

Étant donnés les rapports vasculaires étroits qui relient les parois osseuses à la muqueuse tympanique, faisant fonction de périoste, vous ne vous étonnerez pas que les lésions précédentes pénètrent promptement le tissu osseux, de telle sorte, qu'au bout de quelques mois d'évolution, le tissu fongueux qui remplit les cavités de l'oreille est bien moins le résultat d'une transformation de la muqueuse, que le fait de la participation des cellules osseuses aux processus, en un mot

Ostéite
fongueuse.

d'une ostéite fongueuse. Cette ostéite a généralement le caractère raréfiant ou ulcératif, rongeant le cadre d'in-

Ses tendances
destructives.

sertion du tympan, transformant à la longue l'apophyse mastoïde en une véritable caverne suppurante, perforant les parois osseuses en divers points, de façon à établir une communication fistuleuse entre l'antre mastoïdien et le conduit auditif, ou à dénuder le nerf facial, la dure-mère, ou le sinus latéral, sur une étendue plus ou moins considérable.

A un moment donné et quelquefois très rapidement (scarlatine, diphtérie), de véritables blocs osseux peuvent être isolés, par les fongosités envahissantes. du reste des parois osseuses, constituant des séquestres. qui. lorsqu'ils se forment au niveau de la paroi profonde de la caisse, contiennent parfois d'importants éléments constitutifs de l'oreille interne.

Les mêmes lésions s'observent au niveau des osselets. *Altération* *des osselets.* qui peuvent se montrer luxés, à la suite de la destruction de leurs éléments articulaires. ou plus ou moins rongés par l'ostéite, à moins que. dès le début de la suppuration, la totalité ou la presque totalité de la chaîne ait été éliminée en bloc par le fait d'une sorte de nécrose aiguë, dont la scarlatine est tout particulièrement coutumière.

En terminant cet exposé sommaire de l'anatomie *Fréquence de* pathologique de l'otorrhée chronique, je dois insister *la bilatéralité et* *de la symétrie* sur ce fait que, de même que pour l'otite aiguë, les *des lésions.* lésions que je viens de vous décrire sont. dans la majorité des cas, bilatérales. Mais ce qui est surtout remarquable alors, c'est leur caractère symétrique. d'une oreille à l'autre, au point de vue de la nature. de la forme et souvent même du degré.

En revanche, ce en quoi l'évolution des lésions. en *Lésions irré-* cas d'otorrhée chronique, se distingue de celle de l'otite *parables. survi-* *vant à l'otorrhée.* aiguë, c'est que la guérison, lorsqu'elle est obtenue, ne s'accompagne qu'exceptionnellement de la *restitutio ad integrum*, qui est la règle, à la suite des suppurations aiguës de l'oreille.

Même lorsque l'otite ne s'est pas accompagnée de phénomènes nécrosiques, entraînant la destruction ou l'élimination des osselets. il est de règle que le tympan reste plus ou moins largement perforé et que ces per- *Perforations* foration restent définitives, laissant la caisse. une fois *définitives.*

la suppuration tarie. exposée dans l'avenir à de nouvelles causes d'infection. En outre. les osselets. alors qu'ils
sont conservés, restent souvent bridés par des adhérences cicatricielles qui les immobilisent dans des positions plus ou moins vicieuses.

Tel est le cas du marteau dont le manche. cessant
d'être soutenu par le tympan détruit. bascule contre
le promontoire et y adhère. De même le bord des perforations peut adhérer à la paroi profonde de la
caisse.

Enfin l'accumulation du tissu cicatriciel rigide au
niveau de la fenêtre ovale ou de la fenêtre ronde peut,
après guérison de la suppuration. constituer un obstacle
plus ou moins sérieux à la fonction de l'ouïe.

On peut dire que la symptomatologie de l'otite
moyenne suppurée chronique. en dehors d'un examen
méthodique de l'oreille. est des plus pauvres et se réduit. chez un grand nombre de sujets, à l'écoulement
de pus, avec un degré variable de diminution de l'ouïe,
du côté malade. Aussi le terme *otorrhée*, qui exprime
ce symptôme presque unique, est-il devenu synonyme
de l'affection elle-même.

Le pus varie évidemment, suivant les cas. dans ses
caractères objectifs : ici se bornant à un suintement insignifiant. au point d'être à peine appréciable pour le
malade. là tellement abondant qu'il l'astreint, à défaut
d'un traitement rationnel. à de fréquentes mesures de
propreté : tantôt jaune, crémeux. tantôt mal lié, icho-
reux, charriant des grumeaux ou des lamelles nacrées.
parfois coloré en rouge par du sang, ou en bleu par la
suite de présence d'une bactérie spéciale (*bacterium
termo*). d'ailleurs sans gravité spéciale : tantôt inodore,

Marginal notes (left column):

Adhérences
cicatricielles.

Conséquences
des lésions de
la fenêtre ovale
pour l'audition.

Symptomatolo-
gie.

Elle se réduit
souvent à l'otor-
rhée rebelle, ac-
compagnée d'un
degré variable de
surdité.

Abondance
variable de la
suppuration.

Variétés de
couleur, de con-
sistance d'odeur.

tantôt répandant au loin une fétidité prononcée, parfois extrêmement irritant pour la peau du conduit.

C'est là, je vous le répète, dans la majorité des cas toute la symptomatologie de la maladie. Quelques sujets accusent pourtant en outre certains malaises consistant en des phénomènes douloureux dans l'oreille, n'ayant assurément rien de comparable à l'otalgie de l'otite aiguë, ou en une céphalalgie tensive, dans la moitié correspondante de la tête. Ces sensations ne sont d'ailleurs pas continues : elles coïncident souvent avec des phénomènes de rétention partielle de pus.

Accès d'otalgie sourde.

Presque toujours en outre l'ouïe est plus ou moins diminuée, et ce symptôme aussi est sujet à variations, subissant l'influence des modifications atmosphériques et hygrométriques, et pouvant s'accompagner de bourdonnements et de vertiges.

Diminution variable de l'ouïe.

Il est de règle que la diminution de l'ouïe soit considérable, quand l'oreille a subi des lésions destructives étendues, ainsi que le fait s'observe à la suite des maladies infectieuses et tout particulièrement de la scarlatine, de la diphtérie et de la rougeole.

Enfin la surdité peut être complète quand les lésions se sont étendues au labyrinthe, notamment en cas de nécrose de la paroi profonde de la caisse, ou lorsque les lésions initiales sont de nature syphilitique.

La surdité peut être complète en cas de lésions labyrinthiques.

Cette symptomatologie extrêmement simple peut se maintenir pendant de nombreuses années sans modifications, et bien des sujets porteurs d'otorrhées rebelles ou négligées atteignent le terme de leur vie, emportés par quelque maladie complètement étrangère à leur affection d'oreille.

Évolution ultérieure de l'otorrhée chronique.

J'aurai l'occasion de vous montrer ultérieurement qu'il n'en est pas toujours ainsi, et que trop souvent il vous arrivera de voir éclater au milieu de l'évolution

Infection intracrânienne.

torpide de l'otorrhée chronique, un cortège de symptômes de la plus haute gravité, trahissant la pénétration
des germes infectieux du foyer auriculaire dans la cavité crânienne.

Cette question des complications intracrâniennes des
otites fera l'objet de plusieurs leçons spéciales.

Paralysie
faciale.

Je veux seulement vous entretenir aujourd'hui d'un
accident d'une moindre gravité, susceptible de rompre
à un moment donné l'uniformité symptomatique de
l'otite ; je veux parler de la paralysie faciale.

Vous connaissez les rapports étroits de la 7e paire des
nerfs crâniens avec le rocher et notamment le trajet
coudé du nerf en question dans une sorte de gaine
osseuse, faisant saillie sur la paroi profonde de la caisse,
au-dessus de la fenêtre ovale. Chez certains sujets
cette gaine présente même des solutions de continuité,
des déhiscences qui laissent, sur une longueur variable,
l'enveloppe fibreuse du nerf en contact immédiat avec
la face profonde de la muqueuse. Même quand ces
déhiscences n'existent pas, la minceur de la lamelle
osseuse qui recouvre le nerf est telle que l'inflammation
de la muqueuse peut se transmettre jusqu'à ce dernier.
Aussi l'apparition d'un degré variable de paralysie faciale n'est-elle rien moins qu'exceptionnelle dans le
cours des otites. Elle peut même s'observer dans l'otite
aiguë ; mais c'est surtout dans les suppurations chroniques de la caisse, dont les lésions tendent progressivement à s'étendre en profondeur, que l'accident en
question est le plus fréquemment observé.

Son pronostic
variable.

Il importe que vous sachiez que le nerf ne se montre
pas toujours atteint au même degré et que, suivant ce
degré, suivant aussi le résultat de l'exploration électrique sa signification pronostique est variable.

Dans les cas légers, lorsqu'il y a simplement inflam-

mation de la gaine fibreuse du nerf, on observe une
paralysie incomplète du nerf, limitée le plus souvent à
sa distribution faciale supérieure et notamment à l'or-
biculaire palpébral, d'où impossibilité d'une occlusion
complète de l'œil; d'autre part le territoire parésié demeure excitable à l'électrisation faradique et aux courants continus. L'accident est alors transitoire et sans
gravité.

Renseigne-
ments fournis
par l'électrisa-
tion.

Dans d'autres cas, au contraire, liés souvent à des
lésions nécrotiques de la paroi profonde de la caisse, la
paralysie faciale se montre bientôt complète, occupant
toute une moitié de la face. En outre, dès le début, le
territoire paralysé cesse de répondre à la faradisation,
tandis que les courants continus y provoquent pendant
quelque temps des réactions exagérées; mais dans les
cas les plus sérieux qui doivent aboutir à la dégénérescence du nerf, ce mode d'électrisation cesse lui-
même, à un moment donné, de réveiller la contractilité
musculaire.

Tel est l'ensemble de manifestations chimiques auquel se borne la symptomatologie de l'otorrhée chronique, en dehors de l'examen méthodique du fond de
l'oreille.

Importance de
l'examen otosco-
pique pour la
différenciation
des diverses for-
mes cliniques.

Vous pouvez en conclure que, sauf les cas exceptionnels d'apparition d'une hémiplégie faciale complète,
avec réaction de dégénérescence précoce, ou dans les
cas de perte complète de l'ouïe, pouvant faire songer à
des lésions profondes de la paroi profonde de la caisse,
rien, en dehors de l'inspection de l'oreille, ne peut nous
renseigner sur le degré de gravité d'un cas déterminé,
sur la nature et le siège des lésions et sur le traitement
rationnel à y opposer. Aussi peut-on dire que, pour le
public non médical, et même pour les médecins non
familiarisés avec la pratique de l'otoscopie, *toutes les*

otorrhées se ressemblent, et qu'un traitement de l'otorrhée non basé sur un examen préalable de l'oreille ne saurait être qu'un traitement routinier, empirique, dans le choix duquel le raisonnement et le discernement n'ont aucune part.

Aussi ne nous étonnerons-nous pas, qu'avant la généralisation de l'otoscopie, les médecins aient cherché des points de repère, pour l'appréciation du degré de gravité des divers cas d'otorrhée, dans les caractères de l'écoulement, et qu'ils aient attaché à son abondance et à son plus ou moins de fétidité une importance que nous ne reconnaissons guère aujourd'hui, sachant que la mauvaise odeur du pus est l'œuvre de bactéries qui n'ont rien de pathogène et que certains écoulements, tellement insignifiants qu'ils sont méprisés par les malades, peuvent avoir pour eux des conséquences mortelles.

Tout autre est la valeur des signes tirés de l'inspection du fond du conduit auditif, car ils nous renseignent directement sur la nature et le siège des lésions auxquelles est liée la persistance de l'écoulement, et cela surtout dans les cas (d'ailleurs les plus habituels) où de vastes destructions de la membrane tympanique nous permettent d'explorer *de visu* ou au moyen d'un stylet l'intérieur de la caisse

Renseigne-
ments fournis
par le lavage de
l'oreille.

Cette exploration devra être précédée d'un lavage destiné à débarrasser le fond du conduit du pus et des autres produits pathologiques qui pourraient gêner l'examen : mais vous n'omettrez pas d'inspecter le liquide ayant servi à ce lavage.

Vous pourrez ainsi constater qu'il a entraîné, dans certains cas, outre du pus, soit des lamelles épidermiques nacrées, dont j'établirai dans une leçon spéciale la signification pronostique toute particulière, soit des fongosités végétantes qui, en se détachant sous l'action du jet liquide, donnent lieu à un léger écoulement sanguin.

Le fond de l'oreille, une fois nettoyé et étanché, se présente à l'observateur sous des aspects très variés qui peuvent toutefois se ramener à un certain nombre de types.

Aspects divers du tympan et de ses pertes de substance.

Un premier classement s'impose suivant les dimensions de la perforation qui est tantôt petite, parfois même malaisée à découvrir, tantôt se présente sous l'aspect d'une vaste destruction tympanique.

Dans le premier cas elle occupe le plus souvent la région postéro-supérieure de la membrane, et il n'est pas rare qu'elle soit liée à une participation de l'aditus et de l'antre à la suppuration (fig. 7, Schéma 3).

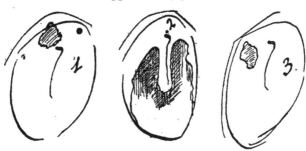

Fig. 7. — Principaux types de perforation tympanique, dans l'otorrhée chronique

Ou bien elle siège au-dessus de la petite apophyse du marteau, intéressant cette région de la membrane connue sous le nom de membrane flaccide (fig. 7, Schéma 1). Une pareille constatation a une valeur diagnostique et pronostique très particulière. Les perforations occupant ce siège correspondent en effet à des suppurations très tenaces, ayant leur siège dans la logette des osselets et fréquemment entretenues par une ostéite fongueuse

de ces derniers où des parois de leur loge. Je compte
d'ailleurs, étant donné le caractère très particulier de
cette variété d'otorrhée, en faire l'objet d'une leçon
spéciale.

Les larges perforations sont de beaucoup la règle
dans les otorrhées chroniques. Leur disposition la plus
habituelle est celle d'une perte de substance, de forme ré-
nale ou semi-lunaire, embrassant le manche du marteau
dans sa concavité. A ce type se rattachent, avec des degrés
divers de destruction, la plupart des larges perforations
observées dans le cours des otorrhées chroniques. A un
degré moindre, en effet, on observera deux perforations, l'une antérieure, l'autre postérieure au manche
du marteau, séparées inférieurement par un pont de
tissu sain, et esquissant incomplètement la disposition
précédente. A un degré de plus, au contraire, le tympan presque complètement détruit, n'est plus représenté que par une mince bordure périphérique, laissant
voir, en bas et en avant, la fenêtre ronde, en haut et en
arrière, l'articulation de l'enclume et de l'étrier, et au
milieu de laquelle pend, souvent dévié en dedans, faute
de support, le manche du marteau dénudé mais intact,
ou, au contraire, épaissi, ou plus ou moins détruit par
l'ostéite et réduit à un moignon informe (fig· 7,
Schéma 2).

Inspection de la caisse à travers la perforation. Les larges perforations tympaniques se prêtent à
l'inspection directe de la presque totalité de l'étage in-
férieur de la caisse. Or vous comprendrez aisément
que le pronostic, ainsi que les indications thérapeutiques d'un cas déterminé, varieront considérablement
suivant que l'on découvre ou non dans cette région de
la caisse accessible à l'œil et aux manœuvres opératoires *par le conduit,* des lésions pouvant expliquer, à
elles seules, la persistance de la suppuration, ou encore

suivant que des lésions ayant été notées dans la caisse puis traitées opératoirement par le conduit, la suppuration cesse ou persiste.

Effectivement la persistance de la suppuration, alors que la région de la caisse accessible par le conduit ne renferme pas de lésions de nature à l'entretenir, ou après que des lésions constatées à son intérieur ont été traitées avec toute l'énergie nécessaire. nous amènera tout naturellement à la conclusion, que la véritable source du pus ne réside pas dans l'étage inférieur de la caisse, mais que cette source est ailleurs, soit dans son étage supérieur ou attique, soit dans son prolongement postérieur ou antral, auquel cas la portion de l'oreille moyenne explorable par le conduit ne joue, par rapport au pus, que le rôle d'un lieu de passage.

Conclusion à tirer de l'absence de lésions dans la région inférieure de la caisse.

J'aurai plus d'une fois l'occasion de vous répéter ce raisonnement qui me paraît de la plus haute valeur, quand il s'agit de poser les indications des interventions opératoires dans le cours des otorrhées chroniques.

. Lorsque la caisse participe activement à la suppuration, l'examen otoscopique y révèle la présence du tissu fongueux que je vous ai signalé plus haut, en vous entretenant des modifications de la muqueuse dans l'otorrhée chronique.

Présence de fongosités dans la caisse.

Ce tissu se présente à l'examen sous deux aspects, suivant qu'il affecte ou non la disposition pédiculée.

Dans le premier cas on observe de véritables polypes insérés soit sur les bords de la perforation tympanique, soit sur les osselets, atteints de carie, soit sur les parois de la caisse, parfois tirant leur origine de l'entrée de l'autre et pénétrant dans la caisse à travers l'aditus, ou bien émergeant à travers une perforation de la membrane de Schrapnell, d'autre part extrêmement va-

riables dans leurs dimensions, tantôt remplissant complètement le conduit auditif et venant même faire
saillie au dehors, tantôt affectant l'aspect d'un ou plusieurs grains minuscules.

Dans le second cas, le tissu fougueux forme une
nappe continue, de coloration rouge ou lie de vin, tapissant la paroi profonde de la caisse et visible à travers
la perforation tympanique.

Dans les deux cas, sa structure est la même et il présente, à l'exploration au stylet, une mollesse caractéristique et une grande facilité à saigner au moindre
attouchement.

Parfois ce tissu fongueux fait défaut. La surface interne de la caisse peut alors se montrer blanche, sèche,
brillante, à la suite d'un travail de cicatrisation ayant
déterminé la formation d'un épiderme solide sur toute
son étendue.

Présence de
masses ou de la-
melles nacrées.
Dans d'autres cas, l'épidermisation n'a pas les mêmes
caractères de solidité, le fond de la caisse présente une
teinte gris sale, sans brillant, ou gris nacré; elle est le
siège d'une desquamation continuelle de lamelles de
même couleur, et en provoquant avec le stylet ou avec
une curette la chute de ces lamelles, on découvre au-
dessous d'elles du pus et de petites fongosités. Loin de
marquer la guérison de la suppuration, ces productions
épidermiques ne font donc que la dissimuler.

Dans les cas où la suppuration persiste, en l'absence
de lésions de la caisse pouvant l'expliquer, on s'efforcera
d'en déterminer la véritable provenance par l'exploration de ses deux prolongements supérieur ou attique
et postérieur ou antral.

Pour cette exploration on ne comptera guère sur
l'emploi du stylet bon tout au plus pour apprécier la
sensation spéciale que donne au doigt la présence d'un

sequestre osseux, et souvent dangereux s'il n'est manié avec prudence.

L'instrument de choix, en pareil cas, est la canule de Hartmann (fig. 8) consistant, comme vous le savez, en un tube de métal s'adaptant par sa plus grosse extrémité à un tuyau en caoutchouc fixé lui-même à la canule d'une seringue ordinaire et se terminant à son autre extrémité très fine par un coude brusque faisant un angle presque droit avec la direction première de l'instrument, et ne dépassant pas 2 millimètres de longueur.

Services rendus par la canule de Hartmann pour la localisation des lésions dans l'attique ou dans l'antre.

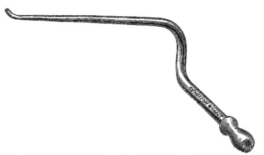

Fig. 8. — Canule coudée de Hartmann modifiée par Luc.

Il résulte de cette disposition que le liquide chassé par la seringue, à travers la canule en question, s'échappe de son extrémité par un long jet, faisant un angle presque droit avec la direction de l'instrument.

Il est de toute évidence que cet instrument, opérant suivant le principe du tir par ricochet, permet, de faire pénétrer le liquide dans les prolongements de la cavité tympanique situés en dehors de l'axe du conduit et par conséquent non accessibles à la vue ou à des lavages directs. Pour ce qui est de l'attique, il suffira d'engager l'extrémité de la canule sous le bord supérieur de la perforation, en en dirigeant l'ouverture en haut, tandis que, dans l'hypothèse d'une suppuration antrale, la partie coudée terminale de l'instrument sera insinuée sous le bord postéro-supériéur de la perforation, vers l'aditus, l'orifice de la canule étant orienté dans la même direction.

Supposons maintenant que la loge inférieure de la caisse, la seule accessible à la vue, ait été préalablement nettoyée par un lavage ordinaire, puis étanchée. Si un nouveau lavage pratiqué immédiatement après, au moyen de la canule de Hartmann, vers l'attique ou l'autre, provoque une nouvelle expulsion de pus liquide, ou en grumeaux, ou de lamelles épidermiques nacrées, vous en conclurez légitimement, qu'indépendamment du foyer suppuratif tympanique inférieur, il en existe un autre, tympanique supérieur ou antral, d'un traitement plus compliqué, puisqu'il échappe à l'inspection, et ne peut être atteint que par des lavages en ricochet, ou par des instruments coudés, d'un maniement difficile, ou encore par des procédés opératoires ayant pour but de modifier complètement les dispositions anatomiques de l'oreille, de telle sorte qu'aucune de ses anfractuosités ne puisse se dérober à nos moyens d'action.

Exploration au stylet. L'exploration par le lavage en ricochet que je viens de vous décrire sera utilement complétée par l'exploration au moyen du stylet.

Vous vous servirez, à cet effet, d'une tige d'argent coudée au voisinage de son manche, comme tous les instruments destinés à être maniés dans le conduit auditif.

La malléabilité de ce métal vous permettra de donner à l'extrémité de la sonde toutes les variétés de courbure et de direction réclamées par chaque cas particulier.

Grâce à cet instrument, vous pourrez apprécier la mobilité d'une végétation polypeuse ou d'un sequestre osseux, ou la friabilité d'un point osseux carié. Le même instrument introduit dans une fistule de la paroi postérieure du conduit permettra d'établir si ce trajet conduit dans une cavité mastoïdienne. Enfin, dans le cas d'une suppuration de l'étage supérieur de la caisse, avec ostéite destructive de sa paroi supérieure, ou tegmen, la sonde maniée avec douceur pourra parfois permettre au doigt de sentir que, sur une étendue variable, la résistance osseuse fait défaut et que vraisemblablement la dure-mère est dénudée sur une étendue correspondante.

Je crois vous avoir suffisamment montré par ce qui précède combien sont variables en siège et en étendue les lésions de la caisse et de ses dépendances qui entretiennent la persistance de la suppuration dans les otorrhées chroniques.

Je m'efforcerai d'établir dans la leçon suivante comment de ces variétés nettement reconnues par un examen méthodique découlent naturellement le pronostic et les indications thérapeutiques et opératoires de chaque cas donné.

LEÇON VIII

L'époque n'est pas lointaine où l'écoulement de pus par l'oreille était considéré par la majorité du public non médical et même par un certain nombre de médecins comme un phénomène salutaire, un *exutoire*, dont la suppression exposait le malade aux accidents les plus terribles. Ce préjugé n'a malheureusement pas encore complètement disparu. Il a conservé des racines profondes dans les classes peu éclairées de la société, et il vous arrivera sans doute plus d'une fois d'avoir à le combattre.

Péril vital inhérent à toute otorrhée rebelle. Nous savons au contraire aujourd'hui que l'otorrhée est l'expression symptomatique d'un danger permanent pour la vie de celui qui en est porteur, étant donnée la possibilité toujours à redouter de l'explosion d'accidents intra-crâniens dans le cours de toute otite moyenne suppurée.

C'est là un premier point qui domine la question de pronostic qui nous occupe.

Il n'existe pas au même degré dans les diverses formes. Mais, je me hâte de l'ajouter : l'expérience nous a appris que cette éventualité est très inégalement à redouter suivant les diverses formes de la maladie, et surtout suivant les divers sièges de ses lésions.

D'autre part, l'otorrhée chronique ne présente aucune tendance à la guérison spontanée. Elle demande à être traitée, et la guérison obtenue dans certains cas par des moyens fort simples, se heurte, dans d'autres, à de grandes difficultés, réclamant pour sa réalisation des opérations plus ou moins étendues. Difficulté très variable de la guérison suivant les cas.

Enfin je ne dois pas omettre de vous dire que, bien que, dans la très grande majorité des cas, les circonstances qui influent, de la sorte, sur le pronostic soient d'ordre local, certaines causes générales telles que la tuberculose, la syphilis, le diabète, ou tout simplement de mauvaises conditions d'hygiène et d'alimentation peuvent exercer une influence marquée sur l'éternisation de la maladie, et que c'est là une considération qui mérite d'intervenir dans la réglementation du traitement. Influences d'ordre local et d'ordre général.

Mais, je ne saurais trop le répéter, l'importance de beaucoup la plus grande appartient au traitement local. Importance prédominante du traitement local.

Que de fois il vous arrivera de rencontrer, dans votre pratique, des sujets parfaitement bien constitués, n'ayant aucune tare, mais porteurs d'un écoulement d'oreille, datant de nombreuses années et dont l'examen de l'oreille vous expliquera immédiatement l'éternisation, en vous révélant, au fond du conduit, une simple fongosité qu'il vous suffira d'extraire pour obtenir une guérison complète en quelques jours ! tandis que dans d'autres cas, le même symptôme vous conduira à la constatation otoscopique de lésions osseuses dépassant les limites du cadre tympanique et réclamant une sérieuse intervention chirurgicale.

Dans ces deux exemples, la cause de la chronicité de l'écoulement était exclusivement locale et un traitement exclusivement local pouvait en avoir raison : mais seul l'examen otoscopique permet de fixer à Importance de l'examen otoscopique pour le pronostic et les indications du traitement.

l'avance les limites de l'intervention et de prévoir les difficultés très variables au prix desquelles ce résultat sera obtenu.

Je ne saurais donc trop insister sur la valeur considérable de l'examen du fond de l'oreille dans le classement de toutes ces otorrhées que les hasards de la pratique amènent devant nous et qui pour les observateurs superficiels, non initiés aux nuances de l'otologie, paraissent se ressembler les unes aux autres.

Ce terrain est assurément un de ceux où vous pourrez le plus utilement faire œuvre de spécialistes, en distinguant des différences ou même simplement des nuances de pronostic là où d'autres ne verraient que similitude, en pouvant annoncer, par exemple, que tel cas guérira vraisemblablement en quelques jours, après une simple cautérisation suivie de quelques tamponnements secs, tandis que, dans tel ou tel autre, la guérison ne pourra être obtenue qu'au prix de l'ablation d'un osselet carié, ou d'un curettage de la caisse remplie de fongosités, ou même après l'ouverture et le nettoyage des cavités antro-mastoïdiennes, alors que pourtant ni l'inspection ni la palpation de la région rétro-auriculaire ne permettent d'y constater aucune modification.

Divers types otoscopiques observés dans les otorrhées chroniques.
Je vous demande la permission de vous exposer avec quelques détails les diverses constatations otoscopiques sur lesquelles reposera le classement auquel je viens de faire allusion.

Je vous prie, d'autre part, de me pardonner le caractère un peu schématique que je crois devoir donner à cet exposé, en le condensant dans un certain nombre de types otoscopiques tranchés, dans le but de le rendre plus clair et plus frappant.

TYPE A. — *Perforation tympanique petite, non accom-*
pagnée de fongosités apparentes, et ne permettant pas
l'inspection de l'intérieur de la caisse.

Il s'agit d'une perforation communiquant avec la
grande cavité tympanique, ainsi que l'établit la production du bruit de perforation, lors de l'insufflation
d'air dans la trompe, mais le plus souvent mal placée,
(soit en haut et en avant, ou plus souvent en haut et
en arrière), au point de vue de l'écoulement du pus.

Dans le type en question, il s'agit souvent moins
d'une otite suppurée chronique, à proprement parler,
que d'une suppuration subaiguë, traînant en longueur,
soit par le fait de l'insuffisance de l'ouverture tympanique, soit par la défectuosité ou l'irrégularité du traitement local suivi. Souvent aussi dans ces otorrhées
tenaces, que n'explique la constatation d'aucune lésion
osseuse, l'éternisation de l'écoulement dépend, au
moins en partie, de mauvaises conditions constitution-
nelles. Aussi est-ce dans les cas de cet ordre qu'il est
le plus indiqué de se préoccuper de l'état général du
malade, et, notamment quand on a affaire à un sujet
ayant dépassé la période moyenne de la vie, de rechercher le sucre dans ses urines et, en cas de justification
de ce soupçon, de le soumettre à un régime alimentaire
rigoureux.

*Se préoccuper
de l'état général.*

Localement le traitement se bornera d'abord à assurer le facile écoulement du pus, en agrandissant la
perforation de haut en bas, après quoi la caisse sera
régulièrement nettoyée, une ou deux fois par jour, au
moyen d'irrigations d'eau boriquée ou mieux d'eau
oxygénée, pratiquées, soit par le conduit, soit par la
sonde introduite dans la trompe d'Eustache.

*Assurer le
facile écoule-
ment du pus.*

*Irrigations
d'eau boriquée
ou oxygénée.*

Dans l'intervalle des lavages une mèche de gaze stérilisée introduite profondément dans le conduit, jusqu'au niveau de la perforation, et même jusqu'à travers
elle, si elle a été suffisamment élargie, assurera, à la
façon d'une mèche de lampe, l'élimination ininterrompue de la suppuration hors de la caisse.

Inconvénients
des insufflations
de poudre quand
la perforation
est très petite

Comme nombre de mes collègues, je suis peu partisan de l'emploi de poudres antiseptiques en insufflation
(acide borique, salol...) dans ces cas à petite perforation, les faibles dimension de cette dernière ne
permettant pas au médicament pulvérisé de se répandre
dans l'intérieur de la caisse et pouvant, en revanche,
occasionner l'occlusion mécanique de la perforation
par quelque agglomérat de la substance insufflée.

Cautérisations
légères.

En cas d'insuccès de ces moyens il sera indiqué de
recourir à quelques cautérisations légères, consistant à
instiller dans le fond de l'oreille, la tête étant complètement inclinée vers le côté opposé, quelques gouttes
d'une solution de nitrate d'argent ou de chlorure de
zinc au 20° ou au 30°. Ces cautérisations seront renouvelées 2 ou 3 fois par semaine, et pourront accélérer
la guérison, dans les cas où il n'existe encore que des
lésions peu profondes de la muqueuse tympanique, et
lorsque l'antre ne participe pas à la suppuration.

2° Type
Perforation
large. — Fongo-
sités accessibles
par le conduit.

TYPE B. — *Large perforation tympanique accompagnée
de lésions fongueuses accessibles par le conduit.*

Ainsi que je vous l'ai dit plus haut, les lésions fon-

Aspects divers
des fongosités.

gueuses en question se présentent sous des aspects très
divers : tantôt c'est un vaste polype remplissant plus
ou moins complètement le conduit, tantôt une ou plusieurs granulations plus ou moins pédiculées, appen-
dues sur les bords de la perforation, ou visibles à travers

cette dernière, et alors implantées sur la paroi profonde ou le plancher de la caisse, ou bien descendant de la région de l'aditus ; ou bien enfin le tissu fongueux, au lieu d'affecter la disposition pédiculée, forme une couche continue, de couleur rouge, ou lie de vin, dont la perforation tympanique laisse apercevoir une étendue variable, et saignant au contact du stylet, tout comme les végétations de même nature.

Quel que soit celui de ces divers aspects sous lequel se présente la lésion en question, on ne doit pas, en pareil cas, attendre la guérison du drainage simple, comme on pouvait l'espérer en face du type précédent. Il faut en effet préalablement détruire ce tissu fongueux à l'existence duquel est liée la ténacité de la suppuration, puisqu'il n'a aucune tendance à la disparition spontanée. *Nécessité de détruire le tissu fongueux.*

Cette destruction une fois réalisée par un moyen quelconque, le drainage pourra entrer utilement en jeu et fera souvent rapidement merveille.

Les moyens à employer pour la destruction du tissu fongueux varieront suivant la forme sous laquelle se présente ce dernier. *Procédés divers pour opérer cette destruction.*

Une irrigation pratiquée avec force dans le conduit suffit souvent à déterminer l'expulsion des fongosités pédiculées. Pour peu que le polype soit volumineux, s'il a résisté au moyen précédent, on se servira de préférence d'un serre-nœud armé d'une anse de fil de fer malléable, pour en pratiquer l'extraction. Seulement cet instrument respecte toujours la base d'implantation qu'il importe de détruire, après coup, soit au moyen d'une curette fine, soit à l'aide du galvano-cautère, ou d'un caustique, de préférence le chlorure de zinc en solution suffisamment forte (1 pour 5), ou l'acide chronique en cristaux que l'on fait fondre sous forme d'une perle adhérente à l'extrémité d'un stylet. *Irrigations fortes.* *Serre-nœud* *Cautère ou caustiques.*

Curette.   L'emploi de la curette montée sur un manche coudé
à angle obtus, ou en baïonnette, convient tout particulièrement aux petites fongosités ou au tissu fongueux
disposé en nappe étendue. Mais il demande à être précédé d'une anesthésie locale, d'ailleurs très facilement
réalisée par l'instillation et le séjour, pendant dix minutes au moins, dans le conduit, de quelques gouttes
d'une solution de chlorhydrate de cocaïne à 20/00
préalablement chauffée, cette élévation de la température rendant le médicament plus efficace.

S'agit-il d'une fongosité isolée, elle pourra être déta-
chée d'un seul coup de curette ; si au contraire on a
affaire à une seule nappe fongueuse, étendue, on se
livrera à un véritable grattage de la surface suspecte, en
s'aidant d'abord de la vue, puis, quand le sang commence à affiner, en s'en rapportant surtout à la sensation tactile, qui indique s'il n'y a plus de tissu mou,
interposé entre la surface osseuse et l'instrument. Le
curettage est suivi d'une injection avec de l'eau bien
chaude destinée à arrêter l'écoulement du sang et à
expulser les fragments de fongosités détachées ; après
quoi, l'on étanche l'eau résiduale avec de l'ouate, puis
on cautérise toute la surface curettée avec un tampon
imprégné d'une solution de chlorure de zinc à 1 pour 5
ou pour 10.

On saupoudre alors la caisse avec de l'iodoforme et
on la tamponne à fond avec de la gaze iodoformée qui
est laissée en place 48 heures.

Quand on aura affaire, moins à des fongosités pédiculées ou isolées, qu'à une transformation fongueuse et
étendue de la muqueuse de la caisse, on pourra, avant
de recourir à la curette, tenter d'emblée l'effet du chlorure de zinc. Enfin, quand les granulations fongueuses
seront de petites dimensions, on pourra fort bien en

réaliser la destruction par l'emploi de l'acide chromique en cristaux ou du galvano-cautère, sous forme d'une tige de platine à extrémité aplatie. Mais je vous avouerai préférer pour mon compte l'emploi des petites curettes dont l'action me paraît plus radicale, en même temps que plus facile à limiter. Il va sans dire qu'une prudence toute spéciale est de règle quand on pratique le curettage de la caisse au voisinage du coude du facial, et qu'il sera bon de confier à un aide le soin de surveiller le visage de l'opéré, afin d'y surprendre la moindre contraction musculaire indiquant un contact entre l'instrument et le nerf. Du reste on acquiert vite, après quelques séances opératoires de ce genre, une légèreté de main spéciale pour le maniement de la curette, au fond du conduit, et cet instrument donne, entre des doigts exercés, de merveilleux résultats difficiles à obtenir par d'autres moyens.

A partir du moment où la destruction du tissu fongueux a été obtenue par l'un des moyens que je viens de vous indiquer, le traitement consécutif doit se borner à un drainage ou à un étanchement ininterrompu du foyer au moyen d'une longue mèche de gaze absorbante. *Emploi des tamponnements secs après destruction des fongosités.*

J'emploie la gaze iodoformée immédiatement après le curettage et la cautérisation, puis, dès le pansement suivant, je la remplace par la gaze au traumatol qui n'a pas l'odeur désagréable ni les effets irritants de l'iodoforme sur la peau.

Après que la gaze du pansement précédent a été enlevée, on doit trouver le fond du conduit et la caisse aperçue à travers la perforation parfaitement étanche, sinon, c'est que la gaze n'a pas été introduite suffisamment à fond ou que la fréquence des pansements n'est pas suffisante.

Avant d'introduire une nouvelle mèche de gaze, il sera bon de baigner le foyer pendant quelques minutes avec petite quantité d'eau oxygénée préalablement tiédie, puis de le saupoudrer avec de la poudre fine d'acide borique.

Quant à l'introduction de la mèche, je ne crains pas de vous répéter encore qu'elle doit être poussée jusque dans la caisse. Pour cela, on se servira d'une mince pince coudée, tandis que, de la main gauche, on soulèvera le pavillon de l'oreille pour maintenir le conduit élargi. En outre, on suivra la manœuvre *de visû*, en s'éclairant avec le miroir frontal. D'ailleurs, pour cette manœuvre comme pour le curettage, on arrive promptement à se guider surtout sur la sensation tactile qui indique nettement que la pointe de la pince coiffée de la mèche de gaze a atteint le fond de la caisse.

Telle est la méthode dite des *tamponnements secs* de la caisse. Je la tiens pour excellente quand elle est pratiquée régulièrement par une main exercée.

Indices de guérison.

Quand on a acquis quelque expérience dans ce mode de traitement, on arrive à saisir, à une série de partienlarités en apparence insignifiantes, les progrès de la guérison.

Quelques jours après le curettage, la surface osseuse grattée se recouvre de granulations de bonne nature, d'une teinte rouge vif, siège d'une sécrétion purulente modérée.

Dans les débuts de la pratique, on s'imagine à tort devoir en réprimer la formation au moyen de caustiques divers. Je dis : à tort, car, en réalité, ces granulations préparent le développement d'un tissu cicatriciel blanchâtre qui peu à peu tend à se substituer à elles. En même temps, on note que, d'un jour à l'autre, diminue la longueur de gaze imprégnée de pus. Enfin vient un jour où le malade accuse quelques démangeaisons dans le conduit. En cherchant à retirer la mèche de gaze, on constate qu'elle adhère au fond du conduit et ne s'en détache qu'en produisant une crépitation particulière. Ce jour-là, on peut se flatter que la guérison est proche, sinon complètement réalisée. On retrouve en effet dans la caisse la plus grande partie de la poudre boriquée insufflée la veille et que la minime proportion de pus sécrétée a été insuffisante pour dissoudre. On peut dès lors espacer de plus en plus les pansements, et quand enfin on est arrivé à ce résultat, que, après un intervalle de cinq jours, la gaze extraite de l'oreille se montre sèche, et que la poudre d'acide borique provenant du pansement précédent est encore trouvée intacte, on peut considérer la guérison comme complète.

Mais cette marche favorable n'est pas toujours observée. Il n'est pas rare au contraire que, malgré un curettage complet de toutes les parties fongueuses accessibles par le fond du conduit, et malgré un drainage consécutif régulièrement exécuté, la suppuration persiste non diminuée, présentant parfois une fétidité marquée qui indique nettement que ni le drainage ni les lavages n'atteignent la totalité du foyer. Il se peut, dans les mêmes conditions, qu'on assiste à la reproduction de masses polypeuses ayant leur insertion au delà des limites de la région de la caisse accessible par le conduit et ayant, de ce fait, échappé au premier curettage. La situation est alors la même que dans les deux cas correspondant aux deux types suivants que nous allons maintenant étudier.

Signes d'insuccès du traitement.

TYPE C. — *Large perforation tympanique accompagnée de formations fongueuses qui ne sont que partiellement visibles et accessibles par le conduit.*

3ᵉ Type. Large perforation avec fongosités incomplètement accessibles par le conduit.

Les fongosités de la caisse coexistant avec la suppura-

Implantation diverse des fongosités. tion chronique, qu'elles entretiennent d'ailleurs, peuvent occuper des sièges très inégalement favorables pour le nettoyage radical. Rien n'est plus simple que de les extraire quand elles occupent soit les bords de la perforation, soit la région moyenne du fond de la caisse, soit la partie inférieure. du marteau atteint d'ostéite.

Leur implantation sur le plancher de la caisse présente déjà certaines difficultés pour l'extraction, en raison de la différence de niveau existant entre ce plancher et la paroi inférieure du conduit auditif. Là pourtant on peut encore les atteindre à l'aide de curettes coudées presque à angle droit, à quelques millimètres de leur extrémité, et auxquelles on fait exécuter des mouvements de demi-rotation, derrière le ressaut de l'extrémité du plancher du conduit.

On aura soin, lors des tamponnements consécutifs, de tasser soigneusement la première partie de la mèche de gaze de haut en bas dans cette même anfractuosité pour y prévenir la rétention du pus et la reproduction du tissu fongueux.

Mais ce n'est pas de ce côté que vous attendent les plus sérieuses difficultés. Vous savez en effet que c'est en haut vers l'attique, et en haut et èn arrière vers l'antre que la cavité de l'oreille moyenne dépasse le plus les limites du cadre tympanal. Or ces prolongements de la caisse ne participent que trop fréquemment à ses processus suppuratifs, et il se peut que des fongosités nées sur leurs parois atteintes d'ostéite se frayent une voie jusque dans l'étage inférieur, visible par le conduit.

Quand vous constatez, à l'otoscopie, une de ces végétations fongueuses, dont la racine se perd au delà de la limite supérieure de la perforation, la question qui se pose à vous et à laquelle se trouvent liés et le pronostic et les indications opératoires, est celle de savoir si la fongosité en question peut être ou non extraite en totalité par le conduit.

Avant de renoncer à obtenir ce résultat on se sera placé dans les meilleures conditions de succès, en faisant précéder la séance opératoire d'une cocaïnisation suffisante de la région, et en employant de petites curettes coudées au voisinage de leur extrémité, de telle sorte que leur partie tranchante puisse remonter le plus haut possible au-dessus du bord supérieur de la perforation ou en haut et en arrière, vers l'aditus.

Ce n'est que, plusieurs jours, ou plusieurs semaines après le curettage pratiqué avec les précautions que je viens de vous indiquer, que l'on pourra en apprécier le succès ou l'échec.

L'échec des tentatives de curettage par le conduit indique la nécessité d'opérations plus complexes.

Dans le premier cas, en effet, la destruction des fongosités aura été radicale et l'on assistera à la diminution progressive de la suppuration, tandis que, dans l'autre cas, celle-ci persistera, non modifiée, et l'on ne tardera pas à voir de nouvelles végétations apparaître et grossir, à partir de la limite supérieure de la perforation.

Dans ces conditions, les tentatives de curettage par le conduit ont révélé leur impuissance et force est de recourir à des procédés opératoires de nature à reculer les limites de nos moyens d'action sur le foyer suppuratif, tels que l'ablation des deux premiers osselets, quand le pus paraît provenir de l'attique, ou l'ouverture large de toutes les cavités de l'oreille moyenne, par voie rétro-auriculaire, suivant une des méthodes que j'aurai à vous décrire ultérieurement.

4ᵉ Type.

TYPE D. — *Perforation de la membrane de Schrapnell.*

Perforation de la membrane de Schrapnell.

Dans cette variété d'aspect otoscopique, le siège du foyer suppuratif est pour ainsi dire écrit au fond du conduit, sous forme d'une petite perforation située exactement au-dessus de la petite apophyse du marteau, intéressant la portion très limitée de la membrane tympanique connue sous le nom de membrane flaccide, à cause de son faible degré d'épaisseur et de résistance, ou sous le nom de membrane de Schrapnell, mais agrandie parfois par le fait de la destruction concomitante de la région contiguë de la marge osseuse, servant à l'insertion du tympan.

Caractère rebelle de cette variété de suppuration.

Les suppurations liées à cette lésion sont assez spéciales pour que je. croie devoir leur consacrer une leçon à part. Je me contente de vous dire aujourd'hui que, liées généralement à une ostéite fongueuse de la tête des deux premiers osselets ou de la paroi de leur logette, et rendues d'un drainage difficile par le fait de l'appareil ligamenteux compliqué qui relie ces osselets aux divers points de leur loge, elles représentent une des variétés d'otorrhée les plus rebelles, dont la guérison n'est le plus souvent obtenue qu'au prix de l'extraction de ces osselets, ou de la résection de la paroi externe de leur logette.

5ᵉ Type.

TYPE E. — *Large perforation tympanique, avec otorrhée persistante, non explicable par l'aspect de la partie accessible de la caisse.*

Large perforation, sans lésions de la partie visible de la caisse pouvant expliquer la persistance de la suppuration.

Ici le tympan largement perforé laisse voir une caisse dépourvue de toute production fongueuse, et tapissée par une membrane cicatricielle.

A chaque pansement, cette caisse sans lésion se montre remplie de pus. La source de ce dernier ne résidant pas dans l'étage inférieur, le seul visible de la caisse, doit être soupçonnée ailleurs, c'est-à-dire dans l'attique ou dans l'antre, ou plutôt disons : dans la cavité attico-antrale, car je ne saurais trop vous répéter que l'une de ces cavités est le prolongement de l'antre, en sorte qu'elles sont le plus souvent pathologiquement solidaires l'une de l'autre.

Le pus ne peut provenir alors que des parties non visibles de l'oreille moyenne.

Le lavage explorateur au moyen de la canule de Hartmann sera le meilleur moyen de confirmer ce soupçon. Il suffira, après avoir bien étanché la partie visible de la caisse, d'envoyer par ricochet un jet de liquide dans la direction de l'aditus, après avoir insinué l'instrument sous le bord postéro-supérieur de la perforation, pour déterminer l'expulsion de produits pathologiques : pus en flocons ou en grumeaux, lamelles nacrées, fragments de polypes détachés par le choc du liquide, ne permettant aucun doute sur le siège et la nature des lésions.

Services rendus alors par la canule de Hartmann.

Cette première épreuve pourra être suivie d'une exploration de la même région au moyen d'un stylet recourbé et boutonné à son extrémité, en vue de rechercher l'existence d'une substance osseuse cariée ou nécrosée, ou d'une perforation de la paroi tympanique supérieure, ou tegmen. Mais ce genre d'investigation, toujours douloureux et moins probant dans ses résultats que le précédent, n'est exempt de danger qu'à la condition d'être pratiqué par une main exercée.

Exploration au stylet.

Il n'est pas rare, dans cette variété d'otorrhée, que la suppuration de l'antre mastoïdien ait abouti à la production d'un trajet fistuleux, soit au niveau de sa paroi externe, soit au niveau de sa paroi antérieure, c'est-à-dire de la paroi postérieure du conduit auditif. Dans ce

Fistule mastoïdienne externe ou antérieure.

dernier cas, l'exploration du trajet découvert à l'otoscopie, soit à l'aide du stylet, soit au moyen de la canule
de Hartmann lèvera toute espèce de doute.

Je reviendrai d'ailleurs sur ce sujet dans la leçon
que je compte consacrer à la question des mastoïdites
chroniques. Qu'il me suffise de vous dire aujourd'hui
que la démonstration du siège du foyer suppuratif
dans la cavité attico-antrale entraîne d'une façon absolue l'indication de l'ouverture chirurgicale et du curettage de cette cavité par voie rétro-auriculaire.

Indications opératoires résultant de la constatation de l'origine attico-antrale de la suppuration.

Il ressort de ce qui précède que le pronostic d'un cas
donné d'otorrhée chronique varie de gravité en proportion des indications opératoires plus ou moins
sérieuses qu'elle entraîne, suivant que la suppuration
qui la caractérise trouve, ou non, son explication dans
la constatation de lésions limitées, ou non, à la région
de la caisse accessible par le conduit à notre œil et à
nos instruments.

Importance du siège des lésions au Point de vue du pronostic et des indications opératoires.

On peut donc dire que, dans cette question du pronostic de l'otorrhée, l'importance du *siège* des lésions
est dominante.

Mais, à côté du siège des lésions il y a lieu, aussi au
même point de vue, de tenir compte de leur nature. Si
la fongosité représente la lésion la plus habituelle de
l'ostéite liée à la persistance de l'otorrhée, elle n'est pas
la seule, et surtout elle n'est pas la plus grave.

Importance de la nature des lésions.

Gravité spéciale du cholestéatome.

J'aurai à vous entretenir ultérieurement, dans une
leçon spéciale, d'un produit pathologique tout parti-
enlier n'ayant pas son pareil dans les processus suppuratifs dont les autres organes peuvent être le siège, et
caractérisé par des amas de lamelles épidermiques im-
briquées, présentant un reflet nacré spécial, et auxquelles
la présence de cristaux de cholestéarine au milieu de leurs
éléments constituants a valu le nom de cholestéatome.

J'aurai l'occasion de vous montrer combien la constatation de pareils produits dans les cavités d'une oreille suppurante aggrave le pronostic de l'otorrhée, d'une part, en raison de leur tendance à se reformer, malgré les curettages les plus minutieux de la paroi osseuse, d'autre part, et surtout, par suite du travail insidieux de destruction ulcéreuse qu'ils semblent provoquer sur les parois osseuses qui leur sont contiguës, et qui amène, à un moment donné, la dénudation, puis l'infection des enveloppes membraneuses de l'encéphale.

Malgré la part considérable, dominante, que j'ai cru devoir faire à l'élément local de la maladie, dans cette description du pronostic des otorrhées et de leurs indications thérapeutiques, je ne dois pas omettre de vous rappeler le rôle important que joue, dans certains cas, l'état général, dans l'éternisation de la suppuration. Il va de soi que les tuberculeux, les diabétiques réclament une hygiène et un régime particuliers. Ne voir chez ces malades que les lésions de la caisse du tympan serait faire preuve d'une singulière étroitesse de vues. Mais, même chez les sujets moins profondément atteints dans leur constitution, notamment chez les enfants lymphatiques, chez les sujets nerveux, anémiques, à fonctions digestives languissantes, après avoir fait localement le nécessaire, au point de vue opératoire, on abrégera souvent singulièrement la durée du travail de réparation à la faveur d'un séjour de quelques semaines au bord de la mer, en prenant toutefois les mesures nécessaires pour que, dans cette résidence, les pansements nécessités encore par l'oreille continuent d'être exécutés méthodiquement et régulièrement.

Une dernière remarque : il importe de ne pas perdre de vue que le jour où la suppuration de la caisse se

Importance relative de l'état général.

Il doit être pris en considération dans le traitement.

Précautions à prendre, une fois la suppuration tarie, pour en prévenir le retour.

montre tarie, la guérison obtenue n'est que relative, en ce sens que le tympan restant le plus souvent plus ou moins largement perforé, l'oreille demeure, de ce fait, beaucoup plus exposée que dans les conditions normales aux infections extérieures.

Aussi compléterez-vous votre tâche, en pareil cas, par quelques conseils d'hygiène locale, et notamment en avertissant les malades que toute pénétration d'eau impure dans leur oreille les expose au retour de l'otorrhée. C'est principalement à la suite de l'immersion de la tête dans l'eau, pendant les bains de mer ou d'eau douce, que cette réinfection de l'oreille a chance de se produire. D'où l'indication de recommander aux malades de s'abstenir de tout plongeon, au moins sans avoir pris la précaution préalable de se tamponner le conduit avec du coton non hydrophile.

LEÇON IX

DES SUPPURATIONS DE LA CAVITÉ DE SCHRAPNELL

Parmi les nombreuses variétés d'otorrhée chronique, Coup d'œil général sur la variété d'otorrhée en question. il en est une qui, en raison de ses particularités de siège, d'allures cliniques et de pronostic, m'a paru mériter une description à part, à la suite de l'étude générale que je viens de consacrer aux suppurations de l'oreille moyenne ; il s'agit des otorrhées ayant leur source dans l'étage supérieur de la caisse, au niveau de la logette des osselets et s'écoulant dans le conduit à travers une perforation de cette région limitée de la membrane du tympan connue sous le nom de membrane flaccide ou membrane de Schrapnell.

Voici tout d'abord, en quelques traits, la physionomie clinique sous laquelle la maladie se présentera à votre observation.

Parmi les sujets atteints de cette variété d'otite, les Variétés symptomatiques. uns viendront réclamer vos soins pour ce qu'ils appelleront un léger suintement de l'oreille, persistant depuis des années et présentant une fétidité prononcée malgré des lavages pratiqués régulièrement ; d'autres accuseront en outre des douleurs accompagnées d'une sensation de pesanteur dans la moitié correspondante de la tête et compliquées parfois de sensations vertigineuses. Dans d'autres cas, au contraire, l'otorrhée sera si peu abondante que le malade n'y prêtera pour ainsi dire

pas attention, et c'est à propos d'un examen otoscopique
provoqué par une circonstance quelconque que l'écoulement sera comme par hasard découvert par le spécialiste.

Résultats de
l'examen otosco-
pique.

Cet examen vous révélera des particularités très caractéristiques. Après une injection destinée à débarrasser
le fond du conduit de la petite quantité de pus qui s'y
est accumulée, vous serez d'abord fort surpris de trouver
la membrane tympanique intacte, quant à sa forme et
à sa coloration ; mais en y regardant de plus près, vous
découvrirez la lésion pathognomonique de l'otorrhée
spéciale que nous étudions, sous l'aspect d'une minuscule perforation n'occupant aucune des variétés de siège
que je vous ai décrites précédemment comme les plus
fréquentes, mais siégeant au-dessus de la petite apophyse du marteau, au niveau de la région spéciale de la
membrane connue sous le nom de membrane flaccide
ou membrane de Schrapnell. Quand la maladie est
reconnue à une époque relativement voisine de son
début, la perforation est de très petites dimensions,
occupant la partie antérieure de la membrane flaccide
et ne descendant pas tout à fait jusqu'à la petite apophyse du marteau. Lorsque, au contraire, l'otorrhée
remonte à un grand nombre d'années, le travail ulcératif a non seulement détruit la totalité de la membrane
flaccide, mais il a gagné le rebord osseux auquel s'attache la partie supérieure de la membrane et constituant
la paroi externe de la logette des osselets derrière
laquelle la tête de ces derniers se dérobe normalement
à notre investigation, lors de nos examens otoscopiques.
Il en résulte que, dans ces conditions anormales, il nous
est donné d'apercevoir sur le vivant une plus ou moins
grande partie des détails anatomiques de la cavité de
l'attique normalement interdits à nos regards ; non

seulement la tête du marteau et son articulation avec
l'enclume, mais aussi la niche de la fenêtre ovale et
parfois même la saillie faite au-dessus d'elle par l'aqueduc de Fallope.

Quelles que soient les dimensions de la perforation,
pour peu que la maladie soit de quelque durée et ait eu
le temps de se compliquer d'ostéite fongueuse des parois
et du contenu de l'attique, elle donne passage à une ou
plus souvent à plusieurs fongosités polypiformes appen-
dues en forme de grappe à la partie supérieure de la
membrane et dont le point d'implantation remonte
plus ou moins haut dans l'étage supérieur de la caisse.

Le lavage explorateur au moyen de la canule coudée   Résultats du
lavage en rico-
chet dans l'atti-
que.
de Hartmann, que je vous vantais dans ma précédente
leçon comme moyen de diagnostic, rend ici ses services
les plus signalés. Si vous introduisez en effet l'extrémité de cette canule. l'orifice en étant dirigé en haut. à
travers une de ces perforations, d'où semble suinter une
quantité insignifiante de pus, vous serez souvent surpris
de la proportion relativement considérable des déchets
pathologiques que vous verrez s'échapper de l'oreille.
sous l'action expulsive du liquide injecté : c'est d'abord
du pus et le plus souvent du pus en grumeaux et fétide,
double particularité dénotant qu'il a plus ou moins longtemps séjourné dans le foyer : ce sont en outre fréquemment des fragments de petites fongosités polypeuses, détachées par la force de projection du liquide :
enfin, autre signe de la rétention du pus dans le foyer
et des modifications consécutives des parois de ce der-
nier, ce sont des lamelles épidermiques nacrées. isolées   Fréquence du
cholestéatome.
ou agglomérées que je vous ai déjà décrites précédemment, d'une façon sommaire, sous le nom de
cholestéatomes. mais dont je compte vous entretenir
ultérieurement dans une leçon spéciale. Qu'il vous

suffise de savoir, pour aujourd'hui, que la localisation
de l'otorrhée qui nous occuper présente, au même titre
que l'antre mastoïdien, le siège de prédilection de ces
singuliers produits pathologiques. C'est après avoir

Examen oto-
scopique après le
lavage.

pratiqué ce nettoyage de la cavité suppurante et après
avoir détaché à la curette ou au serre-nœud les fongosités qui parfois en encombrent l'entrée, que vous
pourrez, par la vue aidée du stylet, en apprécier les
dimensions parfois considérables, que celles de la
perforation tympanique étaient loin de pouvoir vous
faire soupçonner. Vous rencontrerez même des cas
invétérés dans lesquels une énorme masse cholestéatomateuse occupe la place du marteau et de l'enclume
plus ou moins complètement détruits et se prolonge
jusque dans l'antre mastoïdien qui continue presque
directement en arrière la cavité de l'attique élargie par
le travail de raréfaction osseuse.

Rareté du
bruit de perfo-
ration lors de
l'insufflation
d'air dans la
trompe.

Si vous pratiquez une insufflation d'air dans la trompe
des malades de cette catégorie, vous n'obtiendrez pas,
dans la majorité des cas, de bruit de perforation, particularité qui s'explique par ce fait que le foyer ne communique que très imparfaitement avec l'étage inférieur
de la caisse et ne se trouve pas sur le trajet de l'air
lancé à travers la trompe.

Caractère va-
gue des commé-
moratifs.

Après avoir fait les constatations qui précèdent, si
vous interrogez les malades sur les causes apparentes
et la date du début de leur affection, vous n'obtiendrez
généralement d'eux, à ce sujet, que les renseignements
les plus vagues. La plupart en feront remonter le début
à leur enfance, mais sans pouvoir en préciser les conditions étiologiques.

Évolution
insidieuse.

Pour compléter ce tableau clinique, j'ajouterai,
qu'abandonnée à elle-même ou traitée suivant des pratiques empiriques telles que des injections lancées à

l'aveugle par le conduit, la variété d'otorrhée dont nous nous occupons, continuer d'évoluer insidieusement jusqu'au jour où, par suite d'un développement plus considérable des fongosités du foyer, ou par le fait d'une accumulation de masses cholestéatomateuses, le pus éprouvant des difficultés de plus en plus grandes à s'écouler au dehors, éclateront soit des accidents mastoïdiens, soit des signes d'infection intracrânienne. Ce dernier ordre de complications est tout particulièrement à redouter dans le cours de ces suppurations chroniques de l'étage supérieur de la caisse, étant donnée la minceur de la lamelle osseuse qui forme la paroi supérieure du foyer et seule le sépare de la dure-mère. Cet étroit voisinage explique déjà fort bien, par l'hypothèse fort plausible de poussées congestives transitoires des méninges, les crises de céphalalgie unilatérale, à allures migraineuses, auxquelles un certain nombre de ces malades se montrent sujets, et qui cessent d'ailleurs comme par enchantement dès que l'on vient de pratiquer un nettoyage de leur foyer à l'aide de la canule de Hartmann : mais si l'affection est négligée, un jour peut venir où, la fragile lamelle osseuse en question étant détruite par les progrès de l'ostéite, la dure-mère exposée directement à l'action des germes infectieux contenus dans le foyer finit par se laisser traverser par eux, éventualité redoutable, dont l'accomplissement se traduit cliniquement par un ensemble de symptômes caractéristiques auxquels je n'ai pas à m'arrêter aujourd'hui.

Fréquence relative des complications mastoïdiennes et intracrâniennes.

Crises de céphalalgie, leur cause.

Je viens de vous tracer sommairement les traits cliniques essentiels de l'otorrhée ayant son foyer dans l'étage supérieur de la caisse. J'ai hâte maintenant de

Considérations
anatomiques.

vous fournir des particularités de ce tableau clinique un ensemble d'explications basé sur l'anatomie de la région limitée où évoluent les suppurations en question.

Ces explications vous seront rendues plus claires par les deux schémas ci-joints (fig. 9) [1].

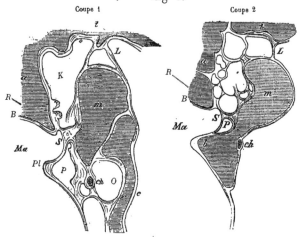

Coupe 1   Coupe 2

Fig. 9. — Coupes schématiques de la logette des osselets (d'après Schmiegelow). B. paroi supérieure du conduit auditif; a, paroi externe de la caisse; t. tegmen tympanique; Ma. conduit auditif externe; S. membrane flaccide de Schrapnell; m. tète du marteau; c. longue apophyse de l'enclume; L. ligament suspenseur du marteau; ch corde du tympan; P. Loge de Prussak; K. cavité de Kretschmann.

Tous deux représentent une coupe verticale transversale de la partie supérieure de la caisse, la première passant plus en arrière, au niveau de la grande branche de l'enclume (c), la seconde passant par la pointe de la petite apophyse du marteau)b).

Cette petite apophyse ne figure pas sur le schéma 1, où elle est remplacée par le pli (Pl) résultant du sou-

1. Empruntés à un article publié en 1891 par le docteur Schmiegelow (de Copenhague), dans le *Zeitschrift fur Ohrenheilkunde*.

lèvement de la membrane tympanique par l'apophyse en question.

En considérant ces deux schémas, vous serez tout d'abord frappés de la différence de niveau qui existe entre la paroi supérieure du conduit B et la paroi supérieure de la caisse ou tegmen t. C'est à cette différence de niveau que correspond la hauteur de l'attique ou étage supérieur de la caisse, désigné encore sous les noms de cavité de Schrapnell ou logette des osselets. Cette dernière dénomination est assez exacte, car vous remarquerez que la plus grande partie du marteau et de l'enclume se trouve dissimulée derrière le rebord R marquant la brusque terminaison de la paroi supérieure du conduit en dedans. Ce détail anatomique établit déjà l'impossibilité où nous nous trouvons, d'inspecter les foyers suppuratifs occupant cette région, sauf dans les cas exceptionnels où le rebord en question a été détruit par les progrès de l'ostéite, et celle d'y faire pénétrer d'autres instruments que des instruments coudés à leur extrémité, ni d'autres jets liquides que des jets lancés par ricochet. Vous noterez, d'autre part, combien la configuration interne de la cavité comprise entre la paroi osseuse a, en dehors, et les osselets en dedans se complique d'arrière en avant. Sur la coupe 1, en effet, entre le repli Pl. (qui marque la limite inférieure de la cavité de Schrapnell et renferme dans son épaisseur la corde du tympan ch.) et le ligament suspenseur du marteau L, nous ne trouvons qu'un cloisonnement cl, divisant la cavité en question en deux logettes de dimensions inégales, l'une supérieure et plus grande, dite cavité de Kretschmann (K), l'autre inférieure et plus petite P, représentant la cavité de Prussak. Vous constatez, au contraire, sur la coupe 2, que par suite de l'apparition d'un grand nombre de feuillets

étendus d'une paroi à l'autre et se subdivisant dans
tous les sens, la grande cavité primitive se trouve divisée,
à son tour, en une foule de logettes. Ces logettes communiquent les unes avec les autres, mais seulement par
l'intermédiaire d'orifices étroits, sujets à s'oblitérer facilement.

D'autre part, elles sont en communication, en
arrière, avec la cavité indivise figurée par la lettre O sur
la coupe I, et qui, elle-même, communique inférieurement, par un orifice étroit, avec l'étage inférieur de la
caisse, tandis qu'en arrière elle s'ouvre beaucoup plus
largement en face de l'orifice de l'antre mastoïdien, qui
représente véritablement son prolongement postérieur,
disposition qui explique parfaitement la solidarité
pathologique fréquente de ces deux cavités.

Quant à la petite cavité de Prussak, limitée en
dehors par la moitié inférieure de la membrane flaccide
et généralement indivise, elle s'ouvre en arrière dans
l'étage inférieur de la caisse, va se rétrécissant d'arrière
en avant, et se termine par un cul-de-sac étroit, un peu
en avant de la petite apophyse du marteau.

Je réclame votre indulgence pour les détails anatomiques un peu arides dans lesquels j'ai cru devoir
entrer. Vous allez voir qu'ils jettent un jour lumineux
sur l'étiologie et les particularités d'évolution des foyers
suppuratifs qui se développent dans cette région.

Début obscur
des suppurations
en question.

Je vous ai dit combien leur début est en général
obscur, la plupart des malades le faisant remonter à leur
enfance sans pouvoir en préciser la cause. Cette particularité étiologique a beaucoup frappé les otologistes, et

Théories re-
latives à leur
étiologie.

quelques-uns ont cru devoir en conclure à un mécanisme complètement différent pour le développement
des suppurations des deux étages de la caisse : tandis

que celles de l'étage inférieur reconnaissent presque toujours pour cause une infection d'origine pharyngo-tubaire, celles de l'attique tireraient leur origine d'une infection par la voie du conduit auditif, notamment à la suite d'une furonculose de cette région : effective-ment, disent les partisans de cette théorie, l'étage supé-rieur de l'attique ne se trouve pas sur le passage du courant d'air tubo-tympanique ; jamais, en cas de perfo-ration de la membrane de Schrapnell, on n'obtient, par une insufflation d'air dans la trompe, le bruit de perfo-ration. Enfin on n'observe pas de suppurations aiguës de Schrapnell, à la suite d'une des causes pharyngées banales, qui président presque toujours au développe-ment des otites moyennes aiguës habituelles. Mais pour-quoi l'étage supérieur de la caisse serait-il plus acces-sible à l'infection par le conduit que l'étage inférieur ? Un auteur allemand Walbe a prétendu expliquer l'infec-tion fréquente de l'attique par le conduit par l'hypo-thèse de la persistance, après la naissance, d'un fin pertuis, le foramen de Rivini, qui établirait une com-munication persistante, à travers la membrane de Schrapnell, entre l'attique et le conduit.

Infection par le conduit.

Théorie de Walbe.

Persistance du foramen de Rivini.

Schmiegelow (de Copenhague) a fait justice de cette théorie dans le remarquable article auquel j'ai fait allu-sion plus haut.

Faits de Schmiegelow établissant l'ori-gine pharyngo-tubaire de ces suppurations.

Tout d'abord, dans les nombreuses coupes de la membrane flaccide qu'il a pratiquées chez des nouveau-nés, il n'a jamais réussi à mettre en évidence l'existence d'un orifice normal.

Pour ce qui est du prétendu rôle infectant de la furonculose du conduit sur l'attique, à travers la mem-brane de Schrapnell, il fait observer que l'affection en question n'a jamais été observée au voisinage de cette membrane, et qu'elle ne saurait d'ailleurs se développer dans une région du conduit dépourvue de follicules pileux, et de glandes sébacées c'est-à-dire de la condition anatomique *sine quâ non* de la production furonculeuse !

Pour Schmiegelow, les suppurations de l'attique sont d'origine pharyngo-tubaire, tout comme celles de la partie inférieure de la caisse. Et ce n'est pas là une simple vue de son esprit. Il cite effectivement dans son article trois cas où il vit une suppuration aiguë de l'attique survenir une fois, dans le cours d'une grippe, une autre fois, à la suite de l'extraction de végétations adénoïdes, et la troisième fois, à la suite d'une douche d'air donnée dans le cours d'un coryza. D'autre part, chez un quatrième malade, la perforation de la membrane de Schrapnell coexistait avec les traces d'une perforation guérie de la partie inférieure de la membrane tympanique. Enfin, pour ce qui est du bruit de perforation, Schmiegelow fait remarquer qu'il était facilement obtenu chez le premier de ses malades. Bezold l'a obtenu 2 fois sur 7 cas ; Morpurgo 2 fois sur 11 cas. Le phénomène n'est donc pas aussi exceptionnel que certains auteurs l'ont prétendu.

Ces prémisses posées il nous sera facile de suivre l'auteur que je viens de citer dans le raisonnement sur lequel il a édifié sa théorie de l'étiologie des suppurations de Schrapnell, théorie, qui, je me hâte de l'ajouter, réunit aujourd'hui la majorité des suffrages.

Théorie de cet auteur. Toute suppuration aiguë de l'oreille moyenne, après avoir pris naissance à la suite d'une infection pharyngée, s'étend facilement à l'étage supérieur de la caisse, de même qu'elle peut se propager à son prolongement postérieur ou mastoïdien. Mais une fois installé dans les deux étages de la cavité tympanique, le processus suppuratif va y évoluer différemment. En effet, une fois la membrane tympanique perforée, le pus s'échappera facilement de l'étage inférieur, où il ne se trouve arrêté dans sa marche par aucun cloisonnement. Il n'en va pas de même dans les cavités de Schrapnell et notamment dans leur prolongement antérieur, dont je vous ai décrit la disposition aréolaire et les nombreuses logettes résultant du cloisonnement de plus en plus compliqué de la cavité primitive. A ce propos, l'auteur se livre à une très ingénieuse comparaison entre les cavités mastoïdiennes et celles de Schrapnell. D'après lui, l'antre pétreux, avec sa cavité simple à laquelle succède inférieurement la disposition compliquée des cellules mastoïdiennes, est assimilable à la cavité postérieure de Schrapnell à laquelle succède antérieurement l'intrication cloisonnée, aboutissant à la constitution d'une foule de logettes communiquant mal les unes avec les autres. Aussi, pour compléter la comparaison, propose-t-il la dénomination d'antre de Schrapnell pour la cavité postérieure, indivise, réservant celle de cellules de Schrapnell pour le système des petites cavités antérieures.

Si la rétention de pus dans cette région ne donne pas lieu aux mêmes phénomènes réactionnels et douloureux qu'à l'apophyse mastoïde, la raison en est, qu'au lieu de se trouver emprisonné, comme dans ce dernier cas, entre des parois osseuses inextensibles, le pus peut se faire jour à travers la membrane flaccide qui commence par se laisser distendre, puis finit par se perforer. Si cette perforation se produit le plus souvent au niveau de la partie antérieure de la membrane, cela tient, comme je vous l'ai dit, à ce que c'est en avant que les cavités de Schrapnell présentent leur maximum de complexité et réalisent par conséquent les meilleures conditions pour la rétention. Si, d'autre part, la perfo-

Analogie entre les cavités mastoïdiennes et de Schrapnell.

ration, au moins au début, siège habituellement un peu au-dessus de la petite apophyse du marteau, au lieu de confiner à elle, la raison en est que la cavité de Prussak immédiatement sus-jacente à cette apophyse se prête mal à la rétention purulente, par suite de la rareté de son cloisonnement et de sa directe communication avec la grande cavité tympanique en arrière.

Mécanisme de l'évolution ultérieure de l'affection.

Voilà donc la suppuration de Schrapnell constituée. Si l'on était appelé à la traiter à cette période initiale, elle ne résisterait vraisemblablement pas longtemps aux moyens rationnels dont nous disposons aujourd'hui pour favoriser l'écoulement du pus hors de cette région que nous pouvons facilement nettoyer par la méthode des lavages en ricochet.

Mais il n'en est pas le plus souvent ainsi : le malade prête peu d'attention au suintement insignifiant qui est, pendant des mois et des années, la seule manifestation symptomatique de ce foyer. Cependant, faute d'un traitement rationnel, le mal persiste et progresse.

Écoulement défectueux du pus.

De proche en proche l'infection s'étend d'une logette à une autre, et comme les communications de ces petites cavités, les unes avec les autres, sont plus propres à l'extension de l'infection qu'à l'écoulement du pus, celui-ci s'altère par le fait de la stagnation

Altérations osseuses.

et, devenant irritant pour les parois qu'il baigne, ne tarde pas à provoquer à son contact une ostéite fongueuse des osselets et de leur logette. De là des lésions destructives qui, d'une part, englobent le rebord osseux voisin de la membrane flaccide dans la perforation de cette dernière, et, d'autre part, traversant la tête des deux premiers osselets, ou leur articulation, ou leur ligament suspenseur, envahissent la région interne de leur logette primitivement respectée, tandis que les formations fongueuses exubérantes qui accompa-

gnent ce processus gênent de plus en plus l'écoulement
du pus et aggravent proportionnellement les phénomènes de rétention. Lorsque cet état de choses s'est   Apparition
prolongé pendant des années, un nouvel ordre de   cholestéatome.
lésions peut se surajouter aux précédentes, sous forme
de lamelles épidermiques nacrées qui, se desquamant
et s'accumulant les unes sur les autres, finissent par
former les masses dites cholestéatomateuses auxquelles
j'ai fait allusion plus haut. Le fait que ces produits
pathologiques particuliers sont presque exclusivement
rencontrés dans les cavités mastoïdiennes et dans celles
de Schrapnell justifie encore l'analogie anatomique et
pathologique proclamée par Schmiegelow entre ces
deux régions de l'oreille moyenne.

Je ne m'arrêterai pas à un long diagnostic différentiel   Diagnostic.
entre les suppurations de Schrapnell et les affections
qui pourraient la simuler. Les signes en sont effectivement assez caractéristiques pour qu'une semblable con-   Pourquoi l'af-
fusion ne soit guère possible ; mais comme ces signes   cilement inaper-
consistent, en somme, en une lésion de très minimes   çue.
dimensions, ce à quoi l'on est surtout exposé c'est à la
laisser passer inaperçue, faute d'un examen suffisamment attentif. Il est pourtant deux circonstances dans
lesquelles une erreur d'interprétation est possible.

Il arrive que des bouchons de cérumen et surtout
des bouchons épidermiques, après être demeurés longtemps en contact avec les parois du conduit, finissent
par déterminer, par le fait de la pression prolongée
qu'ils exercent sur certains points de ces parois, de
petites altérations fongueuses. La même lésion est
susceptible de se produire sur la membrane tympanique,   Myringite
sous forme d'une myringite fongueuse circonscrite, et   fongueuse.

notamment au niveau de la membrane flaccide. Il est évident que la constatation, après expulsion du bouchon cérumineux ou épidermique, d'une petite ulcération fongueuse, au-dessus de la petite apophyse du marteau, éveille immédiatement dans l'esprit l'idée d'une suppuration de Schrapnell, erreur qui pourra d'ailleurs être immédiatement réformée par l'exploration avec le stylet et la canule de Hartmann établissant l'absence d'une perforation, au niveau de la région suspecte. D'ailleurs on verra, les jours suivants, l'ulcération se cicatriser spontanément ou à la suite d'une cautérisation légère.

Confusion possible entre un cholestéatome et un bouchon cérumineux. Autre cause d'erreur en sens inverse : en inspectant le fond du conduit d'un sujet accusant un suintement purulent intermittent de l'oreille et des crises de céphalalgie, de pesanteur de tête et de vertige, il arrivera parfois que l'on constatera simplement la présence d'une petite masse cérumineuse appliquée sur la partie supérieure de la membrane tympanique.

Cette masse résistant aux lavages, si l'on cherche à la détacher avec l'extrémité d'un stylet, l'on découvre sous la croûte cérumineuse brunâtre une masse d'un blanc nacré, se prolongeant dans l'étage supérieur de la caisse, à travers la membrane de Schrapnell perforée. Souvent même cette perforation s'accompagne d'une destruction du rebord osseux supérieur contigu à la membrane. Si alors, glissant une canule de Hartmann sous la masse en question, jusque dans l'attique, on y lance une ou plusieurs injections, ou provoque l'expulsion d'un véritable cône de substance cholestéatomateuse qui par sa base recouverte d'une mince couche de cérumen occupait exactement l'entrée du foyer, tandis qu'il s'y enfonçait profondément par sa pointe. Cette expulsion une fois obtenue, l'on a toute facilité pour inspecter l'intérieur de la cavité pathologique, grâce à la destruction habituelle d'une partie de sa paroi osseuse externe, et l'on est surpris des dégâts étendus qui se dissimulaient sous l'aspect d'une simple petite masse de cérumen, au fond du conduit.

Ceci m'amène à vous parler de la gravité toute spéciale de la variété d'otite dont je viens de vous entretenir, ·gravité qui dérive surtout de son siège spécial et des particularités anatomiques de la région où elle évolue. Pronostic.

C'est effectivement le siège du foyer dans une loge cloisonnée en tous sens, en sorte que les meilleures conditions s'y trouvent réalisées pour la situation du pus, qui fait qu'il ne présente aucune tendance à la guérison spontanée ; c'est d'autre part sa situation, en quelque sorte, dissimulée derrière le rebord osseux formé par le prolongement de la paroi supérieure du conduit auditif, qui fait qu'il se soustrait facilement à nos regards et à nos moyens d'action ; enfin c'est encore par suite de leur siège spécial, au voisinage de la cavité crânienne, dont ils ne sont séparés que par une mince cloison osseuse, que ces foyers suppuratifs constituent pour ceux qui en sont porteurs un danger permanent de méningo-encéphalite, danger qui va s'accentuant, au fur et à mesure que s'accuse la destruction des parois osseuses, et qui atteint son maximum lorsque, le contenu normal de la logette des osselets étant remplacé par des agglomerats cholestéatomateux, et le tegmen ayant disparu en partie, la dure-mère se trouve directement en contact avec les germes infectieux du foyer. Caractère rebelle de la suppuration. Danger d'infection intra-crânienne.

Dans la prochaine leçon, je me propose de vous entretenir des ressources thérapeutiques, c'est-à-dire des manœuvres opératoires à diriger contre les suppurations de Schrapnell, manœuvres qui varieront nécessairement suivant la phase à laquelle le processus sera parvenu et qui seront d'autant plus laborieuses que les lésions seront elles-mêmes plus avancées.

LEÇON X

Les suppurations de Schrapnell se présentent à l'examen otoscopique avec des caractères objectifs variant suivant leur ancienneté et le degré atteint par les lésions. Les indications thérapeutiques variant nécessairement aussi suivant ces aspects différents, nous allons les envisager successivement.

> Indications du traitement variables suivant le degré des lésions.

A. — *Perforation petite, sans végétations fongueuses.*

Cet aspect appartient en général aux cas récents. Ici la principale et souvent la seule indication est de faciliter l'écoulement du pus et de maintenir le foyer aseptique dans la mesure du possible. Les faibles dimensions de l'ouverture du foyer rendant son tamponnement irréalisable, le seul moyen de remplir cette double indication est de pratiquer quotidiennement des lavages dans la cavité pathologique à l'aide de la canule de Hartmann dont l'orifice est maintenu dirigé en haut. Comme liquide à employer à cet usage je vous recommande soit les solutions concentrées d'acide borique, soit et de préférence l'eau oxygénée à 12 volumes. Dans les cas rares où la douche d'air s'accompagne de bruit de perfora-

> 1er Cas. Petite perforation ; pas de fongosités.

> Lavages avec la canule de Hartmann.

tion, on se servira en outre de ce moyen pour opérer le balayage de toute trace de pus hors du foyer. Après quoi, le fond du conduit sera étanché, puis, la tête étant inclinée vers l'épaule du côté opposé, on versera dans le conduit quelques gouttes de glycérine phéniquée, à 1/15 ou 1/30, que l'on fera facilement pénétrer dans le foyer, en ayant la précaution d'appliquer pendant quelques secondes le tragus sur l'entrée du conduit. Dans les cas favorables où la suppuration n'occupe encore que les premières logettes de Schrapnell, ces moyens très simples suffiront le plus souvent pour assurer en quelques semaines la disparition progressive de l'écoulement. Lorsque ce résultat tarde à se produire il sera indiqué de pratiquer de loin en loin quelques cautérisations légères du foyer au moyen d'une solution de chlorure de zinc à 1/20 ou 1/30, ou de nitrate d'argent à 1/10 ou 1/20, que l'on y fera pénétrer à l'aide de la canule de Hartmann adaptée à une petite seringue *ad hòc*.

Chaque cautérisation sera immédiatement suivie d'une injection d'eau simplement bouillie ou d'eau salée.

En cas d'échec de ces moyens, on se trouverait amené à recourir à l'une des interventions opératoires dont il sera question plus loin.

Cautérisations. — (marginal note)

B. — *Large perforation de Schrapnell sans fongosités.*

2° Cas. Large perforation sans fongosités. (marginal note)

Ici les dimensions de la perforation permettront d'appliquer au foyer la méthode des tamponnements si efficace, d'une façon générale, dans le traitement des otorrhées.

Après un lavage de la cavité pathologique au moyen

de la canule de Hartmann, un tampon d'ouate enroulé
à l'extrémité d'un stylet est introduit à travers la perforation, afin de bien sécher le foyer, puis, l'extrémité du
tube d'un insufflateur chargé de poudre d'acide borique
ou d'iodoforme étant glissée au fond du conduit, en
face de la perforation, on projette à l'intérieur de la
cavité une petite quantité de l'une ou l'autre de ces
poudres, suivant que le pus présentera ou non de la
fétidité. Pour compléter le pansement, il restera à
faire pénétrer dans le foyer, à travers la perforation,
soit un petit tampon allongé d'ouate hydrophile,
derrière lequel on en accumulera d'autres, au fond du
conduit, soit l'extrémité légèrement tordue, pour la
rendre effilée, d'une mince mèche de gaze. Cette introduction sera pratiquée sous le contrôle du miroir, cela
va sans dire, à l'aide d'une pince coudée, à extrémité fine.

Ces pansements seront renouvelés tous les jours,
après avoir été précédés ou non de lavages avec de l'eau
oxygénée, suivant l'abondance de la suppuration.

Au bout de quelques jours, la proportion du pus
diminuant, les pansements pourront être de plus en plus
espacés. On pourra considérer la guérison comme obtenue, quand on retirera sec le tampon d'ouate introduit
dans le foyer, trois jours auparavant.

C. — *Large perforation bordée de végétations*
fongueuses.

Dans ce cas, la méthode des tamponnements et des
insufflations de poudre à l'intérieur du foyer devra, pour
être efficace, être précédée d'une ablation, à l'aide d'une
curette fine, et après cocaïnisation, des petites fongosités insérées sur ses bords. Puis les surfaces saignantes
seront touchées avec un petit tampon d'ouate imprégné

*Après lavage
du foyer, insuf-
flations bori-
quées,*

*puis, tampon-
nements secs, à
travers la perfo-
ration.*

3ᵉ Cas.
Large perfora-
tion bordée de
fongosités.

Nécessité de
détruire d'abord
les fongosités.

d'une très forte (1/5) solution de chlorure de zinc. Immédiatement après cette cautérisation, j'ai l'habitude de
saupoudrer le foyer d'iodoforme et d'y appliquer un
tamponnement de gaze iodoformée que je laisse en
place 48 heures, et que je fais suivre d'insufflations
boriquées et de tamponnements à la gaze traumatolée.

D. — *Polypes fongueux à insertion profonde.*

4ᵉ Cas.
Polypes fon-
gueux à insertion
profonde.

Ici, il ne s'agit plus de petites fongosités insérées sur
les bords de la perforation ou sur le col du marteau,
mais de longs polypes symptomatiques d'une ostéite
fongueuse des parois de la logette des osselets ou de son
contenu, insérés dans les parties les plus profondes de
cette logette et dont nous n'apercevons, à travers la perforation de Schrapnell, que l'extrémité inférieure.

La meilleure preuve de leur insertion profonde c'est
qu'ils récidivent invariablement à la suite d'une extraction avec le serre-nœud qui ne peut évidemment en détacher que ce qui dépasse l'ouverture du foyer.

Curettage de
l'attique par le
conduit.

Avant de songer à une intervention plus compliquée,
il est indiqué de recourir tout d'abord, en pareil cas,
au curettage de l'intérieur du foyer qui, entre des doigts
exercés, peut donner des résultats inespérés.

Pour cela on commencera par insensibiliser la région
en maintenant pendant 10 minutes au moins, au fond
du conduit, quelques gouttes d'une solution de chlorhydrate de cocaïne à 1/3, préalablement chauffée la tête
du malade reposant par son côté opposé sur un oreiller.
Par des pressions exercées sur le tragus on force en
outre le liquide à pénétrer dans le foyer. Au bout du
délai indiqué, le fond du conduit est étanché, le malade
est mis en position d'examen otoscopique, la face étant
disposée de trois quarts fuyant par rapport à l'opéra-

teur et la tête solidement maintenue par un aide. On introduit alors, à travers la perforation, le long de la fongosité, une curette de largeur proportionnée à celle de la perforation et légèrement coudée au voisinage de son extrémité, afin de pouvoir remonter le plus haut possible dans le foyer. D'un seul coup la curette ramenée au dehors doit *cueillir* la plus grande partie, sinon la totalité de la fongosité. Immédiatement après, la curette est réintroduite dans le foyer et orientée successivement et systématiquement en divers sens, de façon à exercer son action dans toutes les directions.

Au cours de ces manœuvres délicates, la vue ne peut être évidemment d'aucun secours. Les renseignements fournis par le toucher sont les seuls qui guident l'opérateur. Du reste ce curettage doit être exécuté sans aucune violence, avec une grande légèreté de main, mais de telle sorte que les manœuvres de grattage, dans une certaine direction, ne soient abandonnées pour passer à une autre que lorsque la curette donne aux doigts une sensation de surface osseuse unie. Le curettage est suivi de l'injection d'eau oxygénée très chaude destinée à entraîner au dehors les débris curettés et à arrêter l'écoulement du sang. Le foyer est alors étanché, puis cantérisé à fond au moyen d'un petit tampon d'ouate monté sur un stylet légèrement coudé vers son extrémité et que l'on a trempé dans une solution forte de chlorure de zinc. Des mouvements tournants imprimés au manche du stylet permettront de mettre successivement le tampon au contact de tous les points de l'intérieur du foyer. Immédiatement après cette cautérisation, on pratique un nouveau lavage du foyer, pour calmer les douleurs souvent fort vives causées par elle, puis, comme dans le cas précédent, la cavité est saupoudrée d'iodoforme et tamponnée à fond avec de la gaze iodoformée.

Cautérisation consécutive.

Puis tamponnements secs.

De la persistance de la suppuration et surtout de la reproduction des fongosités, à la suite de cette intervention, on conclura naturellement à son insuccès et partant à l'impossibilité d'atteindre les limites extrêmes du foyer et la totalité des lésions sans une effraction opératoire préalable ayant pour résultat de rendre la cavité, suppurante plus accessible à nos moyens d'action.

4° Cas.
Cholestéatome.

D. — *Perforation de Schrapnell compliquée de chotestéatome.*

Nettoyage du foyer par l'injection en ricochet.

Ici la première indication qui s'impose est évidemment le nettoyage du foyer que l'on exécutera en général sans difficultés, au moyen de la canule de Hartmann et d'un jet puissant de liquide.

Lorsque à travers la perforation de Schrapnell, généralement large en pareil cas, on inspecte l'intérieur du

Aspect trompeur de guérison après ce lavage.

foyer, on en trouve habituellement la surface blanche, lisse et nette, et en dehors de l'expérience acquise par des faits semblables antérieurs, on serait tenté de croire que cet aspect est significatif d'une complète guérison et que les choses vont infiniment rester en cet état. Il n'en est malheureusement pas ainsi ; sous les lames nacrées qui tapissent les parois du foyer et qui lui donnent ce faux aspect de guérison se dissimulent trop souvent des fongosités qui continuent de sécréter du pus, et bientôt les lamelles en se détachant donneront lieu à de nouvelles agglomérations qu'il faudra recommencer

Nécessité d'un curettage et d'une cautérisation difficilement exécutables à fond sans une opération préliminaire.

à expulser.

Aussi ne doit-on pas s'en tenir à cette expulsion simple, et est-il indiqué de faire suivre le nettoyage du foyer d'un curettage général de la surface, suivi d'une cautérisation avec une forte solution de chlorure de

zinc. Mais même ces moyens se montrent en pareil cas
le plus souvent inefficaces, d'autant plus qu'il est de
règle que le processus occupe simultanément l'antre
mastoïdien et l'attique. ⌐

Aussi se trouvera-t-on généralement amené, en pareilles circonstances, à recourir à l'une des méthodes
opératoires dont nous disposons aujourd'hui pour reculer les limites de nos moyens d'action sur les formes
les plus rebelles des otorrhées chroniques.

Parmi ces méthodes, l'extraction des deux premiers
osselets doit être rationnellement décrite tout d'abord.
Elle marque en effet comme une première étape dans
la série des opérations de plus en plus sérieuses et étendues qui s'offrent à nous, dans notre marche vers la ·
conquête d'un résultat radical. C'est à elle qu'il est sage
de s'adresser, à titre de première tentative opératoire,
en dehors de certains signes établissant à l'avance son
inefficacité, comme dans le cas où l'on a acquis la certitude de la participation de l'antre à la suppuration des
cavités de Schrapnell.

Elle représente en effet le traumatisme le plus léger
pour le patient et, comme elle n'exige pas d'incision extérieure, ni souvent la narcose générale, on risque en la
proposant, moins que pour toute autre intervention, de
se heurter à la résistance des malades ou de leur entourage.

Il y a, il est vrai, la question de la fonction de l'audition que les gens peu experts en otologie pourraient
craindre de voir affaiblie par le fait de la disparition de
deux osselets, dont le rôle dans la transmission des vi-
brations sonores est indiscutable ; mais il est bien prouvé
aujourd'hui que, si ces osselets sont utiles à l'audition,
à l'état normal, ils la desservent plutôt, lorsqu'ils sont
immobilisés et altérés dans leur position et leur forme,

L'extraction
des osselets est
la première me-
sure opératoire
à tenter.

Cette opéra-
tion est plus sou-
vent favorable
que préjudicia-
ble à l'audition.

à la suite de processus inflammatoires prolongés, en sorte que, lorsque l'on se décide à les extirper, en vue de mettre un terme à une otorrhée rebelle, le malade se trouve bénéficier de cette mesure, aussi bien au point de vue de son audition, qu'au point de vue du but poursuivi.

Il résulte en effet d'une statistique publiée en 1891 par le Dr Ludewig (de Halle) que, sur un total de 28 opérations, on observa 9 fois une absence de modification de l'ouïe, 16 fois une amélioration de cette fonction, et 3 fois seulement une aggravation de la surdité.

Je me hâte d'ajouter que ma propre expérience m'a conduit à des conclusions absolument semblables.

Influence de cette opération sur la guérison de l'otorrhée.

Et maintenant, comment pouvons-nous nous expliquer l'influence si fréquemment favorable de cette opération dans le traitement des otorrhées limitées à l'attique ? Par une triple raison :

1° Par le fait de l'élimination de ces osselets qui, par leur participation habituelle à l'ostéite fongueuse développée autour d'eux, contribuent d'une façon active à entretenir la suppuration que l'on se propose de tarir ;

2° Par les facilités que l'on éprouve, une fois les osselets enlevés, à curetter les parois de leur logette, où leur présence gênait et limitait antérieurement le jeu des curettes ;

3° Par la transformation consécutive d'un foyer multiloculaire en une cavité suppurante unique et la simplification du drainage ultérieur.

Choix du mode d'anesthésie.

Une question assez délicate à résoudre est celle du choix du mode d'anesthésie à employer pour cette opération.

On ne doit pas se dissimuler, ni dissimuler au malade que l'anesthésie locale ne donnera le plus souvent ici qu'une insensibilité relative. Aussi me paraît-il rationnel de la réserver pour les adultes et, parmi eux, pour les sujets doués de sang-froid et d'endurance, ou pour lesquels la narcose générale se trouve contre-indiquée par le fait de quelque tare organique. L'anesthésie générale (chloroformisation ou éthérisa-tion) convient au contraire aux enfants, ainsi qu'aux sujets nerveux, impressionnables ou pusillanimes. Il ne saurait être question, dans tous les cas, de recourir pour cette opération, souvent longue et laborieuse, à l'em-ploi du bromure d'éthyle, qui, comme vous le savez, ne confère qu'une insensibilité fugace et ne saurait conve-nir, en conséquence, qu'aux interventions de courte durée.

Comme anesthésique local, vous aurez le choix entre les solutions fortes de chlorhydrate de cocaïne versées chaudes et laissées pendant 10 ou 15 minutes au fond du conduit, et le mélange de menthol, d'acide phénique, et de chlorhydrate de cocaïne conseillé par le Dr Bonain, de Brest, dont je vous ai parlé dans une précédente leçon.

En pareil cas, la perforation tympanique donne accès à l'agent anesthésique jusqu'à l'intérieur du foyer, mais le même système de cloisonnement multiple qui s'op-pose au facile drainage du pus, met aussi obstacle à la diffusion de l'agent en question ; aussi voit-on souvent la sensibilité reparaître à plusieurs reprises, au cours de l'opération, ce qui oblige à l'interrompre, pour pratiquer de nouvelles instillations de la solution anesthésique.

En cas d'emploi de l'anesthésie générale, le malade devra, cela va sans dire, être opéré couché, la tête étant maintenue légèrement relevée au moyen d'un coussin dur.

Position à donner au ma-lade.

L'anesthésie locale donne au contraire l'avantage de permettre d'opérer le patient assis, en position d'examen otoscopique, la tête étant fortement maintenue par un aide.

Un bon éclairage étant une importante condition de succès, on le réalisera pour le mieux, au moyen d'un photophore électrique frontal, ou d'une puissante source quelconque de lumière, pourvu qu'elle soit blanche, réfléchie sur le miroir frontal.

L'instrumentation opératoire est des plus simple :

1° Des spéculums d'oreille.

2° Des bistouris fins ou lancettes montés de préférence en baïonnette sur leur manche.

3° L'anneau tranchant de Delstanche pour la section du tendon du muscle du marteau.

4° Des pinces fines à articulation voisine de l'extrémité, destinées à saisir et à extraire cet osselet.

5° Des pinces coudées habituellement usitées pour les pansements d'oreille et destinées ici à étancher le fond du conduit, en y portant de petits tampons d'ouate.

6° Des curettes fines, de dimensions diverses, et diversement coudées ou courbées, au voisinage de leur partie tranchante (fig. 11).

7° Un petit crochet mousse, pour s'assurer au besoin de la mobilité du marteau.

8° Un petit bistouri latéral destiné à sectionner les adhérences possibles du manche du marteau au promontoire.

9° Le levier du Ludewig (fig. 10), consistant en une tige d'acier courbé à angle droit à son extrémité, suivant une longueur à peu près égale à celle de la paroi externe de la logette des osselets et destinée à l'extraction de l'enclume. Cet instrument est différemment conformé pour chaque oreille, la partie coudée décrivant une légère courbure dont la concavité doit regarder en arrière, vers l'enclume à extraire.

10° Enfin un stylet porte-ouate, dont l'extrémité est légèrement coudée de bas en haut, suivant un angle obtus sur une longueur à peu près égale à la hauteur de l'attique, de façon à pouvoir, après l'extraction des osselets, porter la solution de chlorure de zinc sur toute l'étendue des parois du foyer.

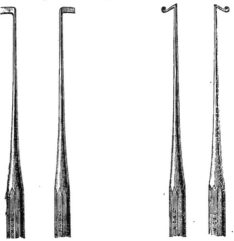

FIG. 10, — Crochet de Ludewig.   FIG. 11 — Petite curette coudée.

Cet arsenal sera complété : par de nombreux petits tampons d'onate hydrophile imprégnés d'une solution de formol à 1/1,000, puis étanchés et auxquels on aura donné une forme allongée ; par une solution de chlorure de zinc à 1/5 ou à 1/10 ; par de l'eau oxygénée à 40° de température ; par un insufflateur chargé de poudre d'iodoforme, enfin par des bandelettes de gaze iodoformée destinées au tamponnement post-opératoire.

Le marteau est normalement maintenu en place 1° par son adhérence à la membrane du tympan, 2° par l'attache du tendon de son muscle en arrière de son col. Or les deux premiers temps de l'opération consistent à rompre ces deux liens. En cas d'adhérence cicatricielle du manche de l'osselet ou promontoire, on aura à le libérer au moyen d'un crochet ou d'un petit bistouri à lame coudée latéralement. Ce sera là un temps supplémentaire, d'ailleurs exceptionnel.

Circoncision de la membrane tympanique, puis mobilisation du marteau.

Le premier temps de l'opération consiste donc à pratiquer la circoncision de la membrane, c'est-à-dire sa section le long de son insertion périphérique, en commençant au niveau de la perforation de Schrapnell, à laquelle l'instrument se trouve ramené, après avoir fait le tour du cadre d'insertion tympanique.

Hémostase, chemin faisant.

Si, cette section terminée, l'écoulement de sang gêne la vue, on pratique au fond du conduit une injection d'eau oxygénée très chaude, puis on y tasse plusieurs tampons d'ouate bien étanchée, qu'on laisse en place pendant une minute. Les tampons enlevés, on peut poursuivre l'opération, détacher avec l'une des pinces mentionnées précédemment, le lambeau flottant de la membrane, à moins qu'on puisse, au temps suivant, l'engager avec le manche du marteau dans l'anneau de Delstanche.

Emploi de l'anneau tranchant de Delstanche.

Cet excellent instrument me paraît avoir singulièrement simplifié la manœuvre de la mobilisation du premier osselet. Il consiste en une tige d'acier coudé à angle obtus sur un manche, à la façon des instruments destinés à être maniés dans le conduit auditif, et terminée à son extrémité libre par un petit anneau à bord supérieur tranchant. C'est dans cet anneau que l'on engage de bas en haut le manche du marteau libéré en partie par le premier temps de l'opération. Par le mouvement d'ascension de l'anneau, le long du manche de l'osselet, accompagné de petits mouvements de scie latéraux, on sectionne forcément le tendon du muscle du marteau que l'anneau rencontre sur sa route. En même temps, en faisant exécuter à l'instrument des mouvements de va-et-vient, dans un plan horizontal, on contribue à mobiliser l'osselet et l'on a la sensation du degré de mobilisation obtenu. Lorsque celui-ci paraît suffisant, on peut passer au 3° temps de l'opération : l'extraction du marteau.

Pour saisir l'osselet, quelques-uns de mes collègues se servent d'un serre-nœud pour polypes d'oreille monté avec un mince fil de laiton. Je vous avouerai n'en être nullement partisan, cet instrument ne donnant pas du tout au doigt la notion de degré de constriction exercée par le fil, d'où la section fréquente de l'appendice osseux et l'échec de l'opération.

Extraction du marteau.

Je préfère de beaucoup me servir d'une des deux pinces que je vous ai signalées dans la nomenclature instrumentale qui précède. La pince à articulation terminale notamment donne une force de constriction très suffisante pour que l'osselet ne puisse s'en échapper, et en même temps la largeur des mors n'expose guère à sa section.

Il est vrai que l'extrémité de l'instrument représente une masse assez volumineuse dont il est difficile de suivre les mouvements au fond d'un conduit étroit, mais j'ai acquis l'expérience qu'on peut très facilement opérer la capture de l'osselet à l'aveugle au moyen de cet instrument. Il suffit pour cela de l'introduire entr'ouvert au fond du conduit, l'écartement des mors correspondant à peu près à la largeur du conduit. Une fois les mors enfoncés jusque dans la caisse, si on les rapproche, elles rencontrent et saisissent forcément le manche du marteau. Une fois celui-ci saisi, avec quelque instrument que ce soit, il est une règle capitale que l'on devra observer sous peine de briser l'osselet que l'on se propose d'extraire. Elle consiste à ne pas chercher à opérer cette extraction en faisant basculer le manche du marteau de dedans en dehors, mais à *tirer directement sur l'osselet de haut en bas*. On obtient ainsi facilement la rupture de ses attaches à l'enclume et celle de son ligament suspenseur. On peut alors passer au temps suivant de l'opération qui est l'extraction de l'enclume.

Extraction de l'enclume.

Ce temps doit être forcément exécuté à l'aveugle, l'osselet en question se dissimulant plus ou moins complètement derrière le rebord osseux qui forme la paroi externe de la logette. A cet effet le levier de Ludewig est introduit jusque dans la caisse, sa partie coudée terminale étant dirigée verticalement en haut. On pousse alors celle-ci, de bas en haut, dans l'attique où elle disparaît, regardant par sa surface concave le 2ᵉ osselet à extraire. On fait alors exécuter au manche de l'instrument une série de mouvements de quart de rotation, de haut en bas et, en outre, de gauche à droite, pour l'oreille gauche, et de droite à gauche pour l'oreille droite, mouvements ayant pour effet d'abaisser sa partie coudée vers l'enclume et de détacher celle-ci. Ces mouvements doivent être exécutés avec douceur. Toute forte résistance osseuse rencontrée par l'instrument indique qu'il butte contre une saillie des parois de l'attique et qu'il y a lieu de le déplacer. Au contraire, la sensation tactile d'une surface osseuse cédant aux pressions de l'instrument révèle le contact de l'enclume.

En continuant ces mouvements on voit, à un moment donné, un petit corps blanchâtre dépasser le rebord de la paroi supérieure du conduit, puis descendre complètement dans la partie visible de la caisse. C'est l'enclume enfin libérée et délogée que l'on peut souvent amener au dehors, à l'extrémité du levier qui a servi à la détacher, ou dont on peut être forcé de demander l'extraction définitive soit à l'emploi d'une pince, soit à une irrigation lancée avec force dans la caisse.

Dès lors la tâche essentielle et en ˌmême temps la plus difficile se trouve accomplie ; mais l'opération ne donnerait pas tout ce qu'on peut lui demander si on la terminait à ce moment. Il est en effet tout indiqué de profiter, tant de l'état d'anesthésie dans lequel se trouve le malade, que de l'accès donné dans l'attique par l'absence des osselets, pour pratiquer un curettage minutieux de ses parois, au moyen de petites curettes coudées à angle droit ou à angle obtus, au voisinage de leur extrémité tranchante, et orientées de diverses façons, de façon qu'aucune partie du foyer n'échappe à leur action. Ce curettage devra être pratiqué avec une légèreté de main spéciale dans la région du nerf facial qui peut se trouver dénudé par le fait de l'action destructive de l'ostéite. Le foyer est ensuite irrigué avec de l'eau oxygénée, étanché de nouveau, puis badigeonné avec une solution forte de chlorure de zinc, au moyen d'un petit tampon monté sur un stylet coudé, au voisinage de son extrémité.

Curettage complémentaire de l'opération.

Cautérisation puis tamponnement sec.

Cela fait, on insuffle au fond du conduit de l'iodoforme finement pulvérisé, puis le foyer est tamponné avec une longue mèche de gaze iodoformée, dont on s'attache à faire pénétrer l'extrémité de bas en haut, dans l'attique, au moyen d'un stylet fourchu à son extrémité. Ce pansement complété par l'application d'un épais gâteau d'onate hydrophile pourra être laissé en place 2 ou 3 jours.

On augurera bien de ce fait, que la gaze retirée sera sans odeur et que l'on ne trouvera pas de pus en stagnation derrière elle. Les pansements ultérieurs seront renouvelés tous les jours ou tous les deux jours. Au bout de quelques jours, on pourra substituer à l'iodoforme et à la gaze iodoformée l'acide borique et la gaze au traumatol. On pourra en outre, de temps en temps, nettoyer le foyer par une injection d'eau oxygénée.

Soins et pansements consécutifs.

Signes
de guérison.

Environ huit jours après l'opération se montrent sur les surfaces osseuses grattées, des granulations qui, dans les cas favorables, disparaissent au bout de 3 ou 4 semaines, en faisant place à du tissu cicatriciel, d'un blanc brillant.

La guérison complète est obtenue dans un délai variant de 4 à 6 semaines après l'opération. On peut être assuré qu'elle est obtenue quand on retrouve, parfaitement sèche et légèrement adhérente au fond de la caisse, l'extrémité de la mèche de gaze introduite depuis 3 ou 4 jours dans le foyer.

Signes d'échec
opératoire.

Lorsque, au contraire, on voit, après un délai de plus de 6 semaines, la suppuration persister, non modifiée, lorsque, d'autre part, un lavage pratiqué vers l'aditus, au moyen de la canule de Hartmann, provoque l'expulsion de pus, et surtout de pus fétide et grumeleux ; quand enfin, par surcroît, on voit, plusieurs semaines après le curettage pratiqué dans l'attique, de nouvelles fongosités descendre de la région de l'aditus, on se trouve en face d'un faisceau de preuves établissant nettement que l'ostéite fongueuse s'étend au delà des limites accessibles aux instruments introduits par le conduit et occupe no-

Nécessité
d'une opération
plus étendue.

tamment la cavité de l'antre, et l'on sera amené à cette conclusion pratique, qu'en pareil cas, la guérison ne peut être obtenue qu'au prix d'une opération plus étendue, dont je vous donnerai ultérieurement la description, et qui permet, par une brèche pratiquée en arrière du conduit auditif, d'atteindre la totalité des parties malades.

LEÇON XI

LES MASTOÏDITES CHRONIQUES

Exceptionnellement, la région mastoïdienne peut être le siège d'un foyer osseux, suppuratif, fongueux, par le fait d'une infection venue du sang, et sans otorrhée préalable. Il s'agit généralement alors d'une lésion tuberculeuse, frappant l'os temporal au même titre que n'importe quel autre point du squelette.

Mais dans l'immense majorité des cas, la mastoïdite est liée pathogéniquement à une suppuration de l'oreille moyenne et le plus souvent à une suppuration d'origine tubaire, et alors elle peut être d'emblée chronique, ou bien, après avoir primitivement affecté des allures aiguës, elle passe secondairement à l'état chronique, soit par le fait du mauvais état général du sujet, soit à la suite d'un traitement local défectueux, notamment, lorsque, en présence d'accidents manifestes de rétention de pus dans l'antre, avec formation consécutive d'une collection purulente sous-périostée, au lieu d'ouvrir largement le foyer osseux, on s'est contenté d'inciser les parties molles, de telle sorte que l'on a simplement assuré l'écoulement du pus par une fistule qui n'aura aucune tendance à se fermer, puisque la source de la suppuration a été respectée.

Mais si la mastoïdite chronique est presque invaria-

La mastoïdite est presque toujours d'origine otique.

La chronicité s'établit d'emblée ou secondairement.

Causes de la chronicité.

Coexistence ou
non coexistence
d'une otorrhée.

blement liée à ses débuts à une suppuration de la caisse, deux cas distincts peuvent se présenter, lorsque nous sommes appelés à la traiter : ou bien la suppuration tympanique persiste, ou bien elle est tarie depuis un temps variable. Dans ce dernier cas, le pus antro-mastoïdien s'écoule au dehors par un trajet fistuleux ; dans le premier il s'écoule, soit exclusivement par l'aditus et la caisse, soit simultanément par cette voie et par une fistule.

Anatomie
pathologique.

Ainsi que je vous l'ai dit dans la précédente leçon, les lésions mastoïdiennes coïncident très fréquemment avec des lésions similaires de la caisse et surtout de son étage supérieur, qui est comme le prolongement antérieur de l'antre. Mais, considérées dans la région mastoïdienne même, ces lésions se montrent, tantôt limitées à l'antre, tantôt étendues à la presque totalité de l'apophyse.

Celle-ci peut être alors transformée en une vaste caverne suppurante dont la paroi n'est représentée que par une coque mince, facile à perforer.

Dans le cas contraire, par suite d'un travail d'hyperostose, le foyer est limité à un antre minuscule, logé à une grande profondeur, sous une couche épaisse d'os compact. Et ne croyez pas que ce soit là un moyen de protection pour la cavité crânienne et son contenu.

Danger
de l'hyperostose.

L'expérience a en effet montré que ce travail d'hyperostose, qui s'étend souvent au conduit auditif, en le rétrécissant considérablement, ne se retrouve pas au niveau de la mince lame osseuse qui forme la paroi supérieure de la cavité tympano-antrale, ni au niveau de sa paroi postérieure ou sigmoïde ; en sorte, qu'en cas d'obstruction de l'aditus, le pus, séparé par une énorme épaisseur de tissu compact de la surface extérieure de l'os, a, au contraire, toute facilité pour faire irruption sous la dure-mère de l'étage moyen du crâne, ou vers le sinus latéral.

Vous comprendrez donc que les fistules extérieures soient exceptionnelles dans ces cas de foyers étroits et profonds, enfouis sous une épaisse couche d'os éburné. Vous les rencontrerez fréquemment, au contraire, en cas de vastes cavernes mastoïdiennes suppurantes. Le plus habituellement la fistule siège au niveau de la face externe de la mastoïde, au voisinage de sa base, vers le lieu d'élection de son ouverture chirurgicale, beaucoup plus rarement elle traverse la paroi antérieure de l'antre, aboutissant à l'intérieur du conduit auditif. Enfin je vous rappelle que chez un de mes malades, dont je tiens le cas pour unique en son genre, jusqu'ici, le trajet fistuleux consécutif à une perforation de la paroi interne de la mastoïde, passait sous la face profonde du muscle sterno-cléido-mastoïdien et aboutissait à un orifice cutané situé derrière son bord postérieur, à plus de cinq centimètres de la pointe mastoïdienne.

En certains points, la paroi osseuse du foyer ayant été détruite par les progrès de l'ostéite, la dure-mère ou le sinus latéral peuvent se montrer dénudés et baignant dans le pus, sans que ce contact se soit manifesté par une symptomatologie spéciale. J'aurai l'occasion de revenir ultérieurement sur cette remarquable résistance que l'enveloppe la plus externe de l'endo-crâne peut ainsi opposer, et parfois pendant un temps fort long, aux germes infectieux.

Les lésions rencontrées à l'intérieur des foyers suppuratifs chroniques des cavités mastoïdiennes ne diffèrent pas de celles que je vous ai décrites à propos des suppurations chroniques des deux étages de la caisse.

Là aussi la surface interne se montre recouverte,

Marginal notes:
Fistules mastoïdiennes.

Leur siège variable.

1° Face externe.

2° Face antérieure.

3° Paroi interne de la pointe.

Dénudation latente de la dure mère.

Lésions à l'intérieur du foyer.

Fongosités.

tantôt de fongosités plus ou moins exubérantes, tantôt de ces lamelles nacrées, que je vous ai déjà décrites sommairement, sous le nom de lamelles choléostomateuses, comme marquant la lésion caractéristique. du stade le plus avancé du processus suppuratif intra-osseux, avec écoulement insuffisant du pus.

Ce dernier se présente exceptionnellement dans ces formes invétérées avec les caractères objectifs du pus dit *crémeux*. Il se montre au contraire : mal lié, chargé de grumeaux,. souvent fétide ; ou bien, épaissi par son mélange avec des débris pulvérulents de tissu osseux mortifié, il présente l'aspect d'une bouillie, d'un mortier remplissant les anfractuosités déclives du foyer et au milieu duquel baignent des séquestres mobiles, en voie de destruction moléculaire.

Dans les formes caractérisées par les productions épidermiques nacrées, le contenu du foyer diffère : il consiste en une masse d'un blanc nacré, de forme arrondie, souvent ovoïde, remplissant l'ensemble des cavités mastoïdiennes agrandies par le travail destructeur de l'ostéite et généralement fusionnées en une caverne unique. C'est particulièrement dans ces formes, où la présence du tissu cholestéatomateux semble exalter les tendances ulcératives de l'ostéite, qu'il est fréquent d'observer la dénudation de la dure-mère, au niveau du tegmen ou du sillon sigmoïde.

Cliniquement, la mastoïdite chronique suppurée se présente sous deux types distincts : la mastoïdite accompagnée d'une fistule et la mastoïdite sans fistule, ou mastoïdite latente. Nous allons en aborder successivement l'étude symptomatique.

Dans la majorité des cas, la fistule mastoïdienne, ainsi que je vous l'ai dit plus haut, occupe la face

Lamelles nacrées.

Caractères variables du pus.

Séquestres.

Cholestéatome.

Symptomatologie.

Mastoïdite avec fistule et mastoïdite latente.

Sièges variables de la fistule.

externe de l'apophyse, au niveau de sa base ; mais on peut la rencontrer siégeant plus en arrière, ou au niveau de la pointe.

Elle se présente sous l'aspect d'un orifice petit, rétracté, bordé extérieurement par un liséré de tégument violacé et en dedans par des fongosités saignant avec la plus grande facilité. De cet orifice suinte le pus, mal lié, grumeleux, souvent fétide, dont je vous ai parlé plus haut. Un stylet introduit dans ce trajet arrive facilement au contact de la surface osseuse, dénudée, résistante ou friable, appartenant à la paroi externe de l'apophyse ; puis pénétrant à travers l'orifice osseux qui résulte de la perforation de cette paroi, il se meut plus ou moins facilement dans la cavité osseuse pathologique, suivant les dimensions de celle-ci, en sorte que ces dernières peuvent être assez approximativement évaluées avant toute ouverture chirurgicale.

A l'intérieur de la caverne osseuse, le stylet pourra rencontrer, soit des fongosités, soit des séquestres mobiles, soit une certaine étendue de la dure-mère dénudée, et en transmettre au doigt l'impression tactile.

La sortie de l'instrument est généralement suivie de l'écoulement d'une quantité plus ou moins abondante de pus mélangé de sang.

En somme, rien de plus simple à diagnostiquer que ces lésions explorables à travers un orifice situé de façon à ne pouvoir être méconnu.

Il n'en est pas précisément de même lorsque la fistule occupe la paroi postérieure du conduit auditif et surtout quand elle siège profondément au voisinage de la membrane tympanique.

J'ai eu tout récemment l'occasion d'observer un cas de ce genre. Il s'agissait d'une dame diabétique âgée d'une cinquantaine d'années qui m'avait été adressée

Caractères objectifs.

Exploration au stylet.

Diagnostic difficile de la fistule antérieure.

comme atteinte d'otorrhée simple. Une première particularité frappa mon attention : l'insufflation d'air dans
la caisse ne s'accompagnait pas de bruit de perforation.
D'autre part, le fond du conduit était obstrué par une
fongosité implantée sur sa paroi postérieure. Après avoir
extrait cette granulation avec une curette, je constatai
l'intégrité du tympan et, à la place de la granulation, un
orifice fistuleux, d'où je vis du pus s'échapper en abondance. Je soupçonnai aussitôt une fistule mastoïdienne
antérieure.

En pareil cas, ce diagnostic est en général confirmé
par l'exploration du stylet permettant d'introduire
l'instrument jusque dans la cavité osseuse où il se meut
facilement, et aussi par l'exploration au moyen de la
canule de Hartmann, l'injection pratiquée directement
dans le foyer provoquant l'expulsion d'une quantité souvent considérable de pus, d'aspect et parfois d'odeur
caractéristiques.

Dans le cas de ma malade, je fus privé de ces renseignements complémentaires, par suite de l'étroitesse et
de l'obliquité du trajet osseux, mais les éléments de diagnostic dont je disposais m'ayant paru suffisants pour
proposer une intervention chirurgicale, j'eus, quelques
jours après, l'occasion de vérifier l'exactitude de l'opinion que j'avais émise. L'ouverture de la mastoïde me
montra effectivement la totalité de l'apophyse convertie
en une énorme caverne suppurante, d'où le pus ne
s'écoulait que par trop plein, à travers l'étroite perforation de sa paroi antérieure.

Déjà délicat, quand la perforation osseuse occupe
cette situation, le diagnostic devient tout à fait difficile
lorsque, consécutivement à une mastoïdite de Bezold
devenue chronique, elle siège au niveau de la face interne
ou inférieure de l'apophyse, le pus s'écoulant de là le

Diagnostic
plus difficile en-
core de la fistule
interne.

long d'un trajet profond, sous-jacent au muscle sterno-cléido-mastoïdien, pour aboutir à un orifice cutané, très éloigné de la région mastoïdienne, en sorte que la première idée qui vient à l'esprit est qu'il s'agit là de l'orifice fistuleux d'un abcès froid cervical, banal. Vous vous souvenez sans doute que, dans le cas du malade atteint de cette forme rare de mastoïdite chronique et dont je vous ai conté l'histoire dans ma leçon consacrée aux mastoïdites de Bezold, c'est la coexistence de la lésion cervicale avec une otorrhée ancienne qui me mit sur la voie du diagnostic et que ma conviction s'affirma, après l'exploration du trajet, à l'aide d'une sonde que je pus faire pénétrer de bas en haut, d'abord sous le muscle sterno-cléido-mastoïdien, puis jusqu'en dedans de l'apophyse.

Mais c'est dans le cas de mastoïdite chronique, sans trajet fistuleux établissant une communication directe du foyer avec l'extérieur, et en dehors de tout phénomène de rétention purulente, que le diagnostic présente son maximum de difficultés.

Diagnostic de la mastoïdite sans fistule.

Aussi le terme de *mastoïdite latente* me paraît-il convenir à cette forme de la maladie qui nous occupe.

Latence de cette forme.

Ici, en effet, l'inspection et la palpation de la région mastoïdienne n'y révèlent absolument aucune particularité anormale : il n'y a ni fistule, ni rougeur, ni gonflement, ni sensibilité à la pression : toute l'expression symptomatique de la mastoïdite se borne à une otorrhée rebelle, dans le sens habituel du mot, c'est-à-dire résistant aux moyens thérapeutiques les plus variés, appliqués par la voie du conduit auditif, y compris l'extraction des osselets.

Que nous apprend, en pareil cas, l'examen de la membrane tympanique ? Nous la trouvons toujours perforée, cela va sans dire ; mais ses perforations peuvent

Renseignements fournis par l'examen otoscopique.

généralement être ramenées à trois types distincts, faciles à schématiser.

1° Il y a d'abord le type *perforation de Schrapnell* siégeant au-dessus de la petite apophyse martellaire ($_{fig.}$ 7. Schéma 1).

2° Puis le type *perforation circum-martellaire*, caractérisé par une vaste destruction tympanique, s'étendant tout autour du marteau, qui pend au milieu d'elle ($_{fig.}$ 7. Schéma 2). Souvent des végétations fongueuses, occupant la région postérieure de la perforation, c'est-à-dire le voisinage de l'aditus, indiquent que c'est de ce côté que vient le pus, et les lavages pratiqués dans cette direction avec la canule de Hartmann confirment cette présomption, en provoquant l'expulsion de pus grumeleux et fétide ;

3° Le type *postéro-supérieur* ($_{fig.}$ 7. Schéma 3) caractérisé par une petite perte de substance de la membrane, siégeant en haut et en arrière, c'est-à-dire vers l'aditus. Cette perforation livre fréquemment aussi passage à de petites masses polypeuses récidivant invariablement après toutes les tentatives d'extraction, et les lavages avec la canule de Hartmann donnent les mêmes résultats que dans le cas précédent.

Indépendamment des végétations polypeuses qui, ainsi que je viens de vous le dire, font souvent hernie à travers ces divers types de perforation, la perte de substance permet parfois d'apercevoir une partie de ces masses nacrées formées par des agglomérations de lames épidermiques et correspondent, ainsi que je vous l'ai déjà dit, aux formes les plus invétérées et les plus rebelles de la maladie. En pareil cas, d'ailleurs, les lavages pratiqués jusque dans le foyer à l'aide de la canule de Hartmann manquent rarement de provoquer l'expulsion de produits pathologiques de même nature.

Comme vous le voyez, dans ces formes de mastoïdite latente, tant qu'aucun obstacle ne s'oppose à l'écoulement du pus mastoïdien par l'aditus et la caisse, la source véritable de la suppuration ne peut être soupçonnée puis reconnue que par exclusion, l'hypothèse d'un foyer mastoïdien pouvant seule expliquer l'écoulement intarissable du pus, après que la caisse débarrassée de toute fongosité et l'attique privé de ses osselets et dûment curetté ne peuvent plus en être tenus responsables. Cette hypothèse se confirme singulièrement en cas de reproduction tenace de fongosités dans la région de l'aditus, en dépit de tentatives répétées d'extraction ; et surtout quand on réussit, par des lavages exécutés dans la direction de l'antre au moyen de la canule de Hartmann, à provoquer l'expulsion de pus et de produits pathologiques divers, après un premier lavage infructueux dirigé simplement vers le fond du conduit.

La participation mastoïdienne prouvée par l'inefficacité des manœuvres limitées à la caisse.

Services rendus par la canule de Hartmann.

Réduite à cette symptomatologie ultra-simple qui se résume, comme je vous le disais plus haut, en une otorrhée rebelle, la mastoïdite chronique peut se prolonger indéfiniment sous cette forme torpide, sans douleur, sans fièvre, sans réaction d'aucune sorte. Mais après bien des années de cette latence trompeuse, un jour viendra où éclatera inopinément quelqu'une des redontables complications dont l'affection en question n'est que trop coutumière et qu'il importe que vous connaissiez bien afin de pouvoir saisir la valeur des moindres signes susceptibles d'en révéler l'imminence.

La latence de la mastoïdite peut cesser brusquement par le fait d'une complication.

Le malade, par exemple, se réveillera, un beau matin, avec la bouche déviée vers l'oreille saine et avec une impossibilité marquée de clore complètement l'œil du côté de l'otorrhée.

Hémiplégie faciale.

Il s'agit là manifestement d'une hémiplégie faciale dont les signes iront en s'accentuant, les jours suivants, et tenant soit à une compression momentanée du nerf par des fongosités ou un séquestre, auquel cas elle pourra disparaître à la suite d'une intervention faite à temps, soit à une névrite résultant d'une extension de l'infection à la gaine du nerf, auquel cas le trouble fonctionnel est irrémédiable, ce dont on ne tardera pas à être averti par la réaction de dégénérescence donnée par l'exploration électrique du nerf.

Son pronostic et sa signification.

Quoi qu'il en soit, l'expérience nous a appris que l'apparition de la paralysie faciale dans ces circonstances, après bien des années de latence de l'affection otique, marque une tendance à l'extension des lésions et une menace de complications intra crâniennes à laquelle il est indiqué de répondre par une prompte intervention.

Rétention mastoïdienne.

Dans d'autres cas, vous assisterez à l'explosion des symptômes de rétention mastoïdienne que je vous ai décrits à propos de la mastoïdite aiguë ; c'est-à-dire que, en même temps que l'otorrhée s'arrête spontanément, le malade se plaint d'une douleur derrière l'oreille bientôt suivie de l'apparition d'un gonflement de la région mastoïdienne, avec sensibilité plus ou moins vive à la pression.

Le mécanisme de cet accident est des plus simples : l'écoulement purulent qui s'était jusque-là effectué sans difficultés, de l'antre dans la caisse, a trouvé, à un moment donné, sa route barrée par des fongosités, au niveau du conduit étroit de l'aditus, d'où rétention puis migration du pus à travers la paroi mastoïdienne externe, dans le cas où celle-ci ne présente pas une épaisseur trop considérable.

Cas dans lesquels elle ne peut aboutir à un abcès externe.

Dans le cas contraire, alors que l'antre de dimensions minimes se trouve enfoui sous une couche de plus d'un centimètre de tissu compact, la rétention purulente ne peut aboutir à l'abcès sous-périosté. Il n'y a donc pas de gonflement rétro-auriculaire et toute l'expression symptomatique des accidents se borne à une douleur profonde, intense, continue, mais sujette à des exacerbations extrêmement vives, et souvent, mais non constamment, accompagnée d'une sensibilité d'un point limité de l'apophyse (le plus ordinairement vers sa base). Douleurs plus ou moins mal localisées et suppression ou diminution de l'otorrhée : voilà donc toute la symptomatologie d'accidents qui mettent le malade sous le coup d'autres complications bien autrement graves ; car, d'un moment à l'autre, le pus ne pouvant se faire jour vers l'extérieur ne manquera pas d'envahir tôt ou tard l'espace sous-dure-mérien, et une première étape vers l'infection intracrânienne se trouvera franchie.

A quoi se réduit alors sa symptomatologie.

Menace d'infection intracrânienne.

Mais je tiens à vous avertir que cette infection ne reconnaît pas toujours pour cause déterminante une rétention purulente intramastoïdienne, préalable. Elle peut être l'aboutissant du travail destructif de l'ostéite qui arrive à créer, à un moment donné, une dénudation plus ou moins étendue de la dure-mère de l'étage moyen du crâne, en haut, ou du sinus latéral, en arrière. Dans ces circonstances, les symptômes caractéristiques de la méningo-encéphalite ou de la phlébite sinusienne, que j'aurai à vous décrire ultérieurement, au lieu d'être précédés par la phase réactionnelle et douloureuse de la mastoïdite aiguë par rétention, apparaissent de la façon la plus insidieuse, dans le cours de l'otorrhée, sans que même celle-ci se trouve modifiée dans son abondance.

Il résulte de ce qui précède que tout malade porteur d'un foyer suppuratif intramastoïdien, se trouve constamment, de ce fait, sous le coup d'un danger vital, étant donnée la possibilité de l'apparition de complications intracrâniennes, avec ou sans signes préalables de rétention purulente.

L'existence d'une fistule mastoïdienne qui constitue sans doute une sorte de garantie contre cette rétention ne met donc pas le malade à l'abri des accidents en question, mais elle présente au moins l'avantage d'attirer l'attention sur le siège véritable du foyer suppuratif et de l'empêcher d'être méconnu.

Le danger est évidemment plus grand chez les sujets à antre petit et profond, à apophyse éburnée, chez lesquels toute la symptomatologie de la mastoïdite se réduit à une otorrhée rebelle accompagnée ou non de polypes récidivants de la région de l'aditus.

Gravité spéciale du cholestéatome.   Mais où le pronostic offre son maximum de gravité c'est lorsque le pus écoulé spontanément du foyer, ou expulsé par un lavage direct de l'antre avec la canule coudée de Hartmann, révèle la présence de lamelles épidermiques nacrées, l'expérience nous ayant appris que, de toutes les formes de mastoïdites chroniques, celles qui s'accompagnent de la présence de masses cholestéatomateuses détiennent le record, au point de vue de la rapidité du travail de destruction osseuse et de la fréquence des complications intracrâniennes.

Indication opératoire plus ou moins pressante.   Nous arrivons donc à cette conclusion toute naturelle, que tout malade chez lequel on a reconnu l'existence d'un foyer suppuratif des cavités mastoïdiennes doit être opéré dans le plus bref délai possible.

Symptômes d'urgence.   Mais cette règle générale d'opérer sans retard s'impose urgente et impérieuse en présence de certaines éventualités de nature à indiquer que le péril vague, indéterminé, dont on savait le malade menacé, est devenu une réalité et une réalité pressante.

L'apparition d'une hémiplégie faciale, dans le cours d'une otorrhée chronique rebelle, rentre, ainsi que je vous l'ai dit plus haut, dans cette catégorie de symptômes précurseurs à signification fâcheuse ; elle marque, en effet, une étape dans la marche progressive de l'ostéite : mais bien autrement significative est l'apparition d'une céphalée accompagnée ou non de fièvre, surtout si elle se complique de vertiges, de nausées et de vomissements bilieux, ou bien l'explosion de grands accès fébriles précédés de frissons et séparés par des intervalles complètement apyrétiques. En présence de l'un ou l'autre de ces deux tableaux symptomatiques, dont le premier exprime la menace, à courte échéance, sinon déjà le début d'une méningite ou d'une encéphalite et le second celle d'une phlébite sinusienne, on peut dire qu'il n'y a pas une heure à perdre pour procéder à l'ouverture du foyer osseux, en se tenant prêt à aller plus loin, si les signes d'infection crânienne s'accentuent ultérieurement, au lieu de se dissiper.

La façon de procéder à cette ouverture chirurgicale variera suivant que la suppuration limitée à la région mastoïdienne s'écoule au dehors par une fistule cutanée, ou qu'au contraire, tirant sa source aussi bien de la caisse que de son prolongement antral, elle se déverse par le conduit, sous forme d'otorrhée.

Dans ce dernier cas, la brèche osseuse doit être évidemment étendue à la caisse. *Dans quels cas la brèche opératoire doit être étendue à la caisse.*

Dans le premier, au contraire, l'intervention limitée aux cavités mastoïdiennes diffère peu de l'ouverture chirurgicale de l'antre, dont je vous ai décrit le manuel opératoire, à propos du traitement des mastoïdites aiguës. On aura soin seulement d'utiliser la fistule mastoïdienne pour la recherche du foyer osseux. *Exécution de l'opération, en cas de fistule et en l'absence d'otorrhée.*

Lorsque la perforation spontanée de l'os se trouve située, ainsi qu'il arrive le plus fréquemment, à la base de l'apophyse, immédiatement en arrière du pavillon, l'incision cutanée passera naturellement à travers la fistule. Dans le cas où celle-ci se trouverait placée plus

en arrière, on commencerait par pratiquer l'incision verticale, rétro-auriculaire classique, puis on y adjoindrait
une incision horizontale prolongée jusqu'à la fistule.

Les bords des incisions sont alors refoulés à l'aide de
la rugine, de façon que la plus grande partie de la surface
osseuse mastoïdienne se trouve dénudée, y compris la
région malade correspondant à la fistule.

Celle-ci sera alors explorée, soit avec une sonde cannelée, soit avec l'instrument que je vous décrirai dans
ma prochaine leçon, sous le nom de protecteur de Stacke,
et l'os sera attaqué à partir de là d'abord avec la gouge
et le maillet, puis, quand l'étendue de la brèche le permettra, avec des pinces coupantes, dans la direction connue de l'antre où aboutit d'ailleurs habituellement le
trajet fistuleux intra-osseux.

Souvent, dans ces cas de fistules mastoïdiennes, ainsi
que je vous l'ai dit plus haut, on a affaire à de vastes
cavités mastoïdiennes. Aussi découvre-t-on presque toujours alors de véritables cavernes osseuses s'étendant
parfois de la base jusqu'à la pointe de l'apophyse. D'une
façon générale, on peut dire que l'étendue des dégâts
causés par l'ostéite dépassent presque toujours ce à quoi
l'on pouvait s'attendre, à en juger d'après les signes extérieurs fournis par l'examen pré-opératoire de l'apophyse.

Nécessité
d'une large ouverture osseuse.
Vous ne craindrez pas de faire l'ouverture osseuse
aussi large que possible, de façon à ne pas laisser de
rebords osseux derrière lesquels l'ostéite suppurée puisse
continuer à évoluer ultérieurement, sous forme de clapiers. Je résumerai cette règle en disant que la caverne
osseuse, une fois ouverte, doit présenter ses plus grandes
dimensions au niveau de la brèche extérieure.

Curettage du
foyer.
Cela fait, vous procéderez au nettoyage de la cavité
pathologique à l'aide de curettes d'assez fortes dimensions, que vous aurez soin de manier avec une prudence

spéciale, en arrière, là où le sinus latéral se trouve souvent privé de sa paroi osseuse normale et dissimulé sous une simple couche de fongosités.

Vous ne tiendrez le curettage pour suffisant que lorsque, après étanchement, la totalité de la cavité osseuse offrira une surface parfaitement lisse.

L'action de la curette sera d'ailleurs complétée par un badigeonnage de toute l'étendue du foyer avec un tampon d'onate imprégné d'une forte solution de chlorure de zinc.

Cautérisation et soins post opératoires.

Après quoi la cavité sera saupoudrée d'iodoforme et tamponnée avec de la gaze iodoformée. Chez les sujets qui ne supportent pas l'iodoforme, la moindre parcelle de ce médicament donnant lieu chez eux à des poussées eczémateuses, on le remplacerait par le salol ou mieux par le traumatol que j'ai toujours vu bien supporté par les malades auxquels je l'ai appliqué.

Si l'opération n'est pas suivie de fièvre, le premier pansement sera laissé en place une huitaine de jours. Je crois au contraire qu'il y a intérêt, pour la rapidité de la guérison, à renouveler les pansements ultérieurs quotidiennement.

L'opération, bornée à la région mastoïdienne, que je viens de vous décrire, s'applique aux cas de suppuration également limitée à cette région.

Lorsque, au contraire, les lésions entretenant la suppuration occupent, non seulement l'antre, mais aussi la caisse et notamment son étage supérieur ou attique qui, ainsi que je vous l'ai déjà dit, prolonge l'antre en avant, il est indispensable d'étendre la brèche osseuse à la totalité de ces cavités suppurantes.

Extension de la brèche à la caisse, en cas d'otorrhée.

L'opération par laquelle on répond à cette indication représente une des plus récentes et des plus belles conquêtes de la chirurgie auriculaire : sa description fera l'objet de ma prochaine leçon.

LEÇON XII

Traitement
chirurgical des
otorrhées rebel-
les avant Stacke.
Avant ces dix dernières années, les méthodes opératoires les plus radicales qu'on eût encore appliquées au traitement des otorrhées rebelles, liées à des lésions attico-antrales étaient, d'une part, l'ablation des osselets, proposée par Ludewig, et l'ouverture de l'antre, pratiquée par Schwartze, en dehors de tout phénomène de rétention mastoïdienne, en vue de créer une contre-ouverture pour l'écoulement du pus de l'otorrhée et de faciliter les lavages du foyer. Mais ces deux méthodes se montraient trop souvent inefficaces, en cas de lésions simultanées de l'attique et de l'antre, la première permettant tout au plus le curettage de l'étage supérieur de la caisse, mais ne pouvant atteindre les fongosités de l'autre, tandis que celles de la logette des osselets restaient inaccessibles à la seconde.

Résumé de la
méthode de
Stacke.
Le Dr Stacke (d'Erfurt) proposa, en 1890, un procédé opératoire nouveau, qui comblait parfaitement les lacunes des précédents, procédé consistant, après incision rétro-auriculaire, décollement du pavillon et incision du conduit auditif membraneux, pratiquée le plus profondément possible, à aller extraire les osselets et les débris de la membrane tympanique, au fond du

conduit auditif, dont la longueur se trouve ainsi diminuée de toute celle de sa partie membraneuse, puis à
réséquer avec la gouge et le maillet la paroi externe de
la logette des osselets, de façon à mettre sur un même
niveau la paroi supérieure de la caisse et celle du conduit et à ne permettre à aucun point de l'attique
d'échapper à l'action de la curette, consistant ensuite,
en cas de participation de l'antre à la suppuration, à prolonger la brèche osseuse le long de la paroi externe de
l'aditus, puis au niveau de la partie supérieure de la paroi
postérieure du conduit auditif, jusqu'à ce que l'on
pénètre dans l'antre, qui se confond bientôt avec la
caisse en une même cavité largement ouverte et accessible, d'une part, par le conduit auditif, d'autre part,
par la plaie rétro-auriculaire.

Les pansements consécutifs sont d'abord pratiqués
par ces deux voies ; mais peu à peu on laisse la plaie se
fermer et les pansements sont exclusivement exécutés
par le conduit, jusqu'à complète guérison.

Telle est, très sommairement résumée, la méthode
opératoire de Stacke.

Un an environ après l'apparition de la première **Méthode de Zaufal.**
publication de cet auteur, Zaufal (de Prague) donna la
description d'un procédé opératoire aboutissant au même
résultat, mais par une marche inverse, cet auteur commençait par ouvrir l'antre, puis prolongeait la brèche
osseuse vers l'attique, en réséquant, à l'aide d'une pince
coupante, la paroi externe de l'aditus, puis celle de la
logette des osselets.

Vous pourrez, suivant les cas, adopter de préférence
l'une ou l'autre de ces méthodes, celle de Zaufal étant
peut-être plus indiquée lorsque la présence d'une fistule
mastoïdienne coïncidant avec l'otorrhée facilite la
recherche de l'antre, ou lorsque les manœuvres opéra-

toires, au fond du conduit, sont rendues particulièrement laborieuses par une étroitesse anormale de sa
portion osseuse, ou par un écoulement de sang rebelle
masquant le champ opératoire.

Pourtant, le procédé consistant à aller de l'attique
vers l'antre s'applique mieux à la généralité des cas et
paraît avoir réuni le plus grand nombre de partisans.
Il présente, en effet, le grand avantage de permettre de
toujours trouver l'antre, alors même que celui-ci est
réduit aux plus faibles dimensions et logé à une grande
profondeur, sous une couche épaisse de tissu osseux
compact.

Description détaillée de l'opération de Stacke. Je vais donc procéder à sa description avec tous les
détails nécessaires pour vous permettre de bien l'appli-
quer au cas échéant.

Instrumentation L'arsenal instrumental exigé pour l'exécution de
cette méthode diffère peu de celui que je vous ai décrit
à propos de l'ouverture chirurgicale de l'autre. Il comprend seulement en plus :

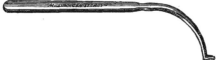

Fig. 12. — Protecteur de Stacke.

1° L'instrument connu sous le nom de *protecteur de
Stacke* (fig. 12) et consistant en une lame d'acier qui
va en s'effilant vers son extrémité terminée par un bord
arrondi. Cette lame est coudée deux fois : une première
fois à son union avec son manche, à la façon des instruments destinés à être maniés au fond du conduit auditif,
une deuxième fois au voisinage de son extrémité qui
se redresse à angle obtus sur une longueur de quelques
millimètres, longueur approximativement égale à la

hauteur de l'attique. C'est que précisément cette partie terminale doit être engagée dans l'attique et appliquée de dedans en dehors contre sa paroi externe au moment où l'on résèque cette dernière, de façon à protéger les parties profondes. Elle est ensuite engagée dans l'aditus, pour garantir le nerf facial contre les coups de gouge, pendant le temps de l'opération consistant à étendre la brèche osseuse vers l'antre.

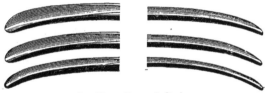

Fig. 13. — Gouges de Stacke:

2° Des gouges creuses de largeur diverse, recourbées légèrement vers leur dos au voisinage de leur extrémité (fig. 13) ; cette courbure ayant pour but de les empêcher de déraper, quand on les applique sur une surface osseuse qu'on ne peut aborder qu'obliquement, par exemple l'extrémité interne de la paroi supérieure du conduit, correspondant à la paroi externe de la logette des osselets.

3° Une paire de petites rugines coudées latéralement à angle droit et diversement courbées pour le côté droit et le côté gauche.

4° Une paire de petits bistouris courbés sur la surface de leur lame et différemment aussi, suivant le côté à opérer, et destinés à l'incision du conduit auditif membraneux (fig. 14).

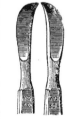

Fig. 14. — Bistouris courbes de Stacke.

Je m'empresse d'ajouter, qu'à l'exception du protecteur de Stacke, aucun de ces instruments

supplémentaires ne me paraît indispensable pour le
succès de l'opération.

Lorsque le sujet est dans la résolution chloroformique. après que les cheveux ont été rasés dans une
étendue suffisante, au-dessus et en arrière du pavillon
de l'oreille. et après nettoyage et désinfection de la peau
de la région rétro-auriculaire et temporale, du pavillon
et du conduit. on procède à l'opération de la façon
suivante :

On commence par pratiquer une longue incision
qui, partant au-dessus du pavillon et se dirigeant
d'abord en arrière. descend ensuite le long de son
attache. à un demi-centimètre en arrière d'elle, puis
s'en éloigne inférieurement, pour aboutir à la pointe
mastoïdienne.

Cette incision doit respecter supérieurement l'aponévrose temporale. mais elle doit entamer le périoste
au-dessous du muscle temporal.

L'incision terminée, on pince toutes les branches
artérielles ouvertes et l'on peut même. afin de ne pas
s'encombrer de pinces. lier de suite celles qui donnent
le plus abondamment.

On procède alors au refoulement des deux bords de
la plaie, y compris le périoste. en avant et en arrière.
de façon à bien découvrir le champ opératoire. En
arrière. les deux tiers antérieurs de la mastoïde doivent
être dénudés. En avant, le refoulement périosté doit
être poussé au point de découvrir non seulement le bord
postérieur. mais aussi les bords supérieur et inférieur
de l'entrée du conduit auditif osseux. Pour la facilité de
ce refoulement, tout en évitant de sectionner le muscle
temporal, on pratiquera une incision horizontale du
périoste immédiatement au-dessous du bord inférieur de
ce muscle. On pourra alors soulever la masse charnue

de ce dernier avec la rugine et la maintenir refoulée en haut au moyen d'un bon écarteur. La racine postérieure de l'arcade zygomatique se trouve ainsi parfaitement découverte, ainsi que le rebord supérieur du conduit osseux.

On procède alors au décollement du conduit auditif membraneux, de la surface vers la profondeur, et on le poursuit le plus profondément possible jusqu'au voisinage de la membrane tympanique, en se servant, pour ce temps de l'opération, soit d'une rugine ordinaire, soit de l'une des petites rugines coudées latéralement que je vous ai décrites plus haut. On aura soin d'agir avec douceur, afin d'éviter de déchirer le conduit membraneux qui devient de plus en plus mince, au fur et à mesure qu'on se rapproche du tympan. *Décollement du conduit membraneux.*

Quand ce décollement est jugé suffisant, on procède à la section transversale du doigt de gant représenté par ce conduit membraneux, en respectant seulement sa partie antérieure, qui reste adhérente à la paroi correspondante du conduit auditif osseux. Cette section est pratiquée le plus près possible de la membrane du tympan, soit au moyen d'un bistouri fin ordinaire, soit à l'aide d'un des petits bistouris courbes mentionnés plus haut. Quand le conduit osseux est étroit, on éprouve une grande difficulté à sectionner le conduit membraneux à quelque profondeur. J'ai l'habitude, en pareil cas, de me donner du jour en entamant par quelques coups de gouge plate le bord postérieur du conduit osseux, au niveau de sa moitié supérieure. On aura eu soin, en outre, avant d'inciser le conduit membraneux, de le bourrer avec du coton ou de la gaze, afin d'en rendre le sectionnement plus facile. tout en évitant de blesser sa paroi antérieure. On débourre alors le conduit, puis on introduit. au moyen d'une longue et *Section du conduit membraneux.*

mince pince à pansements d'oreille, par le méat auditif,
une longue mèche de gaze, dont on fait ressortir une
extrémité par l'orifice de section du conduit, tandis
que l'autre est restée en dehors du pavillon. En attirant en avant les deux chefs de la mèche, on se trouve
entraîner dans la même direction le pavillon et la
plus grande partie du conduit membraneux qui lui est
attenante.

Résection du
derme - périoste
du conduit, en
haut et en
arrière.

Si profondément qu'on se soit efforcé de sectionner
le conduit membraneux, il reste toujours une rondelle
de dermo-périoste tapissant la partie la plus profonde
du conduit osseux, qui, si on la laissait en place, gêne-
rait l'action de la gouge dans le temps suivant de l'opération. Cette action devant s'exercer au niveau de la
paroi supérieure et au niveau de la paroi postérieure,
on aura soin de dépouiller ces deux parois du revêtement en question. A cet effet, un mince bistouri droit
est introduit au fond du conduit osseux, le tranchant
dirigé en haut, puis on le retire en appuyant son tranchant et sa pointe à la partie la plus antérieure de la
paroi supérieure du conduit. On recommence la même
manœuvre en dirigeant le tranchant de l'instrument en
arrière et en bas et en sectionnant le reste de revêtement
dermo-périosté, à l'union des parois postérieure et inférieure du conduit osseux. Le lambeau ainsi libéré est
saisi avec une pince à dissection et facilement arraché.

Hémostase au
fond du conduit.

Généralement, à ce moment, le sang s'écoule assez
abondamment des parties molles incisées au fond du
conduit osseux, remplissant le puits représenté par ce
conduit et rendant impossible la constatation des points
de repère indispensables pour la continuation de l'opération. On cherchera à se rendre maître de ces petites
hémorragies tenaces en injectant au fond du conduit,
soit de l'eau oxygénée très chaude, soit une solution

très concentrée d'antipyrine ; après quoi, le conduit
sera tamponné avec une longue mèche de gaze qui y
sera maintenue serrée pendant une minute. Il est bon,
je vous le dis en passant, d'avoir, toutes préparées
d'avance, un bon nombre de mèches de gaze imprégnées
d'une solution antiseptique quelconque, puis bien
étanchées, de façon à pouvoir renouveler ce tamponnement hémostatique du foyer aussi souvent qu'il est nécessaire.

Le temps de l'opération auquel nous sommes arrivés
marque le moment indiqué pour faire intervenir l'éclairage électrique, de préférence sous forme d'une petite
lampe fixée au front de l'opérateur.

Utilité d'un fort éclairage.

Ainsi armé, celui-ci peut, après avoir retiré la mèche
de gaze qui tamponnait le conduit, en inspecter facilement le fond. Cette inspection otoscopique, ainsi que
les manœuvres qui vont suivre, se trouvent, en effet,
facilitées par le retranchement de la totalité du conduit
membraneux et le rapprochement consécutif de la région
tympanique par rapport à l'œil de l'opérateur. Le temps
suivant de l'opération consiste à inciser circulairement
la membrane tympanique et à l'extraire, ainsi que les
deux premiers osselets. Dans le cas où l'extirpation de
ceux-ci offrirait des difficultés spéciales, ou même
échouerait, cela serait sans importance, car on les enlè-
verait facilement avec la curette après abatage de la
paroi externe de l'attique.

Extraction de la membrane tympanique et des osselets.

La membrane tympanique une fois enlevée avec ou
sans les osselets, on passe au temps suivant de l'opération, qui consiste à réséquer le rebord osseux formant
la paroi externe de l'attique, en même temps que la différence de niveau entre la paroi supérieure de cette cavité
et celle du conduit auditif.

Abatage de la paroi externe de l'attique.

On peut dire que c'est là le temps essentiel de l'opé-

ration, du moins quand elle est limitée à l'attique ; il
change, en effet, radicalement l'anatomie de cette région, dont aucun point ne peut plus, comme auparavant, échapper à la vue et à la curette.

Cette résection est pratiquée soit avec de petites
gouges ordinaires, soit avec les gouges courbes, ima-
ginées par Stacke, et pouvant, du fait de leur forme,
aborder la surface osseuse perpendiculairement, malgré
l'obliquité de cette dernière.

Emploi du protecteur.

C'est à ce moment que le protecteur, que je vous ai
décrit plus haut, trouve son emploi pour garantir la
paroi profonde de la caisse et notamment le nerf facial
contre les dérapements toujours possibles de la gouge.
A cet effet, l'extrémité coudée du protecteur est engagée
de bas en haut dans l'attique, puis appliquée sous le
rebord osseux, formant sa paroi externe, qu'il s'agit
d'abattre. L'instrument est alors confié à un aide, avec
recommandation d'exercer sur lui une pression, comme
si on voulait, par un mouvement de bascule, s'en servir
pour soulever le rebord osseux ; ou bien l'opérateur
continue de tenir lui-même le protecteur et prie son
aide de se charger d'administrer les coups de maillet
sur la gouge appliquée et maintenue par *lui* (*l'opérateur*).
Il a soin de toujours appliquer la gouge en face du protecteur, de telle sorte que ces deux instruments séparés
par le rebord osseux tendent à se rencontrer après
l'abatage de chaque copeau.

Curettage du foyer.

Une fois la paroi externe de l'attique complètement
réséquée et sa paroi supérieure mise de niveau avec celle
du conduit auditif, on a toute facilité pour opérer le
curettage à fond de cet étage supérieur de la caisse. Si
les osselets n'ont pu être extraits préalablement, rien
n'est plus simple que de les trouver alors et de les enlever
avec une pince ou avec la curette.

Dans ses premières publications, Stacke conseillait de limiter l'opération à cette ouverture et à ce curettage de l'attique, dans tous les cas où l'exploration de l'antre, au moyen d'un stylet introduit dans cette cavité par l'aditus, ne paraissait pas révéler sa participation au processus suppuratif. Mais un certain nombre de récidives observées à la suite de l'opération ainsi limitée ne tardèrent pas à le convaincre de la presque constance de cette participation et de la nécessité consécutive d'adjoindre systématiquement, dans tous les cas, l'ouverture de l'antre à celle de la logette des osselets. Moi-même, après avoir, chez mes premiers opérés, borné mon intervention à l'attique, j'étais arrivé à la même conclusion pratique, ainsi que je le déclarai dans un travail basé sur une statistique de 14 opérations et publié il y a 3 ans, dans les *Archives internationales de laryngologie et d'otologie*.

Nécessité d'adjoindre l'ouverture de l'antre à celle de l'attique.

L'extension de la brèche osseuse à l'antre s'opère avec la même instrumentation que l'abatage de la paroi externe de l'attique. Seulement c'est maintenant en haut et en arrière vers la partie supérieure du bord postérieur du conduit auditif que se continue l'attaque de l'os avec la gouge, sous la conduite du protecteur introduit d'avant en arrière, de bas en haut dans l'aditus et maintenu de telle façon que son extrémité coudée tende à soulever la paroi externe de l'aditus, afin d'éviter la blessure du facial, au moment du détachement de chaque copeau osseux sectionné par la gouge.

De proche en proche la brèche osseuse commencée au niveau de la paroi externe de l'aditus, au fond du conduit, gagne le bord postérieur du conduit auditif, puis la région mastoïdienne. L'antre se trouve dès lors ouvert et les dimensions à donner à la brèche osseuse, à ce niveau, dépendent de celles de la cavité en ques-

tion. La règle très justement formulée par Stacke, à cet
égard, consiste, en effet, à ne respecter aucun rebord
osseux, pouvant aboutir ultérieurement à la formation
d'un clapier et gêner le drainage consécutif du foyer.

Aspect du foyer osseux à la fin de l'opération. Lorsque l'ouverture osseuse a été exécutée suivant
ce principe, l'ensemble des cavités de l'oreille moyenne
se présente à l'opérateur sous l'aspect d'une cavité
unique, en bissac, offrant un prolongement antérieur,
tympanique, et un prolongement postérieur, mastoïdien. Ces deux prolongements sont très nettement
séparés par une crête arciforme concave dont il importe
de réduire la hauteur, car sa présence pourrait créer
ultérieurement des difficultés, lors des pansements du
foyer par le conduit, après fermeture de la plaie rétro-
auriculaire. Cette réduction sera pratiquée au moyen
d'une gouge plate et d'un maillet, avec prudence toutefois, surtout au niveau de la profondeur du foyer, pour
éviter la lésion du facial dont le massif correspond à la
base de la crête en question.

Curettage de l'antre. L'ouverture osseuse terminée, c'est le tour de la
curette d'entrer en ligne pour extirper toute trace de
tissu pathologique (fongosités, lames épidermiques
nacrées, séquestres) de la surface du foyer.

Je vous recommande d'éviter, pour ce temps de l'opération, l'emploi de curettes trop petites, qui exposent
plus que les grosses à la blessure du facial et du sinus
latéral, en raison de leur plus grande faculté perfora-
Danger de blesser le sinus latéral. trice. De récents travaux tendent à établir que c'est à
la curette que serait dû le plus grand nombre des
ouvertures accidentelles du sinus, ce qui s'explique
facilement par la fréquence des perforations osseuses, au
niveau du sinus sigmoïde. Aussi le curettage devra-t-il
être pratiqué tout d'abord avec une grande douceur
dans la région en question, et on n'y procédera avec

plus de force qu'après s'être assuré qu'il n'existe pas de solution de continuité de la paroi osseuse à ce niveau

La majorité des cas de blessure opératoire du nerf facial paraît également due à l'action de la curette. On aura donc soin, toutes les fois que l'instrument opère dans la région connue de l'aqueduc de Fallope, de faire surveiller par un aide le visage de l'opéré, et de manier la curette avec douceur, afin qu'aucun dégât irréparable n'ait pu encore être produit, au cas où une contraction musculaire de la moitié correspondante de la face viendrait à révéler qu'un contact a eu lieu entre l'instrument et le tronc nerveux. *et le nerf facial.*

Pour ce qui est de la blessure du sinus latéral, l'expérience a montré que cet accident n'entraînait pas en général les suites graves qu'on aurait pu craindre, pourvu, cela va sans dire, que l'opération ait été pratiquée suivant les règles de l'antisepsie. *Conduite à tenir, en cas d'ouverture du sinus.*

On se rendra maître de l'hémorragie, sans trop de difficultés, par un tamponnement serré de gaze iodoformée que l'on ne devra pas laisser en place moins de 5 à 8 jours. Au bout de cet intervalle, la plaie pourra être détamponnée et l'opération reprise et terminée.

Le curettage du foyer ne sera jugé suffisant que lorsque la surface osseuse présentera sur toute son étendue l'aspect lisse de l'ivoire poli. On se méfiera de certaines anfractuosités où les fongosités peuvent se dissimuler.

De ce nombre est la région du plancher de la caisse pour le curettage duquel je vous conseille l'emploi de petites curettes coudées latéralement à leur extrémité et pénétrant facilement derrière le rebord formé par l'extrémité du plancher du conduit. *Curettage du plancher de la caisse.*

L'action du curettage est complétée, comme pour les opérations que je vous ai décrites antérieurement, par un badigeonnage de tous les points du foyer osseux *Cautérisation.*

avec une solution de chlorure de zinc à 1/5 ou à 1/10.

L'opération serait terminée à ce moment, et il ne resterait plus qu'à tamponner la cavité osseuse avec de la gaze iodoformée, après l'avoir saupoudrée d'iodoforme, si l'on se proposait de laisser ultérieurement la plaie rétro-auriculaire largement béante et de se servir d'elle, pour tamponner le foyer, à chaque pansement, jusqu'à complète guérison.

Ouverture de la paroi postérieure du conduit membraneux en vue des pansements ultérieurs par cette voie.

Mais il n'en est pas ainsi : il importe au contraire de pouvoir le plus tôt possible pratiquer exclusivement les pansements par le méat auditif, et il faut pour cela, non seulement empêcher le conduit membraneux de s'atrésier, mais créer, au niveau de sa paroi postérieure, une sorte de fenêtre largement ouverte vers la portion antrale du foyer.

Ce résultat serait facilement réalisé par la résection pure et simple de cette paroi postérieure, suivant la pratique préconisée par Zaufal, mais Stacke a montré que dans l'attente du travail de réparation qui consistera non dans la disparition de la brèche osseuse opératoire, mais dans son tapissement par une couche de tissu épidermique doublée d'une mince couche de tissu fibreux, au lieu de sacrifier le moindre lambeau cutané, il y a intérêt à le faire concourir à cette épidermisation désirée. Aussi, tout en taillant un lambeau aux dépens de la paroi postérieure du conduit auditif membraneux, le laisse-t-il adhérent par son bord inférieur, et a-t-il soin de l'appliquer sur le plancher du foyer.

Voici exactement comment on procède à ce détail opératoire : le conduit membraneux est maintenu béant au moyen d'une pince à dissection à ressort que l'on y introduit, fermée, par le méat, et dont on laisse ensuite les branches s'écarter librement. Cela fait, au

moyen d'un bistouri mince et pointu, une incision est
pratiquée de dehors en dedans, à partir du pavillon, le
long de la paroi supérieure du conduit membraneux,
jusqu'à son extrémité interne sectionnée au début de
l'opération. Ensuite le bistouri est replacé à l'extrémité
externe de l'incision, sectionnant d'avant en arrière,
puis de haut en bas la paroi postérieure du conduit, le
long de son attache au pavillon, jusqu'au niveau de la
paroi inférieure.

On se trouve ainsi avoir transformé la paroi postérieure du conduit en un volet rectangulaire mobile qui
n'est plus adhérent au reste du conduit que par son
bord inférieur. C'est autour de ce bord, comme autour
d'un axe, qu'on le fait pivoter, et la gaze introduite par
le méat au moment du pansement du foyer le main-
tiendra appliqué sur sa paroi inférieure. On peut même,
pour le mieux maintenir en place, fixer son bord antérieur par un ou deux points de suture, à la partie inférieure de la lèvre antérieure de la plaie rétro-auriculaire.
Il ne reste plus, pour terminer l'opération, qu'à tamponner le foyer et à panser la plaie.

Quelques auteurs, en particulier le Dr Garnault (de
Paris) et le Pr Moure (de Bordeaux), ont proposé, dans
ces derniers temps, après avoir réséqué complètement
la paroi postérieure du conduit membraneux, de réunir la plaie rétro-auriculaire par première intention, et
de pratiquer exclusivement, dès le début, les pansements
du foyer par le conduit.

Avantages de la réunion immédiate de la plaie rétro-auriculaire.

J'ai fait moi-même l'essai de cette méthode sur mes
derniers opérés et j'ai pu me convaincre qu'elle abrège
notablement la durée de la période des soins consécutifs,
outre qu'elle procure aux opérés l'avantage très apprécié
d'eux, d'être débarrassés, au bout d'une quinzaine de
jours, de tout bandage autour de la tête.

Je suis, pour mon compte, bien décidé à ne plus
recourir à d'autre procédé à l'avenir, sauf dans les cas
de caverne mastoïdienne très étendue et surtout d'ostéite accompagnée de cholestéatome, où il peut y avoir
intérêt à se ménager une large voie de drainage et de
surveillance ultérieure du foyer.

En dehors de ces faits exceptionnels, je suis donc
partisan des tamponnements exclusifs de la cavité osseuse par le conduit.

Tamponne-
ment du foyer
et premier pan-
sement.

Il importe que ces tamponnements soient pratiqués
bien à fond, au moyen de deux mèches de gaze distinctes, dont l'une est introduite obliquement en haut et en
arrière dans l'antre, et l'autre directement en dedans,
dans la caisse. Il est indispensable que ces mèches viennent remplir les moindres anfractuosités de la cavité
osseuse, afin d'éviter toute stagnation purulente. On
veillera, d'autre part, à ce qu'elles soient modérément
tassées, de façon que leur pouvoir absorbant ne soit
en rien diminué.

Le pansement est complété par une bonne épaisseur
de gaze chiffonnée mise au contact de celle introduite
dans le conduit, afin qu'elle puisse s'imprégner, à un
moment donné, des sécrétions pompées par cette dernière, au fond du foyer.

Au-dessus de la gaze, on applique de la ouate hydrophile, puis de la ouate ordinaire plus élastique, et rendant supportable la pression de la bande qui maintient
le pansement. Vous vous servirez avec avantage, comme
moyen de contention du pansement, des bandes de crêpe
Velpeau qui, en vertu de leur élasticité, permettent d'exercer sur les pièces de pansement une compression uniforme et constante et ne sont pas sujettes à se déplacer.

Ce premier pansement post-opératoire sera laissé en
place au moins huit jours, si le thermomètre régulière-

ment appliqué pendant cet intervalle, matin et soir, ne
révèle aucune élévation thermique. Il serait au contraire
indiqué de le lever prématurément en cas de fièvre, ou
si le pansement se montrait imprégné de pus et surtout
de pus fétide, ce qui indiquerait une désinfection im-
parfaite du foyer, au moment de l'opération.

Le premier changement de pansement est doulou- Levée du pre-
mier pansement.
reux, s'il n'est exécuté avec une grande douceur.
Aussi doit-on y procéder avec lenteur et ménagements,
en imprégnant d'un filet d'eau tiède bouillie les pièces
de pansements transformés au voisinage de plaie par
le sang coagulé en une carapace rigide, difficile à détacher. Les mèches de gaze introduites à l'intérieur même
du foyer se trouvent tout naturellement humectées par
la sécrétion de la cavité pathologique et se laissent plus
facilement enlever. On aura soin toutefois, en vue
d'épargner à l'opéré toute souffrance inutile, de les
extraire avec la plus grande lenteur.

Les pansements ultérieurs seront heureusement de
moins en moins douloureux.

A l'exemple de l'auteur de la méthode, je ne saurais Nécessité d'une
rigoureuse anti-
sepsie.
trop vous recommander de procéder à chacun de ces
pansements avec d'aussi minutieuses précautions antiseptiques que pour l'opération elle-même. Les pinces et
les autres instruments employés à chaque pansement
seront soigneusement flambés, l'opérateur se sera lavé et
antiseptisé les mains, et les mèches de gaze destinées au
tamponnement de la plaie, conservées dans un bocal
hermétiquement fermé dans l'intervalle des pansements,
n'en seront retirées que juste au moment d'être introduites dans le foyer et préservées de tout contact impur,
grâce à la précaution d'appliquer une compresse antiseptisée immédiatement au-dessous de la plaie et sur
l'épaule du malade.

Intervalle à
laisser entre les
pansements. Je vous ai dit, qu'en l'absence de toute complication,
un intervalle d'au moins huit jours pouvait être laissé
entre l'opération et le premier changement de pansement. L'intervalle entre le deuxième et le troisième
pansement devra déjà être moins considérable et ne pas
dépasser 3 ou 4 jours ; car, dès cette époque, la sécrétion de la surface du foyer commence à se prononcer.
Mais, à partir du quatrième pansement, je suis d'avis
Avantages des
pansements fré-
quents. que le renouvellement des pansements ait lieu très régulièrement tous les jours. J'ai en effet très nettement
constaté que le fréquent changement des pièces de pansement était le meilleur moyen de prévenir la formation de fongosités exubérantes et abrégeait très notablement la durée du travail de cicatrisation.

A chaque pansement, j'ai l'habitude, après avoir retiré les pièces de gaze du tamponnement précédent,
d'étancher soigneusement toutes les anfractuosités du
foyer au moyen de petits tampons d'onate montés sur
une pince, ou même d'y pratiquer de temps en temps
une irrigation à faible pression avec de l'eau boriquée
ou de l'eau oxygénée, quand la plaie présente tant soit
peu de fétidité. Après quoi, le foyer, après avoir été de
nouveau étanché, est saupoudré d'iodoforme et tamponné de nouveau avec de la gaze iodoformée.

J'insiste encore une fois sur la nécessité de faire pénétrer la gaze tamponnante au fond de toutes les anfractuosités de la brèche osseuse, sous peine de voir se
former, tout particulièrement au niveau de la crête séparant la portion antrale de la portion tympanique du
foyer, des fongosités qui pourraient s'opposer ultérieurement à ce que le prolongement antral fût accessible
par le conduit, après occlusion de la plaie.

Lorsque, en dépit de cette précaution, apparaissent
ces fongosités qui ont d'ailleurs une tendance plus mar-

quée à se produire chez certains sujets que chez les autres, et sont particulièrement fréquentes et rebelles chez les jeunes enfants anémiés et scrofuleux, il importe d'en réprimer, dès le début, la formation par des cantérisations énergiques ; et à cet égard, je ne connais pas de meilleur agent que le galvano-cautère dont on rendra l'action supportable grâce à une cocaïnisation préalable de la région à cautériser. A défaut de ce moyen, on recourrait simplement au nitrate d'argent en nature. ou à l'acide chromique fondu sous forme de perle à l'extrémité d'un stylet. Cette dernière substance sera appliquée avec tous les ménagements indiqués par ses tendances à fuser.

Stacke conseille de laisser le foyer non tamponné pendant le nycthémère qui suit la cautérisation, en raison du gonflement qui est la conséquence de cette dernière. Au bout de ce délai, on retrouverait les parties cautérisées affaissées et l'on pourrait reprendre les tamponnements.

Je vous ai recommandé jusqu'ici l'emploi de l'iodo- forme, sous forme de poudre insufflée, ou avec la gaze comme véhicule. Outre ses propriétés désinfectantes, cette substance présente en effet l'avantage de stimuler la vitalité des tissus et leur tendance à la réparation. Malheureusement on ne peut y recourir dans tous les cas, certains sujets présentant à l'égard de ce médicament une intolérance toute spéciale qui se traduit par de violentes poussées eczémateuses. Chez ces malades j'ai l'habitude de remplacer l'iodoforme, pour le saupoudrage du foyer, par l'acide borique, le salol ou le traumatol, et la gaze iodoformée par la gaze au traumatol.

Chez tous mes opérés j'abandonne d'ailleurs l'iodoforme, dès que diminue nettement la suppuration, et que le travail d'épidermisation commence à se dessiner.

Pansements par le conduit et par la plaie, en cas de maintien temporaire de cette dernière.

Ainsi que je vous l'ai dit plus haut, il est des cas où il est prudent de laisser, au moins pendant quelque temps, la plaie rétro-auriculaire ouverte inférieurement. Les pansements sont alors exécutés, pendant plusieurs semaines, à la fois par la plaie et par le conduit. On s'attachera toutefois alors à diminuer progressivement la proportion de gaze introduite par la plaie, de façon à dériver, en quelque sorte, le drainage de la totalité du foyer vers le conduit, et l'on finira par abandonner la plaie à son occlusion naturelle. Ce jour-là, dont l'échéance varie beaucoup suivant les malades, est le bienvenu pour tous, car ils sont dès lors débarrassés de la nécessité d'avoir la tête enveloppée de pièces de pansement.

A partir de ce moment, les pansements, pour se faire exclusivement par le conduit, n'en exigent que plus de soin et d'habileté de la part de l'opérateur, et il commettrait une grosse faute en les confiant à un aide inexpérimenté. Il importe, en effet, comme je vous l'ai dit plus haut, de faire pénétrer, à chaque pansement, les tampons de gaze, à fond, dans la caisse et dans la cavité antro-mastoïdienne.

Or cette dernière région ne peut être atteinte par le conduit que grâce à un tour de main né d'une longue expérience, en attirant fortement le pavillon de l'oreille en dehors et en enfonçant un large speculum auris obliquement en haut et surtout en arrière.

Signes de guérison.

Au fur et à mesure que se dessine le travail de réparation, on voit peu à peu le tissu de granulation, qui était apparu quelques jours après l'opération sur les surfaces osseuses avivées, disparaître pour faire place à un tissu blanc nacré sec et lisse. Bientôt ce tissu s'étend

à la plus grande partie de la surface du foyer, et il
ne reste plus que quelques îlots granuleux dont les
derniers se montrent généralement sur la crête de séparation entre les deux prolongements tympanique et
antral du foyer.

La suppuration diminue naturellement en proportion
de l'extension de cette épidermisation, et les pansements
peuvent dès lors être raréfiés.

La guérison peut être considérée comme réalisée,
quand après un intervalle de huit jours, la poudre boriquée et la gaze introduites au pansement précédent
sont retrouvées intactes, et quand, après un lavage définitif, la totalité du foyer se montre tapissée d'un tissu
épidermique, sec et brillant.

La date à laquelle ce résultat est obtenu varie énormément d'un malade à un autre. Il n'est guère permis
d'en espérer l'obtention avant un délai de 8 à 10 semaines. Mais un pareil résultat peut être considéré comme
exceptionnel, et l'on peut évaluer à 4 mois la durée
moyenne du travail de réparation. Il faudra même s'attendre à ce que, sous l'influence de certaines conditions
défavorables, ce délai se trouve plus ou moins considérablement allongé.

Parmi ces mauvaises conditions, la plus ordinaire
réside dans l'irrégularité des pansements, certains malades croyant pouvoir en prendre à leur aise, dès que
leur plaie est fermée et que leur suppuration est réduite
à un suintement insignifiant. Chez d'autres sujets, la
lenteur du travail de réparation paraît être la conséquence d'un état général défectueux ou de conditions
hygiéniques mauvaises. Il suffit souvent alors de modifier ces conditions pour obtenir rapidement un résultat
que l'on ne pouvait obtenir au prix du traitement local
le plus rationnel et le plus minutieux. C'est ce que

Marginal notes:
Bonne épider-
misation.

Durée variable
de la période de
réparation.

Influences re-
tardantes.

nous observons chez certains enfants parisiens chétifs et scrofuleux, dont la plaie est le siège de productions fongueuses rebelles, tant qu'ils sont soignés dans la capitale, tandis que, si nous pouvons les envoyer au bord de la mer, à la condition toutefois qu'ils continuent de recevoir des soins locaux éclairés, l'épidermisation de leur foyer commence à se dessiner dès les premiers jours de leur nouvelle résidence et se complète en quelques semaines.

Importance des soins post-opératoires. Je désire, en terminant, appeler toute votre attention sur l'importance capitale de ce traitement post-opératoire. Il est au moins aussi délicat que l'opération elle-même et nécessite, pour être mené à bonne fin, une expérience qui ne peut être que le fruit d'une longue pratique.

Je ne doute pas que, si l'on connaissait à fond le détail des soins reçus par les malades qui figurent dans les diverses statistiques ayant trait à l'opération en question, on verrait que les plus beaux résultats appartiennent non aux plus brillants opérateurs, mais à ceux qui ont apporté le plus de soin, de méthode, de patience et de précautions antiseptiques dans leurs pansements consécutifs.

LEÇON XIII

LE CHOLESTÉATOME DE L'OREILLE

La question que je vais traiter aujourd'hui devant vous et par laquelle je veux clore la première série de mes leçons consacrée aux suppurations de l'oreille est une des plus curieuses, des plus intéressantes, mais encore, à l'heure qu'il est, une des plus obscures de la pathologie auriculaire : curieuse, parce qu'elle nous fournit un exemple d'un processus qu'on ne rencontre qu'exceptionnellement sur d'autres points de l'organisme ; intéressante, parce que la complication dont il s'agit est grave, au plus haut degré, par sa résistance à nos moyens d'action et par les accidents mortels qui en sont trop facilement la conséquence ; obscure enfin, parce que les théories qui ont surgi pour en expliquer la pathogénie prouvent assez par leur nombre même et leur variété combien l'accord est loin encore de régner à son égard entre otologistes et anatomo-pathologistes.

Vous savez qu'à l'état normal la muqueuse des cavités de l'oreille moyenne est tapissée par un épithélium cylindrique, muni, dans le voisinage de la trompe, de cils vibratiles. Or, dans certaines conditions pathologiques, à la faveur d'une mise en communication plus ou moins large de la caisse avec l'extérieur, à la suite de processus suppuratifs ayant perforé ou détruit le

Aperçu général du sujet.

Processus d'épidermisation sur les parois de l'oreille moyenne dans le cours des otorrhées.

tympan, il n'est pas rare de voir cette muqueuse devenir le siège d'un travail d'épidermisation aboutissant à la substitution, à son épithélium cylindrique, d'un véritable épiderme dont les cellules constituantes, trois fois supérieures en volume aux cellules cylindriques antérieures, présentent l'agencement caractéristique des diverses couches de l'épiderme cutané (réseau de Malpighi, cellules à éléidine, cellules cornées)..

Leur significa-
tion variable sui-
vant les cas.

Suivant les circonstances, ce processus aura une signification et des conséquences éminemment variables.

Épidermisation
curatrice.

Il est en effet souvent *curateur* : il représente alors la façon de se tarir des suppurations chroniques de l'oreille accompagnées de vastes pertes de substance tympanique, à travers lesquelles nous pouvons voir peu à peu un tissu sec et blanc nacré se substituer à la surface granuleuse et suppurante du fond de la caisse.

Épidermisa-
tion desquaman-
te non curatrice.

Chez d'autres sujets nous voyons l'otorrhée, notamment dans les cas où elle tire sa source des régions à drainage difficile, (l'attique et l'antre), se compliquer de l'exfoliation tenace de lamelles nacrées, composées de couches de cellules épidermiques emboîtées ; et, le jour où nous mettrons opératoirement le foyer suppuratif à découvert, nous trouverons ses parois tapissées de lamelles semblables, non encore desquamées, et, en les grattant, nous découvrirons fréquemment au-dessous d'elles des fongosités qui semblent jouer à leur égard le rôle d'une souche génératrice, tandis que, dans d'autres cas, les lamelles nacrées seront directement appliquées sur le périoste.

Épidermisa-
tion nocive abou-
tissant au cho-
lestéatome.

D'autre part, les formations épidermiques en question peuvent, dans une troisième variété, au lieu d'affecter la disposition lamellaire, se présenter sous forme

de masses arrondies, de dimensions variables, depuis
les globes minuscules décrits par Politzer et auxquels
il attribue une origine glandulaire, jusqu'aux plus
volumineux agglomérats atteignant les dimensions
d'une noix, d'une prune, voire même d'un œuf de
poule.

Mais, pour que de pareilles limites puissent être   Travail de raré-
atteintes, il faut bien que les cavités de l'oreille aient été   faction osseuse.
modifiées elles-mêmes dans leur étendue. C'est bien là
ce qui a lieu effectivement : d'abord emprisonnées
dans l'attique ou dans l'antre, sur la conformation desquels elles se moulent, les masses épidermiques provoquent autour d'elles un travail de raréfaction osseuse,
dont la pièce anatomique que je vous présente
vous offre un remarquable exemple : vous y voyez
la caisse et la totalité de la région mastoïdienne
converties en une énorme caverne largement mise au
jour par mon intervention (laquelle n'empêcha malheureusement pas le malade de succomber quelques
jours plus tard à un vaste abcès cérébelleux). Vous remarquerez en outre que, sur deux points, au niveau du
tegmen et au niveau du sillon sigmoïde, la caverne en
question présente de larges perforations spontanées, au
niveau desquelles la dure-mère et le sinus latéral se
montraient dénudés.

Chez d'autres sujets là perforation spontanée se produira au niveau de la paroi mastoïdienne externe ou
au niveau de la paroi postérieure du conduit auditif.

Les formations épidermiques qui remplissent les ca-   Caractères ob-
vités plus ou moins agrandies de l'oreille se présentent   jectifs du cho-
                                                              lestéatome.
sous l'aspect de masses arrondies, d'une teinte blanche,
légèrement jaunâtre, avec un reflet nacré caractéristique,
dû à l'interférence des rayons lumineux entre les cellules emboîtées. Si l'on pratique une coupe d'une de

ces masses, on constate qu'elle est formée d'une série de feuillets imbriqués concentriquement, à la façon des lamelles constitutives d'un oignon, mais que ces feuillets se dissocient et se détachent facilement. Parfois, mais non constamment, le centre est occupé par un noyau caséeux.

D'autre part, les parties périphériques qui baignent dans le pus peuvent se montrer désagrégées et atteintes d'une sorte de ramollissement putride accompagné d'une fétidité prononcée.

Les parties qui ont conservé leur intégrité offrent la consistance d'un marron cuit. Les parois de la cavité osseuse sont tapissées par des lamelles nacrées non encore détachées et entremêlées de fongosités. Là où elles sont perforées, on peut observer des produits similaires adhérents à la surface dénudée de la dure-mère.

Caractères microscopiques. L'examen microscopique des lamelles isolées ou agglomérées nous les montre formées par une série de couches de cellules juxtaposées, rappelant, ainsi que je vous l'ai dit plus haut, les diverses couches de l'épiderme normal. Fréquemment, mais non constamment, on observe, dans l'intervalle des cellules, des cristaux de cholestéarine, d'où la dénomination impropre (puisqu'elle s'appuie sur un caractère inconstant) de *cholestéatome* proposée par Joannes Muller. Cruveilhier, qui le premier fit mention de ces produits pathologiques, s'était servi, pour les caractériser, de l'expression de *tumeurs nacrées*, qui au moins avait l'avantage de ne pas préjuger de leur nature.

Cholestéatome indépendant de tout travail suppuratif. Il me reste, avant de quitter ce terrain de l'anatomie pathologique, à vous signaler une quatrième variété de cholestéatomes : celle qui se présente indépendante de tout processus suppuratif, actuel ou antérieur.

Dans ces conditions, le cholestéatome forme des

masses plus ou moins volumineuses, ayant la même structure que les produits épidermiques que nous venons d'étudier, mais entourées en outre d'une fine membrane d'enveloppe. Notez que cette forme n'est pas absolument propre aux cavités de l'oreille, mais qu'on en a rencontré des spécimens semblables dans d'autres os du crâne (frontal, occipital) et même à l'intérieur du crâne, à la surface de la dure-mère. Enfin elle s'est toujours montrée jusqu'ici unilatérale.

Virchow, dont les recherches anatomiques paraissent avoir particulièrement porté sur cette variété, y vit de véritables néoplasmes d'ordre hétéroplasique, c'est-à-dire caractérisée par l'apparition d'éléments anatomiques normalement étrangers à la région en question. La plupart des otologistes, au contraire, frappés de la coïncidence habituelle des produits cholestéatomateux avec les suppurations chroniques de l'oreille, et de la prédilection de leur développement dans certaines parties de l'oreille (antre, attique), d'où les produits pathologiques éprouvent des difficultés spéciales à s'éliminer, les ont considérés comme des déchets inflammatoires, résultant d'une transformation des éléments anatomiques de la muqueuse, à la faveur d'une suppuration prolongée, et qui s'accumulent dans les régions en question, par suite des mauvaises conditions de leur drainage naturel. Schmiegelow, de Copenhague, ne voit même là qu'un cas particulier des phénomènes anatomo-pathologiques accompagnant les suppurations prolongées des muqueuses. S'appuyant sur les modifications de la muqueuse nasale des ozéneux étudiées par Schuchardt, il nous montre, là comme dans les otorrhées chroniques, l'épithélium cylindrique disparaissant,

Théories diverses émises sur la pathogénie de l'affection.

Opinion de Virchow,

de Schmiegelow,

pour faire place à un véritable épiderme dont les couches cornées s'éliminent du nez, au fur et à mesure de leur desquamation.

Mais une objection se présente aussitôt à l'esprit : si les formations cholestéatomateuses sont le résultat de la suppuration chronique et de la rétention combinées, comment se fait-il que nous n'en observions pas d'exemples dans les autres foyers suppuratifs, notamment dans les sinus maxillaires, où les conditions de chronicité de la suppuration et la rétention sont, pour ainsi dire, idéalement réalisées ? Il y a donc là malgré tout quelque chose de spécial à l'oreille.

C'est ce que plus d'un auteur a compris et deux théories ont eu la prétention de donner la clef de l'énigme.

de Mikulicz, Böttcher, Küster, L'une plutôt favorable à la conception de Virchow a été défendue par Mikulicz, Böttcher, Küster. Ces auteurs ont pensé que les produits pathologiques en question dérivaient de quelque résidu du bourgeon épidermique issu du feuillet externe du blastoderme, dont l'enfoncement au niveau du premier arc branchial préside au développement de l'appareil auditif, et dont l'aqueduc du vestibule représente d'ailleurs une sorte de reliquat normal.

de Bezold, de Habermann. L'autre théorie plaide, au contraire, dans le sens du cholestéatome secondaire à l'otorrhée. Bezold et Habermann y ont surtout attaché leurs noms. Ces auteurs ont constaté la présence, dans un certain nombre de cas d'otorrhée compliquée de cholestéatomes, d'une traînée d'épiderme qui, partant du conduit auditif, franchissait la perforation tympanique et, pénétrant dans la caisse, allait aboutir à l'amas cholestéatomateux occupant l'attique ou l'antre. Chez d'autres sujets, c'est au niveau d'une fistule mastoïdienne qu'a été noté

le passage de la traînée épidermique reliant le cholestéatome central à l'épiderme de la peau du crâne.

Forts de ces constatations, les auteurs en question
ont pensé que l'épidermisation pathologique des cavités de l'oreille moyenne aboutissant ou non à l'accumulation de masses cholestéatomateuses était due à une
sorte d'invasion de ces cavités par un bourgeonnement
épidermique tirant son origine des territoires cutanés
avoisinants, mais exigeant, comme condition *sine quâ
non*, une mise en continuité de la muqueuse tympanique avec ces territoires, par le fait d'une perforation
tympanique ou de l'établissement d'une fistule mastoïdienne.

Parmi les nombreuses théories proposées pour expliquer la genèse du cholestéatome de l'oreille, j'ai tenu à
ne vous citer que les plus typiques. Vous voyez que le
nombre en est déjà imposant. Essayons maintenant
de conclure.

Aucune des théories précédentes ne peut expliquer la totalité des faits.

Vous remarquerez d'abord qu'aucune de ces théories
ne saurait avoir la prétention de s'appliquer, à l'exclusion des autres, à la totalité des faits. Chacune est en
effet passible d'objections :

A celle de Virchow on opposera les faits précis de
cholestéatome secondaire à l'otorrhée :

A celle de Schmiegelow l'absence de cholestéatome
dans des cavités suppurantes telles que le sinus maxillaire, où les conditions de chronicité de la suppuration
et de rétention de ses déchets sont tout aussi bien réalisées que dans l'antre ou l'attique ;

A celle de Bezold et d'Habermann enfin, les faits
bien établis de cholestéatome chez des sujets dont le
tympan est intact et dont l'oreille n'a jamais suppuré.

En présence de ces faits disparates et contradictoires,
on tend généralement à admettre aujourd'hui l'exis-

tence de deux variétés de cholestéatome : l'une primitive, paraissant avoir une prédilection marquée pour
les cavités de l'oreille moyenne, peut-être en raison des
particularités embryologiques mentionnées plus haut,
mais pouvant aussi, bien qu'exceptionnellement, se
montrer dans d'autres régions du crâne ; l'autre secondaire aux vieilles otorrhées, qui pourrait bien, conformément aux faits notés par Bezold et Habermann, tirer
son origine d'une sorte d'invasion épidermique se faisant à travers la solution de continuité du tympan, ou
à travers quelque trajet fistuleux mettant directement
la muqueuse antrale en continuité de tissu avec le tégument extérieur.

Mais pourquoi dans certains cas cette épidermisation offre-t-elle les caractères d'un processus cicatriciel,
curateur, tandis que, dans d'autres, elle se manifeste
par une desquamation incessante, aboutissant à des
accumulations de produits pathologiques, bien moins
favorables à la cessation de la suppuration qu'à son en-
tretien et à son extension au voisinage ?

Le premier cas nous paraît se produire lorsque le
processus suppuratif est limité à la caisse à proprement
parler et que cette cavité communique largement
avec le conduit par une vaste perte de substance du
tympan.

Le second serait au contraire la conséquence de la
pénétration du tissu épidermique dans les régions an-
fractueuses de l'oreille moyenne (attique, antre), ne
pouvant évacuer leurs déchets inflammatoires que par
des trajets étroits et tortueux aboutissant à de minces
perforations. Il semble se passer alors dans ces cavités
ce que nous observons au niveau de certains territoires
cutanés des sujets obèses affectés d'érythème intertri-
go ; à la faveur de la chaleur et de l'humidité entrete-

nue par une suppuration incessante, les éléments épidermiques venus du dehors, au lieu de rester à l'état de dépôts sur les parois de la cavité, se gonflent, prolifèrent, se desquament, s'accumulent, formant des amas plus ou moins volumineux, puis fermentent et deviennent, à leur tour, les agents d'un processus infectieux qui, d'abord localisé à l'oreille, peut ultérieurement, par une sorte d'usure ulcéreuse du tissu osseux, gagner les organes intracrâniens.

Développement secondaire de fermentations putrides.

Les mêmes phénomènes de fermentation putride pourront se produire secondairement, au niveau d'un cholestéatome primitif, occupant depuis des années les cavités de l'oreille et demeuré jusqu'alors latent, le jour où une otite suppurée d'origine quelconque viendra à éclater. Cette otite provoquant la rupture du tympan sera, en quelque sorte, l'occasion de la découverte du cholestéatome ; mais, si l'on prend en considération l'époque relativement peu éloignée du début de la suppuration, on évitera de tomber dans l'erreur d'interprétation consistant à méconnaître le caractère primitif de l'amas épidermique.

Mais ce point n'a qu'un intérêt théorique : une fois infecté, le cholestéatome se comporte cliniquement de la même façon, qu'il soit antérieur ou secondaire à la suppuration.

Caractères cliniques.

Je pense donc, qu'au point de vue de la clinique, il y a tout avantage à décrire successivement le cholestéatome sans otorrhée et le cholestéatome avec otorrhée.

Si la première forme est exceptionnelle, cela tient sans doute à ce qu'elle est généralement latente. Pourtant des cas ont été publiés dans lesquels l'affection se révélait subjectivement par des phénomènes vertigi-

Latence habituelle du cholestéatome sans otorrhée.

neux résultant de la compression labyrinthique et ob-
jectivement par une voussure et une teinte jaune clair
de la membrane tympanique soulevée par la masse cholestéatomateuse accumulée dans la caisse.

Dans les cas infiniment plus fréquents où le cholestéatome coïncide avec une suppuration de l'oreille, il
se révèle otoscopiquement par la présence de lamelles
nacrées en desquamation, encombrant le champ de la
perforation tympanique. Celle-ci a le plus souvent
alors son siège au niveau de la membrane de Schrapnell, au-dessus de la petite apophyse du marteau, ou
bien en arrière du marteau, dans la région de l'enclume
et de l'*aditus ad antrum*. Dans ces conditions, les meil-
leurs renseignements nous sont fournis par la canule
de Hartmann, ce merveilleux petit instrument de diagnostic et de traitement dont j'ai déjà eu si souvent
l'occasion de vous parler. Introduite à travers la perforation tympanique, son orifice dirigé en haut, vers la
région de l'attique, ou obliquement en haut et en arrière
vers l'aditus, cette canule permet, par le jet en ricochet qu'elle fournit, de faire pénétrer le liquide détersif
dans des régions autrement inaccessibles de l'oreille
moyenne et provoque l'expulsion d'une quantité souvent insoupçonnable à l'avance de lamelles et d'agglomérats cholestéatomateux, dont l'abondance même
donnera une idée des dimensions de la caverne osseuse
pathologique d'où émanent ces produits. Souvent, en
même temps que ces débris épidermiques, le lavage
déterminera l'expulsion de pus fétide, entremêlé de
grumeaux et parfois de petites fongosités détachées par
la force du courant.

Dans certains cas, dont j'ai observé plusieurs exemples, les lavages cessent, au bout de quelques jours, de
provoquer l'élimination de nouvelles lamelles, l'amas

Cholestéatome
avec otorrhée.
Siège de prédi-
lection.

Services ren-
dus, en pareil
cas, par la ca-
nule de Hart-
mann.

cholestéatomateux emprisonné dans l'antre ou l'attique ne se laissant plus dissocier par l'eau injectée, mais sa présence se manifeste de loin par une fétidité du fond de l'oreille, résistant à tous les désinfectants que l'on cherche à faire pénétrer dans le foyer. Seules l'ouverture chirurgicale de l'oreille et l'expulsion en masse du corps de délit peuvent avoir raison de ce symptôme tenace. A un moment donné (et ce peut être là la première manifestation clinique de l'affection), le cholestéatome se révèle par des phénomènes de perforation osseuse dont les conséquences sont bien différentes suivant que la perforation porte sur la paroi mastoïdienne externe ou antérieure (paroi postérieure du conduit), ou qu'au contraire elle se produit vers la cavité crânienne, au niveau du tegmen ou du sillon sigmoïde.

Dans le premier cas, le tableau clinique est celui d'une poussée de mastoïdite aiguë, survenant dans le cours d'une otorrhée chronique. Un gonflement douloureux bientôt accompagné de rougeur de la peau apparaît derrière le pavillon qui se montre comme écarté du crâne tandis que le soulèvement du tégument de la paroi postérieure du conduit rétrécit d'autant la lumière de ce dernier.

La palpation de la région mastoïdienne permet non seulement de constater l'infiltration des tissus sous-cutanés, mais parfois même d'apprécier l'amincissement de la paroi mastoïdienne réduite à une mince coque déjà en partie perforée, qui se laisse défoncer sous la pression du doigt, tandis que, par l'effet de cette même pression, un flot de pus s'échappe du conduit.

L'ouverture chirurgicale de l'apophyse, impérieusement indiquée en pareil cas, met au grand jour les ravages anatomo-pathologiques que je vous ai suffisamment décrits tout à l'heure pour n'avoir pas à y revenir ici.

[marginalia] Fétidité persistante de l'oreille dans les cas où le cholestéatome ne peut-être expulsé.

[marginalia] Phénomènes de perforation osseuse :

[marginalia] 1° au niveau de la paroi mastoïdienne externe ;

2° au niveau de la paroi sous-dure-mérienne.

Dans la seconde hypothèse, c'est-à-dire quand, à la suite de la dénudation de la dure-mère, au niveau du tegmen ou du sillon sigmoïde, l'infection aura gagné soit la cavité arachnoïdienne, soit le lobe sphénoïdal du cerveau en haut, soit le sinus latéral ou le cervelet en arrière, nous serons avertis de cette grave complica-

Danger d'infection intracrânienne.

tion par un ensemble de symptômes caractéristiques dont je réserve la description pour une leçon ultérieure. Je veux seulement aujourd'hui appeler votre attention sur ce fait, que trop souvent ce sont les symptômes en question qui seuls éveillent l'alarme dans l'entourage des malades et qu'ils auront pu déjà faire leur apparition lorsque vous serez pour la première fois consultés à ce sujet.

Telle fut l'histoire du malade dont je faisais tout à l'heure circuler le rocher parmi vous : lorsqu'il se présenta pour la première fois à cette clinique, il souffrait déjà de la céphalée et des vertiges qui devaient s'accentuer les jours suivants, aboutir à un foudroyant et court coma et trouver leur explication, à l'autopsie, dans un énorme abcès cérébelleux.

Ces redoutables accidents peuvent assurément se montrer dans les formes non cholestatéomateuses des otorrhées chroniques, mais il est incontestable que le cholestéatome y expose tout particulièrement les malades, par suite du terrain particulièrement favorable qu'il paraît offrir aux fermentations putrides. C'est cette menace constante de complications intracrâniennes qui confère au pronostic de l'affection en question une gravité toute spéciale.

Ténacité de l'affection.

Ce pronostic est d'autre part assombri par le caractère tenace des lésions. Une fois que des phénomènes de desquamation épidermique ont commencé à se produire à la surface d'un foyer pétreux ou mastoïdien, il n'est pas pour l'otologiste de tâche plus difficile que de tarir, une fois pour toutes, ce processus.

Je vais revenir sur ce point à propos du traitement du cholestéatome de l'oreille qu'il me reste à aborder maintenant.

Ici comme ailleurs nous nous conformerons au principe qui, en dehors de l'urgence créée par des symptômes menaçants, doit gouverner toute bonne thérapeutique, c'est-à-dire que nous procéderons du simple au composé. *Indications thérapeutiques.*

En présence d'une perforation tympanique, au niveau de laquelle se montre une accumulation de produits cholestéatomateux, la première indication est de nettoyer le foyer à fond. Nous ne saurions mieux y répondre que par l'emploi de la canule de Hartmann qui nous permettra de faire pénétrer le liquide détersif dans toutes les anfractuosités de la région suppurante, puis, quand tout aura été expulsé, d'en modifier les parois par l'injection d'une solution de chlorure de zinc à $1/10^e$ ou même à $1/5^e$. *Nettoyage du foyer, au moyen de la canule de Hartmann, suivi de cautérisations.*

Dans certains cas favorables, ces manœuvres, suivies de pulvérisations iodoformées et de tamponnements pratiqués jusqu'à travers la perforation, pourront donner un résultat radical.

Mais trop souvent elles se montrent insuffisantes et la suppuration, accompagnée de son cortège de desquamation épidermique, continue désespérément. Si, dans ces circonstances, le foyer paraît limité à l'attique, on sera autorisé, avant d'en arriver à de sérieux délabrements chirurgicaux, à tenter préalablement l'extraction des deux premiers osselets souvent atteints d'ostéite fongueuse, cette intervention offrant l'avantage de *En cas d'échec, extraction des osselets, quand les lésions paraissent limitées à l'attique.*

mettre l'attique en large communication avec la caisse et d'en faciliter le curettage et le drainage.

Si les lésions paraissent étendues à toute l'oreille moyenne, évidemment attiquo-antral. L'échec de cette nouvelle tentative nous mettra dans la nécessité de recourir à une mesure plus radicale : l'ouverture large de toutes les cavités de l'oreille moyenne par la méthode Stacke-Zaufal que je vous ai décrite lors de notre dernière entrevue.

Nécessité de modifier la surface du foyer. L'indication dominante de l'opération en question pratiquée en pareilles circonstances consiste, après avoir ouvert largement le foyer, à en *modifier* la surface, de façon à mettre définitivement un terme aux formations cholestéatomateuses.

Or c'est là, ainsi que je vous l'ai dit plus haut, une tâche des plus difficiles à remplir. Trop souvent le curettage le plus énergique, le plus complet, suivi de l'emploi des solutions caustiques les plus concentrées, n'aboutit pas au résultat désiré. Zaufal recommande, comme une très efficace mesure à cet égard, l'emploi Emploi du thermo-cautère. du thermo-cautère fin appliqué sur la totalité de la surface du foyer. Je n'ai pas, pour mon compte, fait l'essai de cette méthode dont l'application ne me paraît pas exempte de dangers dans la région de l'aqueduc de Fallope, et j'ai adopté depuis ces dernières années une méthode différente communément exécutée en Allemagne, avec quelques variantes, dans les faits semblables et qui trouve son indication spéciale dans les cas de vaste destruction osseuse, à l'égard desquels le conduit auditif représente une voie de drainage et de surveillance ultérieure insuffisante.

Méthode de l'ouverture permanente rétro-auricularie. La méthode en question vise à modifier complètement les conditions du foyer osseux en le mettant en large communication avec l'extérieur par la création d'une ouverture permanente derrière l'oreille.

Dès lors, plus d'humidité, ni de rétention possible

dans la cavité pathologique; en outre, les lambeaux cutanés appliqués sur sa surface ne tardent pas à s'y greffer et à devenir le point de départ, l'*amorce*, pour ainsi dire, d'une épidermisation, cette fois de bon aloi, qui gagne bientôt la totalité du foyer, épargnant aux malades des mois de suppuration et de pansements.

Le procédé auquel j'ai habituellement recours et que plusieurs d'entre vous ont pu me voir appliquer, il y a quelques jours, sur une fillette de 6 ans, est celui de Kretschmann, de Magdebourg. Il consiste, une fois le foyer ouvert et curetté, à pratiquer à 2 centimètres environ, en arrière de la première incision rétro-auriculaire et parallèlement à elle, une seconde incision, puis à les réunir toutes deux, à leur partie moyenne, par une petite incision, intéressant comme elles le périoste. Les deux lambeaux quadrangulaires ainsi obtenus sont disséqués avec leur périoste, l'un de bas en haut, l'autre de haut en bas, puis appliqués sur le bord correspondant de la brèche osseuse et maintenus en place par des sutures obliques. Le tamponnement avec la gaze employée pour le pansement contribue à assurer le maintien des lambeaux dans leur position respective.

Quand, dans deux jours (ce qui fera 6 jours écoulés depuis l'opération), je lèverai devant vous le pansement de ma petite opérée, je ne doute pas que vous ne trouviez déjà les lambeaux soudés à leur surface osseuse respective. Leur extrémité libre seule se montrera encore mobile, mais ne tardera pas à adhérer, à son tour, à l'os, par le fait du travail de cicatrisation.

Cette méthode aura l'avantage d'abréger considérablement la durée des soins consécutifs, de tarir une fois pour toutes les formations cholestéatomateuses et nous mettra à l'abri de tonte surprise désagréable dans l'avenir, en faisant du vaste foyer dont vous avez pu constater

la profondeur et l'étendue, lors de l'opération, une
simple dépression de la peau extrêmement facile à
inspecter et à maintenir propre. J'ajoute que la déformation consécutive de la région n'est pas, à beaucoup
près, aussi disgracieuse qu'on pourrait le craindre,
qu'elle est d'ailleurs facilement dissimulable sous les
cheveux, qu'enfin rien ne serait plus simple ultérieurement, après constatation prolongée de la guérison radicale, que de la faire disparaître, en affrontant, après
avivement, les bords de la dépression, qui continuera
d'ailleurs à être en communication avec l'extérieur par
le conduit auditif.

LEÇON XIV

EMPYÈME DU SINUS MAXILLAIRE

J'ai terminé dans ma dernière leçon l'étude des suppurations de l'oreille moyenne. Je puis donc aborder
aujourd'hui, conformément au programme que je me
suis tracé, celle des suppurations des cavités accessoires
des fosses nasales, et je commence par l'empyème du
sinus maxillaire, le plus fréquemment observé.

Nos connaissances cliniques, relativement à cette
affection, sont de date toute récente. Il eût été d'ailleurs difficile aux médecins de l'époque prérhinosco-
pique de s'en faire une idée exacte, étant donné que,
dans la très grande majorité des cas, ainsi que j'aurai
l'occasion d'y insister ultérieurement, les signes, par
lesquels elle se manifeste, sont presque exclusivement
d'ordre rhinoscopique, les symptômes subjectifs accusés par les malades prêtant plutôt à la confusion avec
d'autres affections nasales. Aussi la description qu'en
donnèrent les anciens auteurs, basée sur l'observation
de cas exceptionnels de kystes suppurés du sinus ou de
périostite, d'origine dentaire, de sa paroi antérieure, ne
correspond-elle aucunement aux notions que nous
avons acquises et à la conception nouvelle que nous
nous sommes faite de la maladie, à la faveur de l'inspection méthodique des fosses nasales.

L'empyème
maxillaire n'est
bien connu clini-
quement que de-
puis la rhinosco-
pie.

Travaux
de Ziem.

Sans vouloir me livrer ici à une étude historique
détaillée, je dois vous dire qu'un homme a joué un
rôle tout à fait décisif dans cette révolution. C'est à
Ziem (de Danzig) que revient en effet le mérite d'avoir
montré, dans un travail publié en 1886, que, dans la
grande majorité des cas, l'empyème maxillaire est une
affection latente, se traduisant uniquement cliniquement par un écoulement purulent, au niveau du méat
moyen de la fosse nasale correspondante, avec ou sans
accompagnement de productions polypeuses. Partien-
larité curieuse qui établit bien la part du hasard et des
circonstances dans nos progrès scientifiques : Ziem fut
conduit aux recherches qui devaient illustrer son nom par
un empyème maxillaire contracté par lui-même et compliqué, à la suite d'un accident opératoire, d'accidents
infectieux qui parurent mettre ses jours en danger. Il
était naturel que la même affection excitât ultérieurement
son intérêt chez les autres, et il fut ainsi amené à l'étudier avec grand soin et à en fixer la symptomatologie
vraie. Un autre nom que l'on ne peut se défendre de
citer, à propos de l'historique de cette question, est
celui de Heryng, de Varsovie, à qui nous sommes redevables de la méthode de la translumination des cavités de la face, qui constitue, pour le diagnostic de
l'empyème maxillaire, le moyen le plus péremptoire
dont nous disposons.

Je vous demande la permission de faire précéder
mon exposé clinique de la question de quelques courtes
considérations anatomiques, indispensables pour la
facile compréhension de ce qui suivra.

Considérations
anatomiques.

Vous savez que l'os maxillaire supérieur est creusé
d'une cavité, le sinus qui porte son nom, ou antre

d'Highmore, tendant à reproduire en creux sa forme pyramidale extérieure. Cette reproduction est plus ou moins exacte, suivant que la cavité s'étend plus ou moins loin dans chacune des apophyses de l'os, et, sous ce rapport, les dissections nous révèlent, d'un os à l'autre, les écarts les plus considérables. Ces divergences peuvent même exister entre les deux maxillaires d'une même face. Il est donc impossible d'énoncer à priori, dans un cas déterminé, quelle est la capacité d'un sinus et jusqu'où il s'étend dans les diverses directions.

Ce qui rendrait cette évaluation essentiellement trompeuse, c'est le développement éminemment variable de la couche osseuse qui sépare la paroi du sinus de la surface de l'os. Cette couche est parfois tellement considérable que le sinus est réduit à une cavité irrégulièrement arrondie, sans prolongements vers les apophyses, et n'atteignant, dans la direction du bord alvéolaire, que le fond de l'alvéole des deux premières grosses molaires, celles, entre toutes les dents, dont les racines se rapprochent le plus de la cavité du sinus. Dans certains cas de développement minimum de l'antre, l'alvéole de ces dents est séparé de la cavité sinusienne par une couche de tissu spongieux qui va s'épaississant en arrière, vers la dent de sagesse, mais bien plus, en avant, vers les incisives, dont elle maintient l'alvéole constamment éloigné de la cavité antrale, même sur les os où le sinus se montre le plus développé.

Par un mécanisme inverse, lorsque la couche de tissu spongieux en question est peu considérable, la cavité du sinus tend à se rapprocher de la surface extérieure de l'os, et émet des prolongements correspondant à chacune de ses saillies apophysaires. Zuckerkandl a décrit cinq prolongements ainsi constitués : un alvéolaire ou inférieur, creusé dans le bord inférieur

Dimensions variables du sinus maxillaire.

Rapports de son plancher avec les alvéoles dentaires.

Prolongements du sinus.

de l'os, un palatin, résultant de la pénétration de la
cavité de l'antre dans l'intervalle des deux lames de
l'apophyse palatine du maxillaire, un sous-orbitaire,
correspondant à l'apophyse montante ; un zygomatique,
formé par la continuation de la cavité du sinus dans
l'apophyse de ce nom et séparé du précédent par une
crête qui correspond au canal osseux du nerf sous-
orbitaire, enfin un prolongement postérieur, creusé
dans l'épaisseur de l'apophyse orbitaire de l'os palatin.

De tous ces prolongements, le premier présente, au
point de vue de la pathologie du sinus, de beaucoup la
plus grande importance. En effet, dans les cas où il est
très développé, l'antre n'a pour paroi, sous le bord
alvéolaire, que le fond de l'alvéole d'un certain nombre
de dents, dans l'intervalle compris entre la deuxième
grosse molaire et la canine, et, quand on a l'occasion
d'ouvrir un sinus réalisant cette disposition, on voit
les alvéoles en question faire saillie à son intérieur,
comme autant de petits mamelons ; parfois même la
paroi alvéolaire de certaines racines fait défaut et celles-
ci plongent directement dans la cavité sinusienne.

Je n'ai pas à vous faire ressortir l'importance de ces
détails. Ils vous font pressentir la solidarité qui existe
entre la pathologie dentaire et celle du sinus ; ils vous
expliquent l'ouverture de l'antre, consécutive à certaines
extractions dentaires ; enfin ils vous donnent la raison
du rôle prépondérant joué par la carie des deux grosses
molaires dans la pathogénie des suppurations du sinus.

Rapports du
sinus avec la ca-
vité nasale.
Les rapports du sinus maxillaire avec les dents ne
sont, en somme, que des rapports de voisinage ; avec
la cavité nasale il présente en outre des rapports de
continuité ; c'est en effet la même muqueuse qui, subissant de légères modifications de texture, passe de
l'une des cavités dans l'antre. L'inspection de l'orifice

du sinus maxillaire, sur le squelette et surtout sur le maxillaire isolé, donne une idée très inexacte de sa disposition sur le vivant. Déjà, sur le squelette, ce large orifice se trouve rétréci par l'adjonction de l'os palatin en arrière, du cornet inférieur en bas, et de l'ethmoïde. C'est surtout ce dernier os qui, par certains de ses prolongements, prépare, pour ainsi dire l'aspect spécial de la région en question, à l'état frais. L'ethmoïde présente en effet, au-dessous du méat moyen, d'une part, une saillie arrondie, en forme de bulle, connue effectivement sous le nom de *bulle ethmoïdale*, d'autre part, une saillie mince, allongée, recourbée en forme de cimeterre, et placée au-dessous de la bulle qu'elle embrasse dans sa concavité : c'est l'*apophyse uniforme*. A l'état frais, la muqueuse nasale adossée à celle du sinus, remplit l'intervalle compris entre l'apophyse et la bulle, formant un sillon profond, courbe à concavité supérieure, étroit dans sa portion inférieure qui correspond à l'*hyatus semi-lunaire* des auteurs allemands, mais s'élargissant en haut et en avant pour former l'*infundibulum*.

Quand on examine, sur le cadavre, la région du méat moyen, on découvre aussitôt le sillon que je viens de vous décrire, et en écartant ses lèvres, on distingue, dans sa portion postérieure étroite et profonde, un petit orifice généralement allongé d'avant en arrière : c'est l'*ostium maxillare* ou orifice constant par lequel le sinus communique avec la fosse nasale correspondante.

L'ostium est assez variable dans sa forme et dans ses dimensions. Exceptionnellement circulaire, il est le plus ordinairement, comme je viens de vous le dire, allongé d'avant en arrière, présentant un contour elliptique ou réniforme. Le plus petit que Zuckerkandl ait rencontré dans ses dissections était arrondi et mesurait

Ostium maxillare.

seulement trois millimètres de diamètre ; le plus grand
mesurait dix-neuf millimètres de long et cinq millimètres de large. Cet auteur ajoute que, dans la majorité
des cas, sa longueur varie entre 7 et 11 millimètres et
sa largeur entre 2 et 6 millimètres.

Sa situation dé-
favorable   pour
l'écoulement du
pus sinusien. Ce qui nous intéresse surtout, au point de vue de la
pathologie du sinus, c'est que cet orifice s'ouvre dans
l'antre, tout contre sa paroi supérieure, et débouche,
d'autre part, au fond d'un sillon étroit, formé d'une
muqueuse tuméfiable et dont la lèvre inférieure se re-
lève fortement, en dépassant souvent le niveau de la
paroi supérieure du sinus, conditions défavorables, au
suprême degré, pour l'écoulement naturel du pus formé à l'intérieur de l'antre. Je dois ajouter que l'ostium
regardant obliquement en haut et en arrière offre la
disposition la plus désavantageuse pour nos tentatives
de cathétérisme, si même nous faisons abstraction de
l'obstacle créé pour cette manœuvre par la présence du
cornet moyen.

Ostium
accessoire. Indépendamment de l'orifice que je viens de vous décrire, Giraldès en a mentionné un autre, inconstant,
l'*ostium maxillaire accessoire,* situé hors de l'hyatus, en
arrière et au-dessous du précédent, et correspondant, sur
le squelette, à l'intervalle compris entre l'apophyse unciforme et l'os palatin. Cet orifice a été, depuis, trouvé
par Zuckerkandl dans un neuvième ou dixième des cas. Il
est arrondi et limité par un bord tranchant. Ses dimensions varient entre celles d'un grain de millet et celles
d'une lentille. Quand il existe, il est généralement bilatéral. Tout inconstante que soit son existence, cet orifice n'est pas sans importance, au point de vue de la
pathologie de l'antre ; en effet, n'étant pas exposé
comme le premier à disparaître derrière le gonflement
de la muqueuse de l'hyatus, et occupant une situation

plus déclive, il se prête mieux que lui, à l'écoulement du pus épanché dans le sinus. Killian réussit même à l'utiliser pour pratiquer des lavages dans cette cavité, à l'aide d'une sonde.

La membrane muqueuse qui tapisse l'intérieur du sinus maxillaire ne rappelle les caractères macroscopiques de la pituitaire que dans le voisinage de l'*ostium maxillare*. Dans la plus grande partie de son étendue, sa pâleur et sa minceur lui donnent une extrême analogie d'aspect avec une membrane séreuse. Quand on la saisit avec une pince, on constate qu'elle se sépare assez facilement en deux feuillets : l'un superficiel, constituant la couche muqueuse, à proprement parler ; l'autre profond, adhérant à l'os, à l'égard duquel il joue le rôle de périoste. L'intervalle de ces feuillets est occupé par du tissu cellulaire lâche, très apte à se gonfler sous l'influence des infiltrations inflammatoires. En fait, il est curieux d'observer avec quelle facilité, à la suite d'une suppuration datant seulement de quelques semaines, cette muqueuse mince et pâle se transforme en une couche de tissu fongueux et myxomateux dont l'épaisseur atteint rapidement et dépasse bientôt un centimètre.

Muqueuse du sinus.

Cet épaississement remarquable de la muqueuse sinusienne, avec transformation fongueuse et myxomatense, constitue la lésion essentielle et constante de l'empyème maxillaire. Nous la retrouverons dans l'empyème des autres cavités accessoires des fosses nasales. Et je vous répète que ce n'est pas là la conséquence d'un processus ancien et invétéré. Il m'est arrivé en effet d'opérer des cas datant de quelques semaines et

Anatomie pathologique de l'empyème maxillaire.

Modifications de la muqueuse.

de constater que la muqueuse présentait déjà une épaisseur d'un bon centimètre.

Quand on examine au microscope des coupes de la
muqueuse ainsi transformée, on y constate des modifications analogues à celles que je vous ai décrites, à
propos de l'anatomie pathologique de la muqueuse
tympanique, à la suite des otorrhées tant soit peu prolongées : chute de l'épithélium, infiltration du chorion
de là muqueuse par des leucocytes, dilatation énorme
des vaisseaux. Mais, à un degré de plus, nous observons dans la muqueuse sinusienne une modification
particulière, consistant en une sorte d'état œdémateux,
aboutissant bientôt à la formation de myxomes qui encombrent la cavité de l'antre. Ces lésions restent rarement limitées à la cavité en question : soit par continuité de tissu, soit par le fait de l'irritation et de l'infection exercées par l'écoulement ininterrompu du pus,

Extension des lésions à la mu- queuse du méat moyen. au niveau de l'hyatus semi-lunaire, la muqueuse de
cette dernière région se transforme à son tour, s'hy-
pertrophiant au point que la lèvre interne de l'hyatus,
ainsi que l'a fort bien montré Kaufmann (de Prague),
arrive à former un gros bourrelet simulant, à la rhinoscopie, le véritable cornet moyen qui se trouve refoulé en haut et masqué ; d'où une apparence rhinoscopique trompeuse, sur laquelle je me propose de
revenir. De même que la muqueuse sinusienne, celle
du méat moyen subit en outre presque invariablement,
au bout de peu de temps, la transformation myxomateuse ; d'où la coexistence si fréquente de polypes muqueux du méat moyen avec les suppurations sinusiennes, de quelque durée. La muqueuse ainsi transformée
est constamment baignée par un pus ayant des caractères très particuliers, même comparativement avec
les autres empyèmes péri-nasaux. Ces caractères, il les

doit d'une part à sa fréquente origine dentaire et au voisinage de la bouche, mais surtout à la rétention qui, ainsi que je vous l'ai dit plus haut, est la conséquence forcée de la situation de l'*ostium maxillare*. Ce pus ne s'écoule en effet du sinus que par trop plein, et comme, d'autre part, il communique librement avec l'air, il se trouve réaliser les meilleures conditions pour le développement de fermentations putrides. Il présente en effet presque constamment la fétidité très forte, particulière aux suppurations buccales, d'origine dentaire.

Caractères objectifs du pus.

Je n'ai noté l'absence de cette fétidité dentaire que dans des cas récents et indépendants de toute carie dentaire. Dans les mêmes conditions, le pus peut se montrer bien lié ; mais, pour peu, au contraire, que la suppuration date de plusieurs mois, il est mal lié et chargé de grumeaux. Parfois même, et notamment dans les cas tout à fait anciens, ou bien dans les cas de sinus partiellement cloisonnés, réalisant les conditions les plus désavantageuses pour l'écoulement du pus, il arrive que celui-ci se concrète sous forme d'énormes masses caséeuses, remplissant, non seulement les anfractuosités du sinus, mais pouvant même s'accumuler dans le méat moyen.

L'observation de plusieurs faits de cet ordre m'a amené à l'opinion, que les prétendus cas de *rhinite caséeuse* publiés par certains auteurs devaient être rangés dans cette catégorie, et que l'entité pathologique en question n'existait pas. En raison de la libre communication de l'empyème maxillaire avec l'air, il va sans dire que l'examen bactériologique du pus n'offre d'intérêt que dans les cas récents. En effet, pour peu que la suppuration soit ancienne, il se produit dans le foyer des infections secondaires, d'où la multiplicité des espèces microbiennes observées dans le pus, en pareil cas.

Les caractères
bactériologiques.
Voici par exemple le résultat de l'examen bactériologique d'un pus provenant d'un empyème maxillaire
chronique, d'origine dentaire, dont j'avais confié un
échantillon à mon ami le D* Ledoux Lebard, à cette
époque, chef du laboratoire de l'hôpital des Enfants
malades. Ce pus renfermait :

1° Des amas de cocci (staphylocoques) ;

2° Du diplocoque ;

3° De longs filaments composés de courts articles,
arrondis, ovales ou bacillaires ;

4° Des bacilles isolés :

5° Des microcoques plus ou moins volumineux.

Quand, au contraire, l'empyème maxillaire est de
date récente et s'est développé à la suite d'une infection d'origine nasale, l'examen bactériologique peut y
déceler l'agent pathogène à l'état de pureté. J'en ai
observé dans ma pratique deux remarquables exemples
dans le premier cas, il s'agissait d'une femme de 65 ans
ne présentant pas de carie dentaire au niveau des molaires et dont la sinusite apparut dans le cours d'un
érysipèle facial développé lui-même à l'occasion d'une
petite épidémie régionale de cette affection : bien que
je n'aie été appelé à examiner la malade que plusieurs
mois après le début de son affection, le pus du sinus
examiné, sur ma prière, par le D* Ledoux Lebard ne
contenait, en fait d'autres espèces microbiennes, que des
streptocoques.

Le deuxième fait est relatif à un jeune étudiant en
médecine qui, à la suite de l'autopsie d'un sujet mort
de pneumonie, fut pris d'une sinusite fronto-maxillaire
gauche. Il ne présentait d'ailleurs aucune trace de carie
dentaire. L'examen du pus extrait de son méat moyen
y révéla exclusivement des pneumocoques.

Étiologie.
La situation intermédiaire de l'antre d'Highmore,

entre les alvéoles dentaires et la cavité nasale l'expose
à être infecté par cette double voie. C'est bien à tort, à
notre sens, que le monde des rhinologistes, s'était, à
un moment donné, partagé en deux camps, à propos
de la pathogénie de l'empyème maxillaire, les uns pré-
tendant que l'infection était constamment d'origine
dentaire, les autres voulant qu'elle fût d'origine nasale.
En fait, l'observation clinique nous montre ces deux
ordres de causes intervenant tour à tour, indépendamment les unes des autres, et à peu près, je crois dans
dans la même proportion. Tantôt, en effet, nous voyons
les premiers signes de l'empyème se montrer dans le
cours d'une maladie générale, infectieuse, compliquée
de localisation sur la muqueuse nasale et tout particulièrement dans le cours de la grippe. Lorsque, en
même temps, ainsi que j'en ai observé plusieurs exemples, il n'existe pas de carie dentaire au niveau des molaires de la moitié correspondante du maxillaire supérieure, l'origine dentaire de l'empyème ne peut évidemment être invoquée et son origine nasale est de toute
évidence. Réciproquement vous rencontrerez des cas
où le malade commence à moucher du pus, en même
temps qu'il éprouve des phénomènes douloureux, au
niveau de l'une des grosses molaires voisines du sinus
correspondant, ou bien, à l'occasion de l'extraction de
l'une de ces dents, ou, plus souvent encore, à propos
de manœuvres quelconques (plombage, déplombage,
cautérisations…, etc.) à leur niveau. L'origine de l'empyème est alors aussi manifestement dentaire qu'elle
était nasale dans le premier cas.

Une observation de Schutz (de Manheim) paraît établir assez clairement la façon dont les choses se passent
lorsque l'empyème se manifeste à la suite d'une extraction
dentaire.

Origine nasale ou dentaire.

Mécanisme de l'empyème d'ori- gine dentaire.

Dans le fait en question, le malade se fit extraire la première grosse molaire qui occasionnait des douleurs et du gonflement de la joue. Or ce ne fut que trois heures plus tard, qu'il éprouva, pour la première fois, une sensation de fétidité dans la fosse nasale droite ; et, le lendemain matin seulement, un écoulement purulent fétide commençait à se produire par la narine de ce côté. Le fond de l'alvéole de la dent extraite communiquait avec l'antre, et un lavage pratiqué par cette voie détermina l'expulsion de pus fétide par la fosse nasale.

L'auteur conclut très rationnellement de ces constatations que, consécutivement à la périostite alvéolaire de la molaire, une collection de pus s'était formée sous la muqueuse du sinus et que la secousse produite par l'extraction dentaire détermina la rupture de cette dernière et l'épanchement du pus dans la cavité sinusienne.

Tout récemment j'ai eu l'occasion de vous montrer un cas où l'empyème du sinus maxillaire se montra très nettement consécutif à un abcès sous-périostique de sa paroi antérieure, secondaire lui-même à des cautérisations pratiquées sur la canine cariée. Il s'agissait, vous vous en souvenez, d'une jeune fille chez qui une tuméfaction fluctuante était apparue à l'union de la joue et du nez, à la suite des manœuvres en question.

Ce ne fut que cinq jours plus tard que la malade commença à sentir du pus descendre dans son nez et sa gorge. Le lendemain, la canine ayant été extraite, du pus s'écoula aussi par l'alvéole. Je vous montrai qu'un stylet introduit par le fond de cet alvéole pénétrait, non dans le sinus, mais dans le foyer prémaxillaire, soulevant les parties molles de la joue.

Quelques jours plus tard, ayant procédé à l'ouverture du sinus par la fosse canine, suivant ma méthode,

je trouvai d'abord, conformément au diagnostic posé,
une collection purulente sous-périostée, puis un point
nécrosé de la paroi antérieure du maxillaire, avec une
perforation spontanée, à travers laquelle s'était produite secondairement l'infection sinusienne.

Ainsi, dans le fait de Schutz, que je considère comme
répondant à la grande majorité des cas d'empyème
maxillaire, d'origine dentaire, l'épanchement de pus
dans le sinus avait eu lien consécutivement à un abcès
sous-muqueux du plancher du sinus, au niveau de
l'alvéole de la molaire cariée : dans mon cas qui représente une éventualité plus rare, répondant, ainsi que je
vous l'exposerai plus tard, aux seules formes d'empyème maxillaire connues des anciens auteurs, l'infection sinusienne avait été secondaire à un abcès sous-
périostique de la paroi antérieure du maxillaire.

Les symptômes de début de l'empyème maxillaire
ont une physionomie variable suivant la cause de l'affection. Suivant en effet qu'elle est d'origine dentaire
ou nasale, les symptômes en question se fusionnent,
soit avec les manifestations douloureuses de la carie
dentaire, soit avec le coryza grippal ou autre, qui en
constitue l'origine. Dans ce dernier cas, en outre, le
sinus frontal peut se montrer simultanément touché,
accusant sa participation à l'infection par un endolorissement de la moitié correspondante du front. Il n'est
pas rare, en même temps, que le malade éprouve des
élancements dans l'orbite, accompagnés de congestion
conjonctivale et d'un trouble léger de la vue. Ce sont
là des phénomènes réflexes dont l'origine peut s'expliquer par les rapports de voisinage entre la muqueuse

*Symptoma-
tologie.*

sinusienne enflammée et le nerf sous-orbitaire, sous-jacent à elle, dans une partie de son trajet.

Mais ces symptômes sont aussi inconstants que variables en intensité. Le symptôme constant et caractéristique de l'affection est l'écoulement du pus sinusien par la fosse nasale, correspondante.

Ce pus est toujours fétide, dès le début, quand l'affection est d'origine dentaire. La fétidité primitive manque, au contraire, fréquemment dans les suppurations sinusiennes, d'origine nasale. Quand elle existe, les malades en sont désagréablement impressionnés : ils se plaignent de sentir dans la fosse nasale correspondante une odeur d'égout, d'évier, de pourriture, etc., et il est remarquable, qu'à l'inverse de ce qui se passe pour les ozéneux, cette mauvaise odeur, qui les incommode tant, n'est aucunement sensible pour leur entourage. Cet écoulement de pus n'est pas continu : il se produit (et parfois alors sous forme d'un véritable jet), quand la tête est subitement inclinée en bas et en avant, ou bien quand le malade se mouche, ou éternue. D'autre part, la sensation de mauvaise odeur éprouvée par le sujet peut exister indépendamment de l'écoulement du pus fétide et, notamment en cas d'origine dentaire de l'empyème, précéder de plusieurs heures la première apparition de la blennorrhée nasale.

Dans cette première période, le pus est généralement bien lié : ce n'est qu'ultérieurement, en cas de passage de la maladie à la chronicité, qu'il prendra le caractère grumeleux que je vous ai signalé plus haut.

Si vous pratiquez l'examen de la fosse nasale correspondante à cette phase initiale, vous constaterez une simple rougeur et un léger gonflement de la muqueuse, dans la région du méat moyen. Cette muqueuse se montre en outre baignée par du pus présentant les ca-

ractères que je viens de vous signaler. Si ce dernier Aspect de la muqueuse du méat moyen.
fait défaut, il vous sera facile d'en provoquer l'appari-
tion, ou la reproduction, après l'avoir étanchée, au
moyen d'un tampon d'ouate monté sur un stylet, en
faisant étendre pendant quelques instants le malade sur
un canapé, de façon que sa poitrine repose sur le rebord latéral du siège, sa tête pendant le plus bas possible vers le sol.

A quelques détails près, c'est à cela que se borne
toute la symptomatologie de la maladie à ses débuts.
Vous remarquerez que, dans cette très sobre description, il n'est question ni du gonflement douloureux, ni
de la sensation de tissu osseux distendu, aminci et
parcheminé signalés par les auteurs de la période pré-
rhinoscopique comme des traits caractéristiques de la
maladie dont nous nous occupons. Ziem (de Danzig) a
le premier fait justice de cette description symptomatique qui ne saurait s'appliquer qu'à des cas d'ailleurs
exceptionnels, de kystes suppurés du sinus maxillaire,
ou à des faits de périostite prémaxillaire analogues à
celui que nous avons observé ensemble et que je viens
de vous rappeler.

Tout ce qui précède a trait au début de l'abcès du Forme bénigne de la maladie.
sinus maxillaire. Il n'est pas rare, surtout quand l'af-
fection est d'origine nasale, qu'elle ne dépasse pas cette
première période. Il vous arrivera de rencontrer fréquemment dans votre pratique des individus qui, dans
le cours d'un coryza, se plaindront de ressentir une
odeur extrêmement désagréable, puis de moucher du
pus offrant la même fétidité. L'application à ces cas
des moyens de diagnostic précis, dont nous disposons
aujourd'hui (je veux parler de l'éclairage électrique des
cavités de la face, dont il sera question plus loin) établit qu'il s'agit bien réellement alors d'une sinusite

maxillaire, parfois compliquée de sinusite frontale. Ces symptômes persistent quelques jours ou quelques semaines, puis vont en décroissant et disparaissent complètement, alors même qu'aucun traitement n'a été institué.

C'est là la forme la plus bénigne de l'affection. Je vous répète qu'elle s'observe tout particulièrement à la suite des infections d'origine nasale. Je l'ai, pour mon compte, notée dans un cas d'infection à pneumocoques. De nouvelles observations seraient indispensables pour autoriser un rapprochement entre cette variété d'infection et la bénignité en question de la sinusite.

Forme chronique. Malheureusement il s'en faut que cette évolution spontanée vers la guérison corresponde à la majorité des cas. Il est au contraire beaucoup plus habituel que l'affection, abandonnée elle-même, passe à l'état chronique. Alors se produisent peu à peu, dans la muqueuse du sinus et dans la muqueuse nasale de la région de l'hyatus, les modifications anatomiques profondes, dont je vous ai parlé plus haut, conférant à la maladie tous les caractères de la chronicité et ne permettant plus d'attendre la guérison que d'une intervention chirurgicale s'attaquant à la totalité de la surface suppurante.

Il importe que vous sachiez que c'est bien moins à la phase initiale de la sinusite qu'à cette période avancée de l'affection, alors que celle-ci date de plusieurs mois ou de plusieurs années, que vous serez consultés par les malades. En effet la plupart d'entre eux ont traité légèrement les premières manifestations de leur mal, le considérant comme un épisode passager, comme un simple rhume. Ce n'est que quand ils constatent que ce prétendu rhume et la désagréable fétidité qui l'accompagnent s'éternisent indéfiniment, qu'ils commencent à s'en inquiéter et croient devoir enfin solliciter un avis médical. D'autres ne s'y décident que lorsqu'un nouveau symptôme est venu s'ajouter aux précédents, l'écoulement ininterrompu du pus sinusien dans leur cavité nasale ayant provoqué, à la longue, la formation de masses myxomateuses qui entraîne l'obstruction nasale plus ou moins complète, avec toutes ses conséquences.

Phénomènes d'obstruction nasale.

Ainsi : écoulement de pus fétide par une des narines ou par la gorge, avec ou sans signes d'obstruction nasale, telle est dans la grande majorité des cas la seule manifestation symptomatique subjective de l'empyème maxillaire et la raison pour laquelle les malades viendrout vous consulter. Souvent, quand vous les interrogerez sur la date de début de leur affection, ils en auront perdu le souvenir, et se contenteront de la faire remonter à plusieurs mois, sinon à plusieurs années.

En présence de ces renseignements l'inspection de la fosse nasale s'impose, et voici quels en seront les résultats.

Diagnostic.

Tout d'abord la cavité nasale peut se montrer complètement oblitérée par des polypes muqueux, descendant jusqu'au voisinage de la narine et qu'il vous faudra extraire, afin de rendre accessible à vos regards la région dont l'exploration est capitale, en pareil cas, pour le diagnostic ; je veux parler du méat moyen.

Valeur de la rhinoscopie.

Cette région se montre habituellement le siège de lésions hypertrophiques de la muqueuse, se présentant sous des aspects divers : tantôt le méat moyen vous apparaîtra farci de masses myxomateuses, dans l'intervalle desquelles suinte du pus fétide, grumeleux, dont

Constatation de myxomes et de pus dans le méat moyen.

l'écoulement devient plus manifeste après que le malade
a tenu pendant quelques instants la tête penchée en avant,
tantôt vous verrez le pus s'échapper immédiatement en
dedans d'un gros bourrelet de la muqueuse que vous
prendrez, au premier abord, pour le cornet moyen.

Hypertrophie de la muqueuse simulant le cornet moyen. Or, s'il s'agissait du cornet moyen, le pus devrait, venant de l'hyatus, s'écouler en dehors de lui, par rap-
port à l'axe médian du corps ; en réalité, ainsi que l'a
fort bien montré Kaufmann, le repli en question n'est
autre que la lèvre inférieure de l'hyatus considérablement hypertrophiée, qui a pris la place du cornet
moyen, le refoulant en haut et en dedans. Il suffit d'ailleurs de réséquer cette masse, avec un serre-nœud ou
une pince coupante, pour que le véritable cornet moyen
reparaisse et reprenne peu à peu sa position normale.

Expulsion de masses caséeuses. Dans des cas plus rares, après avoir extrait les masses
myxomateuses qui masquaient le méat moyen, j'ai vu
cette région occupée par de véritables masses caséuses
dont le malade provoquait l'expulsion en se mouchant.
L'ouverture chirurgicale ultérieure du sinus montrait
ses anfractuosités occupées par des masses semblables.
Je vous répète que je crois devoir considérer les cas de
ce genre comme correspondant à la prétendue rhinite
caséeuse décrite par certains auteurs comme une entité
morbide spéciale.

Les signes précédents ne sont pas propres à l'empyème maxillaire. De l'ensemble des signes qui précèdent vous pouvez
seulement conclure à l'existence d'un foyer suppuratif
se vidant dans la cavité nasale au niveau du méat
moyen, mais cette région servant également de débouché
à l'extrémité inférieure du canal frontal et au groupe
antérieur des cellules ethmoïdales, vous ne pourrez,
sans l'appui d'autres éléments de diagnostic, vous prononcer sur la source exacte du pus.

Le fait, que le début que l'affection a paru coïncider

avec des manifestations douloureuses, au niveau d'une
des grosses molaires cariée, non plus que le fait que le
pus grumeleux et d'une fétidité rappelant celle de l'abcès
dentaire s'écoule beaucoup plus abondamment, à la
suite de l'inclinaison de la tête en bas et en avant, ne
sauraient être considérées autrement que comme des
éléments de forte présomption en faveur de la sinusite
maxillaire.

Avant ces dix dernières années, nous ne pouvions
acquérir l'absolue certitude du diagnostic qu'au prix de la
ponction du sinus pratiqué soit par l'alvéole d'une des
grosses molaires extraites, soit au niveau de la paroi externe de la cavité nasale, à la hauteur du méat moyen ou
du méat inférieur, les tentatives de lavage du sinus par
son orifice naturel étant trop souvent suivies d'échec.

Nous disposons heureusement aujourd'hui, depuis la
mémorable communication d'Heryng (de Varsovie), au
congrès de Paris en 1889, d'un nouveau moyen de diagnostic qui, joint aux résultats de l'examen rhinoscopique,
donne une solution équivalant presque à une certitude.

Valeur de la méthode de la translumination faciale pour la détermination de l'origine du pus.

Dans son travail, Heryng arrivait à cette conclusion
pratique, que si, dans une chambre complètement obscure, on introduit dans la bouche d'un sujet porteur
d'un empyème maxillaire unilatéral, une petite lampe
électrique, plate, permettant par ses petites dimensions
le rapprochement des arcades dentaires et la parfaite
adaptation des lèvres, la face éclairante de la lampe
étant tournée vers la voûte palatine, et si, la bouche
étant maintenue bien fermée, on fait passer le courant,
on obtient une translumination de la région sous-orbitaire et notamment de la paupière inférieure du côté
sain, tandis que la même région demeure complètement obscure du côté malade. Ce signe est resté connu
sous le nom de Heryng.

Signe de Heryng,

· Mais d'autres auteurs sont venus donner à la découverte de Heryng une extension plus grande.

C'est ainsi que Vohsen et Davidson ont montré que chez la majorité des sujets, atteints d'empyème maxillaire unilatéral, la pupille oculaire du côté sain s'illumine pendant l'éclairage intrabuccal, tandis que l'autre reste obscure.

C'est le signe Vohsen-Davidson.

D'autre part on désigne généralement sous le nom de signe Garel-Burger une particularité signalée par ces deux auteurs et consistant en ce que, si le sujet porteur d'un empyème maxillaire unilatéral maintient les yeux fermés pendant l'éclairage intrabuccal, il perçoit une sensation lumineuse dans l'œil du côté sain seulement.

Enfin je dois vous mentionner aussi le signe Robertson fondé sur cette constatation, que l'examen rhinoscopique pratiqué pendant l'éclairage intrabuccal montre la fosse nasale du côté sain mieux éclairée que celle du côté malade.

La valeur diagnostique de ces divers signes n'est évidemment pas absolue. Ainsi il suffit d'une épaisseur tant soit peu anormale des os de la face pour empêcher la translumination de l'œil ou de la région sous-orbitaire, en dehors de toute suppuration du sinus. D'autre part, il n'y a pas que cette dernière affection, qui puisse constituer un obstacle au passage des rayons lumineux, le même résultat pouvant être réalisé par un néoplasme quelconque de la même cavité. Aussi, comme je vous l'ai dit plus haut, les résultats de l'éclairage intrabuccal devront-ils être rapprochés de ceux de l'examen rhinoscopique. Il est hors de doute que la constatation simultanée de pus dans le méat moyen et d'un défaut de translumination du sinus du même côté

constitue des éléments de quasi-certitude. D'un autre
côté, comme il est bien avéré aujourd'hui que l'obstacle
au passage des rayons lumineux, en cas de sinusite,
est formé non par la présence de pus dans le sinus mais
par l'épaississement de la muqueuse, les signes tirés de
l'éclairage buccal se montrent, dans une certaine mesure, supérieurs à la ponction exploratrice du sinus,
susceptible de donner un résultat trompeur, si elle se
trouve être pratiquée à un moment où l'antre ne renferme pas de pus. Les résultats de la méthode de Hc-
ryng sont au contraire indépendants des alternatives
de réplétion et de vacuité du sinus, cette cavité restant imperméable aux rayons lumineux tant que sa
muqueuse n'est pas revenue à un degré de minceur
voisin de l'état normal, circonstance qui, ainsi que je
vous l'exposerai ultérieurement, peut être utilisée pour
la vérification de la guérison.

Avant de quitter cette question, je crois devoir
entrer dans quelques détails, relativement aux précautions dont il est sage de s'entourer pour les diverses
épreuves de l'éclairage intrabuccal.

Ces épreuves seront faites dans une pièce rigoureusement obscure avec une source de lumière aussi intense que possible. On s'assurera préalablement que le
malade ne porte pas de râtelier dans la bouche ni de
tampon dans la cavité nasale.

Dans l'épreuve Vohsen-Davidson, on se servira
avec avantage d'un masque ne laissant voir que les
yeux du sujet ; l'illumination des pupilles ne risquera
pas ainsi d'être méconnue, faute de ressortir sur les
parties voisines.

Dans les cas douteux, on réussit parfois à déceler l'éclairage pupillaire dans certaines positions du
globe oculaire ; aussi ai-je l'habitude de prier le ma-

lade de regarder successivement dans diverses dirce-
tions.

La valeur du résultat de cette épreuve varie évidemment suivant que la pupille s'illumine ou non. Elle est
naturellement moindre dans ce dernier cas, *surtout si
l'obscurité pupillaire est bilatérale :* on peut en effet
soupçonner. en pareil cas. une épaisseur insolite des
parois osseuses. Au contraire, l'éclairage d'une pupille
donne. la *presque* certitude de l'intégrité sinusienne.
Je dis *presque*, car nous connaissons aujourd'hui un
certain nombre de faits exceptionnels, il est vrai, dans
lesquels la pupille s'éclaira malgré un empyème maxillaire vérifié opératoirement.

L'épreuve Garel-Burger paraît donner des résultats
plus constants : elle est malheureusement fondée sur
un phénomène subjectif, par conséquent difficile à
contrôler.

Dans la recherche de ce signe, le malade sera, comme
dans les épreuves précédentes, plongé dans l'obscurité.
On lui fera fermer les yeux pendant quelques instants,
puis brusquement on fera passer le courant. On se
mettra ainsi dans les meilleures conditions pour que
la sensation lumineuse soit perçue par l'œil du côté
sain.

Cette ingénieuse méthode de l'éclairage électrique,
intrabuccal, appliqué au diagnostic de l'empyème
maxillaire n'a pas rencontré partout et notamment en
Allemagne, l'accueil favorable sinon enthousiaste, auquel elle avait bien droit. On lui a reproché que ses
résultats n'étaient pas péremptoires!

Mais. comme le fait remarquer très justement Wil-
kens, l'auteur d'une très bonne dissertation sur ce
sujet, y a-t-il beaucoup de signes péremptoires en médecine, et les erreurs de diagnostic trop souvent com-

mises, dans le domaine des affections de poitrine, en
dépit de moyens aussi excellents que l'auscultation et
la percussion empêchent-ils les cliniciens d'y recourir
chaque jour ? En pareil cas, ce n'est pas la méthode
qui est fautive, mais bien l'interprétation qui a été
défectueuse ; il en est de même de bien des erreurs
mises à l'actif de la translumination sinusienne par ses
détracteurs et qui eussent peut-être été évitées, si
ceux-ci, au lieu de se contenter d'une technique défectueuse, se fussent rigoureusement conformés aux préceptes que je viens de vous énoncer.

LEÇON XV

(*Pronostic et traitement.*)

Pronostic de l'empyème variable suivant son origine.

Je vous ai montré dans la précédente leçon que l'empyème maxillaire pouvait se développer sous l'influence de deux ordres de causes ; que tantôt, en effet, il était la conséquence d'une infection qui l'atteignait par voie nasale, tandis que, dans d'autres cas, son développement était consécutif à un abcès dentaire, formé sous la muqueuse du plancher du sinus, au fond de l'alvéole de l'une des grosses molaires cariée, puis épanché à son intérieur, à travers cette muqueuse.

A ces variétés d'origine paraissent correspondre des différences dans le pronostic de l'affection. Il semble en effet que la sinusite maxillaire d'origine nasale soit, plus que les autres formes, susceptible d'aboutir à la guérison spontanée.

Bénignité relative de l'empyème d'origine nasale.

J'avais été, pour mon compte, consulté à diverses reprises, dans ces dernières années, par des personnes qui, dans le décours d'un coryza, avaient éprouvé une sensation de fétidité dans l'une des fosses nasales et avaient mouché, pendant plusieurs jours, du pus répandant la même odeur ; puis ces symptômes s'étaient complètement dissipés d'eux-mêmes, à la suite d'un traitement anodin. J'avais constaté la présence de pus au niveau du méat moyen de l'une des cavités nasales, mais ne disposant pas alors des éléments nécessaires pour pra-

tiquer la méthode de translumination, je n'avais pas été
en état de déterminer si le sinus maxillaire avait été
bien réellement en cause chez ces malades. J'ai pu
donner plus de précision à mon diagnostic, chez un
jeune étudiant en médecine traité par moi l'an dernier,
conjointement avec mon ami le Dr Lermoyez, pour une
sinusite fronto-maxillaire droite, contractée à la suite
de l'autopsie d'un sujet mort de pneumonie. En fait,
l'examen du pus extrait du méat moyen y révéla la présence exclusive du pneumocoque. Ici le diagnostitc fut
solidement établi sur le résultat de la méthode de la
translumination, qui donna une obscurité complète de
la paupière inférieure à gauche et de la pupille du même
côté et une non moindre obscurité de la moitié gauche
du front, comparativement au côté droit. Mais le point
sur lequel je tiens a insister ici, c'est que la guérison
complète de ce cas fut obtenue en quelques semaines,
sans opération, le traitement employé ayant consisté,
suivant l'avis du Dr Lermoyez, en des inhalations de
vapeurs chaudes de menthol, et en des applications de
compresses chaudes fréquemment renouvelées au-devant
de la moitié gauche du front et au-dessous de l'œil du
même côté.

Certains faits observés par moi me portent également
à penser que la sinusite maxillaire liée à la carie de l'une
des grosses molaires peut guérir spontanément, quand
la dent malade est extraite dès le début des accidents.
Pour peu, au contraire, que cette extraction soit différée, la muqueuse sinusienne, restant exposée à l'action
infectante du foyer dentaire, ne tarde pas à subir des
modifications incompatibles avec la possibilité d'une
régression spontanée de l'affection. A un moment
donné, après quelques mois de durée, l'empyème maxillaire, qu'il soit d'origine nasale ou dentaire, s'accom-

Caractère re-
belle de l'em-
pyème chroni-
que.

pagne fatalement des modifications de la muqueuse que je vous ai décrites dans la précédente leçon. Dès lors, l'affection est constituée à l'état chronique et justifie pleinement la réputation de maladie rebelle dont elle jouit. Est-on autorisé à l'abandonner à elle-même, et un médecin, spécialiste ou non, peut-il conseiller au malade de la traiter par l'indifférence. Il est certain que le sinus maxillaire n'a pas le voisinage dangereux du

Extension possible de l'infection à d'autres cavités osseuses. crâne qui entre si fortement en ligne de compte dans le pronostic des autres foyers péricrâniens, que nous aurons à étudier ultérieurement. Mais je ne saurais trop insister sur le danger d'infection que constitue l'empyème du sinus maxillaire pour les cavités osseuses voisines et tout particulièrement pour le sinus frontal. Je me propose d'étudier ultérieurement le mécanisme de cette infection des cavités périnasales les unes par les autres, dans une leçon spécialement consacrée aux sinusites multiples. Qu'il vous suffise, pour aujourd'hui, de savoir que la suppuration du sinus maxillaire représente bien réellement à la longue une menace pour le sinus frontal et qu'il importe, par conséquent, de la guérir, avant que cette grave éventualité ait eu le temps de se réaliser.

Inconvénients et dangers inhérents à l'empyème maxillaire. Mais, même en attendant que cette complication puisse se produire, ne croyez-vous pas qu'il soit indiqué, même au prix d'une opération, de débarrasser le malade d'un foyer déversant sans discontinuité, dans une des fosses nasales, un pus dont la fétidité l'obsède sans cesse et qui s'écoulant autant en arrière par le pharynx qu'en amont par la narine, descend dans les voies digestives, occasionnant souvent un état de dyspepsie continue, sinon de sub-infection, avec altération marquée de l'état général ? Ajoutez à cela les érysipèles faciaux, récidivants, auxquels sont sujets certains de ces malades et

dont la cause première, trop souvent méconnue, réside
en un vieil abcès à streptocoques du sinus maxillaire,
dont les agents pathogènes, après être démeurés inac-
tifs, pendant de longs mois, peuvent présenter, à un moment donné, sous une influence quelconque, une recrudescence de leur virulence latente. Remarquez enfin
qu'aux désagréments de la suppuration nasale viennent
presque fatalement, tôt ou tard, s'ajouter les inconvénients d'une obstruction nasale, due à des formations
myxomateuses, qui récidivent obstinément en dépit de
tentatives réitérées d'extraction, tant que le foyer sinusien n'a pas été tari.

Voilà, je pense, plus de raisons qu'il n'en faut pour
établir la nécessité d'opposer à l'empyème maxillaire, On doit donc
en poursuivre la
non une simple médication palliative, telle que des cure radicale.
irrigations nasales destinées à faire prendre patience
au malade en lui masquant son mal, au lieu de le
guérir, suivant la méthode adoptée par certains esprits
timorés, mais bien un traitement curatif, dont l'énergie
sera évidemment proportionnée à l'ancienneté et au caractère rebelle de l'affection.

Plusieurs cas peuvent se présenter à nous : lorsque Traitement
des formes ai-
vous serez appelé à traiter le malade, les symptômes de guës :
la sinusite auront pu apparaître tout récemment, à la suite nasale : 1° d'origine
d'une infection par voie nasale, les dents molaires se mon-
trant parfaitement saines ; ou bien à l'occasion de phénomènes douloureux au niveau d'une de ces dents, fréquemment provoqués par des manœuvres odontologiques
telles que cautérisations, plombage, déplombage, etc.

Dans le premier cas, un traitement opératoire serait
absolument inopportun, étant donnée la possibilité d'une
guérison spontanée.

On se contentera donc de prescrire au malade le séjour à la chambre et, suivant la méthode adoptée par
Lermoyez, des applications fréquemment renouvelées
de compresses chaudes sur la région sous-orbitaire,
enfin des inhalations de vapeurs d'eau chaude mélan-
gées de vapeurs de menthol, en vue d'obtenir une dé-
congestion de la muqueuse nasale et de faciliter l'issue
du pus hors du sinus. Ces inhalations se font de la façon
la plus pratique au moyen de l'appareil Moura qui se
compose, comme vous le savez, d'un petit récipient dans
lequel on met l'eau bouillante, additionnée de quelques
gouttes d'alcool mentholé à 1/10, et d'une cloche destinée à recouvrir ce récipient et se prolongeant latéra·
lement par un tube évasé, en forme d'entonnoir. C'est
dans ce tube que le malade engage le nez et la bouche,
ayant soin de tenir cette dernière fermée, afin que les
vapeurs médicamenteuses s'engagent exclusivement
dans ses fosses nasales.

Ces inhalations sont renouvelées deux ou trois fois
par jour, chaque séance durant de cinq à dix minutes.

On ne devra pas craindre de continuer ce mode de
traitement pendant 3 ou 4 semaines.

Si, au bout de ce délai, la suppuration ne montre
aucune tendance à diminuer, si surtout la muqueuse
du méat moyen, au lieu de se décongestionner, ainsi
que le fait se produit en cas de terminaison favorable,
s'hypertrophie et devient le siège de formations myxomateuses, on en conclura que la sinusite tend à passer
à l'état chronique et qu'une intervention opératoire
s'impose pour en obtenir la guérison.

2° d'origine   Je passe maintenant au cas d'un malade présentant
dentaire.   des symptômes de sinusite, à l'occasion de la périostite
d'une des premières grosses molaires.

La première mesure qui s'impose sans retard, en

pareil cas, est l'extraction de la dent. Immédiatement
après cette extraction, on s'assurera, au moyen d'un
stylet, si le fond de l'alvéole ne communique pas avec
la cavité sinusienne, et s'il ne s'échappe pas de pus par
cette voie.

Dans ce cas, il serait indiqué d'utiliser cette porte
d'entrée pour chercher à obtenir la guérison de la sinusite encore à la période initiale, en désinfectant le
foyer par des irrigations antiseptiques répétées. A cet
effet, on se servira d'une canule molle et fine pouvant
être engagée sans difficulté dans l'alvéole dentaire, et
adaptée à un enema ou à un siphon. Les premiers lavages seront pratiqués avec une solution tiède de formol à 1/1000, et les suivants tout simplement avec de
l'eau boriquée. Ces irrigations seront répétées au moins
deux fois par jour.

En raison des faibles dimensions de la perforation
du fond de l'alvéole, il n'y a guère à craindre la pénétration de parcelles alimentaires dans la cavité du sinus.
On pourra toutefois, pendant les premiers jours, recommander au malade de maintenir l'alvéole tamponnée avec un peu d'onate ordinaire, dans l'intervalle des
lavages, et de mâcher exclusivement ses aliments avec
la moitié opposée des mâchoires.

Dans le cas où le fond de l'alvéole ne se montre pas
ouvert dans le sinus, je suis d'avis, du moment que la
sinusite paraît récente, et que le méat moyen n'est pas
encore le siège de fongosités myxomateuses, constatation qui plaide en faveur d'un début récent, je suis
d'avis, dis-je, de recourir, avant toute autre opération,
à l'ouverture du plancher du sinus par l'alvéole de la
molaire extraite.

Pour cette opération l'instrument de choix me paraît
être la petite couronne de trépan mue par le tour élec-

trique, que l'on introduit au fond de l'alvéole, après que
celui-ci a été mis en contact, pendant cinq minutes,
avec un tampon imprégné d'une solution forte de chlorhydrate de cocaïne, et qui, grâce à la grande rapidité
de la rotation de l'appareil, permet d'ouvrir le sinus en
quelques secondes.

Quelles dimensions importe-t-il de donner à cette
perforation ? Je vous avoue que j'ai à cet égard modifié
mes idées et ma pratique, depuis que je me suis décidé
à demander la cure radicale de la sinusite maxillaire
invétérée à une méthode opératoire différente. Auparavant, comme la plupart de mes collègues, je pratiquais,
dans tous les cas d'empyème maxillaire accompagnés
de la carie d'une des grosses molaires, l'ouverture du
sinus par l'alvéole de cette dent préalablement extraite.
Il était donc naturel, surtout quand j'avais affaire à une
forme ancienne, vraisemblablement accompagnée de
dégénérescence fongueuse et myxomateuse de la muqueuse, que je m'appliquasse à faire cette ouverture
aussi large que possible, afin de pouvoir inspecter l'intérieur du sinus, et même en curetter les parois sur toute
l'étendue possible. Aussi employais-je alors couramment
une couronne de trépan ne mesurant pas moins de 9
millimètres de diamètre.

Aujourd'hui, au contraire, que j'ai été amené à réserver l'ouverture alvéolaire pour les cas récents ne nécessitant pas le curettage de la muqueuse, qu'il est d'ailleurs impossible de faire complet par cette voie, je me
borne à créer un orifice juste suffisant pour se prêter à
des lavages et même à des tamponnements de la cavité
pendant quelques jours. Ces tampónnements sont facilement pratiqués, grâce à la surface lisse du petit tunnel
osseux créé par le trépan, au moyen d'une longue pince
à pansements nasaux.

On insuffle d'abord un peu d'iodoforme, dans le sinus, puis on y introduit une longue mèche d'une seule largeur de gaze iodoformée, d'un tissu serré et s'effilochant difficilement.

Ces lavages et ces tamponnements sont renouvelés tous les jours, pendant 4 ou 5 jours seulement. Au bout de ce délai, on renonce aux tamponnements, mais on continue les lavages tant que l'orifice s'y prête, de façon à ne pas contrarier la tendance de la fistule à se refermer spontanément.

Ainsi que je l'ai montré, il y a quelques années, les malades peuvent, en pareil cas, pratiquer très simplement, eux-mêmes, le lavage de leur sinus, en se rinçant la bouche avec un certain effort de contraction des joues, qui force le liquide à pénétrer dans la cavité sinusienne et à ressortir par le nez. Ils se servent, à cet effet, d'un verre d'eau tiède additionné d'une cuillerée à soupe de stomatol. Ils commencent par se nettoyer la bouche en la rinçant une première fois, tandis que la fistule alvéolaire est maintenue bouchée, au moyen d'un petit tampon d'ouate non hydrophile, puis ils recommencent la manœuvre, après avoir enlevé la ouate.

Le jour où le liquide cesse de pénétrer dans le sinus, je considère le traitement comme terminé : s'il a échoué, c'est qu'il ne convenait pas au cas en question, et j'en conclus qu'il faut passer à une méthode plus radicale.

L'ouverture alvéolaire n'est donc, dans ma pensée, qu'une sorte de méthode d'essai applicable seulement aux formes aiguës, d'origine dentaire, et j'entends que les ennuis de la communication bucco-sinusienne, qu'elle impose aux malades, ne durent pas plus de quelques jours.

Depuis deux ans que j'applique systématiquement aux formes dermiques la méthode opératoire nouvelle

Traitement de l'empyème chronique.

dont je vais bientôt vous entretenir, je n'ai de nouveau recouru à l'ouverture alvéolaire, comme traitement de l'empyème maxillaire chronique, que chez un de mes confrères que sa terreur du chloroforme faisait se refuser à l'opération plus radicale que je lui avais tout d'abord proposée. Voilà bientôt cinq mois qu'il maintient sa fistule ouverte au moyen d'un obturateur en aluminium et qu'il y pratique très régulièrement et très consciencieusement, chaque jour, des irrigations avec des solutions antiseptiques variées.

Méthode opératotre Caldwell-Luc.

La grande majorité des malades se montrent partisans d'un mode de traitement plus expéditif et acceptent volontiers l'opération radicale que je vais maintenant vous décrire, opération que j'ai pratiquée pour la première fois, le 16 février 1897, et dont j'ai soumis les résultats, d'ailleurs très satisfaisants, à mes collègues de la *Société française d'otologie*, d'abord au mois de mai de la même année, avec une statistique de 4 cas, puis, de nouveau l'année suivante, avec une statistique de 20 cas.

Aujourd'hui (janvier 1900), le nombre de mes opérés, pour la plupart radicalement guéris, s'élève à 35. Comme, d'autre part, un grand nombre de mes collègues ont bien voulu adopter la même méthode, qui, entre leurs mains, n'a pas donné de moins satisfaisants résultats, je crois pouvoir dire qu'elle a fait ses preuves et je n'hésite pas à vous la recommander comme offrant, au prix du minimum de souffrances et d'incommodités pour les malades, le maximum de chances pour la guérison radicale.

Si j'ai conçu le principe et le mode d'exécution de l'opération en question, sans m'inspirer d'aucun travail antérieur au mien, il est pourtant de la plus élémentaire justice que je reconnaisse ici, comme je l'ai fait au dernier congrès de la *Société française d'otologie*, la priorité du Dr Georges W. Caldwell, de New-York qui, dès le 4 novembre 1893, avait donné dans le *New York medical Journal*, la description sommaire d'une opération radicale de l'empyème maxillaire, dont les lignes essentielles paraissent analogues à celles de ma propre méthode. Je me hâte d'ajouter que je n'eus connaissance de l'article en question que plus d'un an après mes premiers essais opératoires.

Il semble que l'article, d'ailleurs très sommaire de Caldwell, ait passé presque inaperçu dans son pays, car il ne m'en fut pas fait mention par les divers collègues américains devant lesquels j'eus l'occasion de pratiquer l'opération en question, et ce n'est qu'au commencement de l'an dernier que j'eus, pour la première fois, connaissance de la priorité de Caldwell.

Voici tout d'abord le principe de cette méthode. *Son principe.*

Depuis longtemps les chirurgiens ont pratiqué l'ouverture large du sinus maxillaire au niveau de la fosse canine, dans les formes chroniques et invétérées d'empyème de cette cavité, en vue de se créer par là une voie suffisante pour l'inspection de la totalité du foyer et le curettage de la muqueuse transformée, dans sa totalité, en une membrane fongueuse suppurante, *une membrane pyogénique*, comme on disait autrefois.

En fait, ce procédé a maintes fois donné la cure radicale recherchée, mais à quel prix ? Le sinus une fois nettoyé était laissé largement ouvert, en vue des lavages ou des tamponnements, qui devaient être ultérieurement pratiqués par la bouche, et ce n'était qu'après de longs mois de ces manœuvres post-opératoires, qu'on laissait peu à peu la fistule sinusienne se refermer.

Pendant tout ce temps, le malade restait condamné aux graves incommodités de la communication bucco-

sinusienne, ne pouvant mâcher sa nourriture que péniblement avec une seule moitié de ses mâchoires, tandis
que le goût et l'odeur des substances médicamenteuses
introduites dans la cavité malade se mêlaient à ceux de
ses aliments. J'ajoute que, pendant toute la durée du
traitement, le sinus restait exposé aux nombreuses
causes d'infection, d'origine buccale. D'autre part, on
avait bien songé à opérer le sinus malade par voie nasale, mais, de ce côté, l'étroitesse des parties ne permettait rien de plus qu'une ponction par l'un des méats,
suivie de quelques lavages ; il ne pouvait être évidemment question de s'attaquer par cette voie à la muqueuse
dégénérée, en d'autres termes, de tarir la source du pus.
C'est en m'inspirant des excellents résultats que j'avais
obtenus antérieurement pour l'empyème du sinus frontal, en curettant cette cavité par une large brèche faite
à sa paroi antérieure, puis en refermant immédiatement
la plaie et en opérant exclusivement le drainage consécutif par voie nasale, que je songeai à appliquer la même
façon de faire au sinus maxillaire, en curettant à fond
le foyer à travers une vaste ouverture pratiquée au
niveau de la fosse canine, puis en refermant immédiatement la plaie buccale, après avoir assuré le drainage
nasal du sinus au moyen d'un drain plongeant dans
la cavité du sinus par une de ses extrémités, et passant
dans la cavité nasale à travers un hyatus artificiellement
pratiqué, à la fin de l'opération, au niveau de la région
antérieure du méat inférieur.

Temps succes-
sifs de l'opéra-
tion.

L'opération, telle que je suis arrivé à la régler, non
sans quelques tâtonnements, comprend six temps successifs bien tranchés :

1° Incision de la muqueuse ;

2° Ouverture de la paroi antérieure du sinus ;

3° Nettoyage de la cavité sinusienne :

4° Création de l'hyatus artificiel ;
5° Installation du drainage naso-maxillaire :
6° Réunion de la plaie buccale.
Examinons en détail ces différents temps.

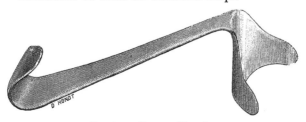

Fɪɢ. 15. — Ecarteur d'Amoëdo.

Le malade étant profondément endormi, et la tête à
peine surélevée par rapport au niveau de la table d'opération, la lèvre supérieure et la joue sont maintenues
écartées de l'arcade dentaire, soit à l'aide d'un écarteur
ordinaire, soit au moyen de l'écarteur spécial imaginé
par le Dʳ Amoëdo (fig. 15). Une longue bande de gaze
est logée vers le point de rencontre des deux arcades
dentaires, prête à absorber le sang qui ne cessera de couler vers le fond de la bouche, à partir de l'incision de la
muqueuse, et dont l'abondance augmentera considérablement, lors du curettage du sinus. Cette bande de
gaze devra être fréquemment renouvelée au cours de
l'opération : on réduira ainsi au minimum la proportion de sang déglutie par le malade.

Cela fait, la muqueuse gingivale est incisée jusqu'à
l'os, d'arrière en avant, au moyen d'un bistouri ordinaire, depuis le niveau de la 1ʳᵉ grosse molaire, jusqu'à
celui de la canine, soit exactement le long de sa ligne
de jonction avec la muqueuse de la joue, soit à quelques millimètres au-dessous, pour rendre la suture plus
facile. Je commence ainsi mon incision moins en ar-

Incision de la
muqueuse.

rière, et je la prolonge plus en avant que je ne le faisais au début : la suture s'en trouve encore facilitée, et, d'autre part, l'extension antérieure de la plaie jusqu'au niveau de la canine se prête à la mesure aujourd'hui adoptée par moi, de pousser la résection de la paroi antérieure du sinus jusqu'à sa jonction avec la paroi interne.

Les lèvres de la plaie sont alors fortement refoulées en haut et en bas, à l'aide d'une large rugine, puis la supérieure est maintenue écartée, en même temps que la joue, au moyen d'un écarteur de Farabœuf légèrement modifié.

Ouverture de la paroi antérieure du sinus. La paroi antérieure du sinus est attaquée avec une large gouge plate, bien tranchante et un maillet de bois, en commençant, de préférence, le plus haut possible. Pour cela on se sert de la gouge pour refouler de bas en haut la lèvre supérieure de la plaie, et l'on se trouve ainsi avoir accompli la partie la plus laborieuse de la résection osseuse avant d'être gêné par l'abondance du sang qui ne manquera pas de s'écouler plus tard du sinus une fois ouvert. L'ouverture du sinus est généralement annoncée par l'écoulement d'un pus très fétide que l'on étanche aussitôt avec de longues mèches de gaze stérilisée. La brèche osseuse est agrandie dans tous les sens, soit au moyen de la gouge, soit à l'aide d'une forte pince coupante. Je suis d'avis de lui donner les plus grandes dimensions possibles. C'est ainsi que je l'étends inférieurement jusqu'au niveau du plancher du sinus, et en dedans jusqu'à sa paroi interne. L'extension de la brèche, dans ce dernier sens, donne de précieuses facilités pour la création de l'hyatus artificiel. J'insiste également pour qu'elle soit étendue assez loin en dehors, car, ainsi que j'y reviendrai plus loin, j'ai été plus d'une fois frappé de l'abondance des fongosités implantées

Larges dimensions à donner à la brèche osseuse.

derrière la partie externe de la paroi antérieure du sinus.
L'ouverture osseuse terminée doit admettre au moins
un fort index et permettre, à la faveur d'un bon éclairage, l'inspection de toute l'étendue de la cavité.

Dès ce temps de l'opération, je ne saurais trop vous
recommander l'emploi des mèches de gaze stérilisée
auxquelles j'ai fait allusion plus haut. Ces mèches doivent être longues et larges, préalablement trempées dans
une solution antiseptique puis étanchées et placées en
grand nombre sur une table, à portée de l'opérateur, de
façon qu'il puisse les saisir rapidement à l'aide d'une
longue pince nasale coudée et les introduire, à travers la
brèche osseuse, jusqu'au fond du sinus qui se trouve
ainsi immédiatement étanché.

Le sinus une fois largement ouvert, le moment est
venu de procéder au nettoyage de sa cavité. Ce temps
de l'opération est capital, car de sa bonne exécution dé-
pendera uniquement l'absence ultérieure de récidives.
Il exige absolument, comme adjuvant, l'emploi de la
lumière électrique, de préférence au moyen d'une lampe
frontale portée par l'opérateur. Grâce à ce mode d'éclairage, on pourra, chaque fois qu'une mèche de gaze servant à étancher le sang aura été retirée du sinus, en
explorer la cavité et suivre les progrès de son nettoyage.
Même dans les formes dont le début remonte à quelques mois seulement, on trouve le sinus rempli, non
seulement de pus, mais de très abondantes fongosités.

Lors de mes premières opérations, je me servais,
pour le curettage de ces fongosités, de fortes curettes
ordinaires ; mais, depuis lors, certains échecs attribuables à un curettage incomplet et certaines constatations
faites au cours de mes ouvertures sinusiennes m'ont
convaincu de la nécessité de modifier pour cette manœuvre notre outillage chirurgical habituel. J'ai été

Nettoyage de sa cavité.

Nécessité d'un bon éclairage.

Sièges de prédilection des fongosités.

frappé effectivement de la presque constance de certains sièges de prédilection des fongosités qui les rendent inaccessibles aux curettes droites, ordinaires. Ces sièges spéciaux sont : 1° la partie la plus reculée de la paroi interne ou nasale, au voisinage de l'hyatus naturel ; 2° les anfractuosités du plancher correspondant aux intervalles des saillies alvéolaires des molaires ; 3° la partie externe de la paroi antérieure.

Ces divers sièges d'implantation exigent des curettes à courbures spéciales, dont la fabrication a été fort bien réalisée sur mon indication par MM. Génisson et Vaast.

Emploi de curettes spéciales.

Pour les deux premières variétés de siège, je me sers de curettes de dimensions variables, dont la cuiller tranchante est placée sur le côté gauche de la tige (fig. 16). La curette de ce modèle demande à être maniée par un mouvement de rotation de la main pareil à celui qui caractérise le maniement d'une clef. Quand on opère avec cet instrument, au voisinage de l'hyatus naturel, on ne craindra pas de défoncer la paroi nasale, très mince à ce niveau, et l'on ramènera souvent ainsi d'abondantes masses myxomateuses occupant une position intermédiaire entre la cavité sinusienne et le méat moyen.

Le second modèle de curette (fig. 17) est caractérisé par un léger coude de l'extrémité de la tige, dans le sens du tranchant de la cuiller, permettant, par des mouvements de raclage d'avant en arrière, de cueillir les fongosités implantées derrière la ponction externe, non réséquée de la paroi antérieure.

Quand l'inspection de la cavité sinusienne bien étanchée et l'exploration digitale ont permis de constater que toute trace de fongosités a disparu, il reste à

Cautérisation du foyer.

compléter le nettoyage par une cautérisation de toute l'étendue de la surface de l'antre au moyen d'une solution de chlorure de zinc à 1/10 ou à 1/5 ; après quoi, le sinus est saupoudré d'iodoforme et tamponné avec de la gaze iodoformée destinée à absorber le sang qui s'écoulera au moment de la création de l'hyatus artificiel et qui sera retirée avant la fermeture de la plaie.

Nous voici parvenus au temps le plus original de l'opération : la création de l'hyatus artificiel. Ce temps paraîtra d'une exécution très simple aux opérateurs qui auront bien voulu se conformer à mon précepte de pousser la résection de la paroi antérieure du sinus jusqu'à sa jonction avec la paroi interne. Je dois vous dire, en outre, que j'ai singulièrement modifié, dans ces derniers temps, à l'exemple de quelques-uns de mes collègues, et notamment dès Drs Lermoyez et Lubet-Barbon, les dimensions que je donnais primitivement à l'orifice chargé d'assurer le drainage nasal postopératoire. Frappé, comme ces deux distingués collègues, de la tendance rapide que présentait ultérieurement l'orifice en question à se rétrécir, et des difficultés qu'on éprouverait souvent à le retrouver pour le lavage éventuel de la cavité sinusienne, au lieu de me contenter d'un simple trou d'un centimètre carré, je n'hésite pas aujourd'hui, après avoir tamponné la partie antérieure de la fosse nasale, de façon à éviter

Création de l'hyatus artificiel.

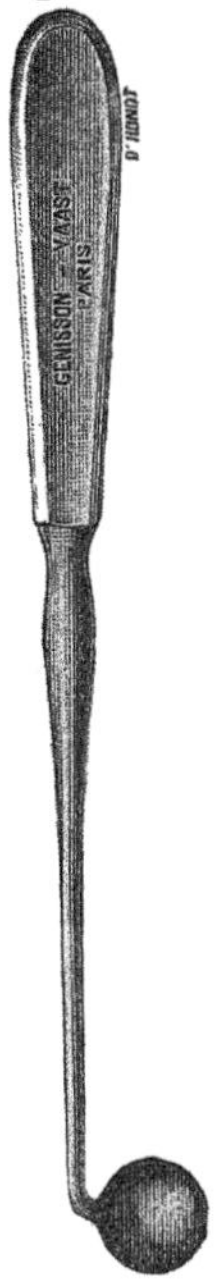

FIG. 16. — Curette latérale de Luc.

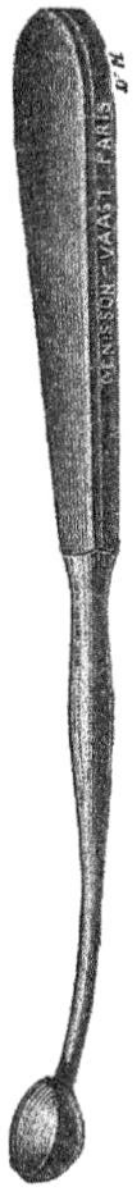

FIG. 17. — Curette coudée sur tige.

la blessure de la cloison, à pratiquer la résection d'une grande partie de la paroi interne du sinus, que j'évaluerais volontiers à son tiers antéro-inférieur. Je commence cette résection avec une large gouge plate et le maillet, et quand la muqueuse est en vue, je retranche tout ce que je peux atteindre de cette dernière au moyen d'un bistouri et d'une forte pince à griffes, y compris une bonne moitié antérieure du cornet inférieur.

L'expérience m'a montré que l'écoulement de sang accompagnant cette large résection est modéré et ne tarde pas à s'arrêter spontanément.

Drainage naso-sinusien au moyen d'un tube ou d'une mèche de gaze.

Cette modification des dimensions à donner à la brèche de communication naso-maxillaire en a entraîné une autre, relative au choix de l'agent du drainage consécutif. Je me servais, en effet, comme instrument de drainage, chez mes premiers opérés, d'un tube de caoutchouc, du modèle utilisé antérieurement par moi pour le sinus frontal. Ce tube était facilement passé du sinus largement ouvert dans la cavité nasale, à travers l'hyatus artificiel, au moyen d'un stylet coudé et d'un fort fil de soie et logé de telle façon qu'il fût retenu dans le sinus par son extrémité évasée, incapable de franchir l'hyatus, sinon au prix d'une forte traction, tandis que son autre extrémité était coupée au ras de la narine.

Je préfère aujourd'hui, étant données les vastes dimensions de l'ouverture naso-maxillaire, qui assurent toutes facilités pour le lavage ultérieur de l'antre, remplacer le tube par une mèche de gaze iodoformée faite d'une seule pièce assez large et assez longue pour tamponner complètement la cavité du sinus, dans laquelle elle est laissée en place, pendant les cinq jours qui suivent l'opération, l'une de ses extrémités étant amenée jusqu'à l'entrée de la narine, à travers la perforation de la paroi interne du sinus, afin qu'on puisse facilement l'extraire par cette voie. Le sinus une fois tamponné de la sorte, il ne reste plus qu'à suturer la plaie buccale.

Pour ce dernier temps, je me sers : 1° de cat-gut fin (n° 4) qui se résorbera au bout de quelques jours ; 2° soit d'une aiguille de Reverdin, légèrement coudée sur sa longueur, soit d'une petite aiguille spéciale, coudée latéralement, à angle droit, à son extrémité, et décrivant environ une demi-circonférence, par sa partie coudée. Quel que soit l'instrument employé, il est indiqué de pratiquer les sutures à partir de l'extrémité profonde de la plaie, en s'aidant de la lumière électrique, la joue étant toujours maintenue écartée, et un aide étanchant continuellement la plaie au moyen de petits tampons montés. J'ai remarqué en outre qu'il était plus commode, quand il s'agit du côté gauche, de suturer la plaie en se plaçant à gauche de la tête du malade, le visage tourné vers le pied du lit. Quand on se sert de la petite aiguille coudée, on peut embrocher coup sur coup les deux lèvres de la plaie et faire passer ensuite le cat-gut d'une lèvre à l'autre. Quand, au contraire, on emploie l'aiguille de Reverdin, il est plus sûr et plus facile de transpercer et d'enfiler séparément et successivement chaque lèvre.

Réunion immédiate de la plaie buccale.

Pendant les vingt-quatre heures qui suivent l'opération, le malade ne nécessite pas de soins spéciaux. La diète à laquelle il se trouve condamné, du fait de sa chloroformisation, favorise tout naturellement la réunion de sa plaie buccale. A partir du second jour, on peut commencer à l'alimenter, en débutant par des aliments liquides, ou demi-liquides, que l'on ait couler au fond de la bouche, à l'aide d'une cuiller, afin d'en éviter le contact avec la plaie.

Simplicité des soins consécutifs.

Dès le troisième ou quatrième jour, si la plaie a été bien affrontée, elle est déjà réunie.

On observe généralement un léger gonflement de la joue, le lendemain ou le surlendemain de l'opération ; mais c'est là un phénomène insignifiant et fugace. D'autre part, on constate tout au plus, le soir même de l'opération, une élévation thermique de quelques° dixièmes de degrés, et à voir la facilité avec laquelle le malade reprend, vers le cinquième jour, son alimentation et presque sa vie habituelle, on ne soupçonnerait guère le sérieux traumatisme qu'il vient de subir.

Ainsi que je vous l'ai dit plus haut, dès le 4ᵉ ou le 5ᵉ jour post-opératoire, la mèche de gaze tamponnant le sinus pourra être extraite par le nez. On la trouve généralement dépourvue de toute fétidité.

On pourrait dès lors, à la rigueur, laisser le malade sans traitement, le fait de se moucher entraînant l'évacuation de toute sécrétion pathologique non seulement de la cavité nasale, mais aussi de celle du sinus, à la faveur de la large communication établie entre les deux.

Lavages par l'hyatus. J'ai cependant l'habitude de pratiquer, pendant les 4 ou 6 semaines qui suivent l'opération, quelques lavages détersifs avec de l'eau boriquée, ou de l'eau oxygénée, au moyen d'une sonde à extrémité courbée, un simple cathéter de trompe d'Eustache, par exemple, que l'on introduit dans le sinus, à travers l'hyatus artificiel, afin de favoriser l'expulsion des croûtes qui, pendant quelques jours, encombrent l'entrée de la cavité nasale, et aussi en vue de mieux suivre les progrès de la guérison qui ne se fait guère attendre au delà de six semaines au plus. Ces lavages seront faits d'une façon de plus en plus espacée, au fur et à mesure que diminuera la proportion de pus entraînée par eux. On pourra en général considérer la guérison comme obtenue quand le liquide injecté ressortira clair, alors qu'un intervalle de cinq ou huit jours aura été laissé entre les deux lavages consécutifs.

On cherchera à confirmer la guérison par le résultat de l'éclairage électrique buccal. Il est certain que le retour de la perméabilité de l'œil, du côté opéré, aux rayons lumineux intenses dirigés vers lui à travers la paroi sinusienne inférieure, peut être regardé comme le meilleur élément de contrôle de la guérison de l'empyème maxillaire ; mais je ne crois pas devoir considérer ce signe comme la condition *sine quâ non* de la proclamation de la guérison. Il peut arriver en effet que, malgré des signes indiscutables de guérison, les malades cessant complètement de moucher du pus, et les lavages intrasinusiens n'en expulsant pas non plus la moindre trace, la pupille demeure pendant de longs mois obstinément obscure, en dépit de l'éclairage le plus intense. Ces faits s'expliquent d'ailleurs fort bien par l'hypothèse de la formation d'une membrane cicatricielle, épaisse, à la surface du sinus. Mais vous ne devrez pas désespérer d'obtenir, au bout d'un temps, il est vrai, parfois fort long, le retour de la translumination oculaire, et vous n'hésiterez pas à renouveler avec persévérance, de mois en mois, vos tentatives d'éclairage. En effet, chez une de mes malades opérée le 16 mai 1897, l'œil du côté malade, demeuré obscur à plusieurs séances d'éclairage buccal, notamment au mois de février 1898, s'éclairait enfin légèrement le 14 avril suivant. De même, un jeune homme de mes amis atteint de sinusite fronto-maxillaire aiguë, au mois de novembre 1897 et qui guérit d'ailleurs sans opération, ne présenta le retour de la translumination de l'œil du côté malade qu'au mois de février dernier, c'est-à-dire plus d'un an après le début de son affection.

L'opération, telle que je viens de vous la décrire, s'applique à l'empyème chronique limité à la cavité du sinus. La même opération me paraît indiquée dans les

Contrôlement de la guérison par la translumination.

Lenteur du retour de la perméabilité des parois sinusiennes aux rayons lumineux.

Traitement chirurgical de l'empyème maxillaire consécutif à l'abcès sous-périostique prémaxillaire.d'origine dentaire.

cas de sinusite maxillaire aiguë, ayant débuté par un
abcès sous-périostique prémaxillaire. L'avantage présenté, en pareil cas, par ma méthode consiste en ce
qu'on obtient du même coup la guérison radicale de la
sinusite et l'évacuation, par la bouche, de la collection
purulente sous-périostée qui, abandonnée à elle-même,
tend à s'ouvrir à travers les téguments de la joue, au
voisinage du nez. Il est donc indiqué quand on se
trouve en présence d'accidents de ce genre, d'intervenir,
autant que possible, avant que la peau de la joue soit
infectée et sur le point de s'ulcérer. Après avoir pratiqué l'incision gingivale, au siège ordinaire, on refoulera
la lèvre de la plaie au moyen de la rugine jusqu'au niveau de la région décollée du périoste ; de même, au
moment de l'ouverture du sinus, la résection de sa paroi
antérieure sera soigneusement étendue à la région atteinte
d'ostéite, au niveau de laquelle l'abcès sous-périostique
s'est ouvert dans le sinus. De cette façon, le foyer sous-
périostique et le foyer sinusien sont confondus en un
foyer unique qui est exclusivement drainé par voie nasale.

Résultats de
l'opération Cald-
well-Luc.

Telle est la méthode opératoire à laquelle j'ai exclusivement recours depuis deux ans, pour obtenir la cure
radicale des formes chroniques de l'empyème maxillaire.
Je crois pouvoir proclamer aujourd'hui que, bien exécutée, suivant les préceptes que je viens de vous exposer, et en dehors de certaines complications telles que
la coexistence d'une autre sinusite voisine méconnue,
ou la coexistence d'une rhinite atrophique fétide, jouant
un rôle réinfectant, relativement au foyer opéré, elle
donne invariablement la guérison qu'on lui demande.
Mais je ne crois pas que ce soit là son seul avantage ;
je suis, en effet, loin de prétendre qu'elle soit seule à
assurer la guérison des formes les plus rebelles de la
maladie en question.

Nous avons tous, mes collègues et moi, antérieure- Ses avantages sur les modes de traitement anté- rieurs. ment à ce procédé, obtenu la cure radicale de cas de cet ordre par l'ouverture large de la paroi antérieure du si- nus, au niveau de la fosse canine, suivie d'un curettage complet de sa cavité, et même après l'ouverture alvéo- laire du sinus, au moyen de couronnes dentées action- nées par le tour électrique, et donnant un orifice assez large pour permettre l'introduction et le maniement de curettes dans l'intérieur de l'antre.

Mais, en admettant même que la guérison fût réalisée finalement dans ces conditions, combien peu récréante était la perspective ouverte à l'opéré pour une période, hélas! trop souvent indéterminée! Vous rappellerai-je les longs mois pendant lesquels le malade devait con- sciencieusement et quotidiennement irriguer son sinus avec les solutions les plus variées, et ces introductions douloureuses de mèches de gaze iodoformée empoison- nant d'une façon ininterrompue l'alimentation du mal- heureux condamné, ainsi que je l'ai dit ailleurs, à tout manger à la sauce iodoformée ! Sans parler de sa crainte continuelle de laisser des parcelles alimentaires s'en- gager dans la cavité sinusienne.

À cette situation comparons celle du malade opéré Avantages pour l'opéré. par notre nouvelle méthode.

À son réveil du sommeil chloroformique, il n'a même pas la sensation d'une plaie dans la bouche, et il aurait peine à croire à la brèche qui vient d'être pratiquée dens cette cavité. Il éprouve seulement quelque gêne de la présence du drain ou de la gaze iodoformée qui, pendant quelques jours seulement, gêneront sa respira- tion nasale du côté opéré. Mais c'est là, je vous le ré- pète, tout au plus l'affaire d'une semaine, et, dès le 3e ou 4e jour post-opératoire, il a pu s'alimenter presque comme à l'ordinaire, sans que la saveur de ses aliments

fût altérée par aucune odeur médicamenteuse ; il a pu
se lever, même sortir, et, le sinus une fois détamponné,
il s'est trouvé ramené à un état absolument normal,
puisque, du traumatisme qui vient de lui être infligé,
il ne conserve d'autre trace qu'un orifice intranasal,
dont il n'a pas plus conscience que de son hyatus naturel. A cette époque, il est assurément incommodé encore
par le pus qu'il mouche; mais il s'agit là d'une suppuration dénuée de toute fétidité et qui, au bout de 3, 4
ou 6 semaines, aura complètement disparu.

Voilà pour l'opéré.

Considérons maintenant le bénéfice de l'opérateur.

Je vous le demande, Messieurs : au malade qui, il y
a quelques années, venait nous demander conseil et
soulagement, pour une suppuration ancienne du sinus
maxillaire, qu'avions-nous à proposer ? une opération
faite par l'alvéole, opération timide, donnant une brèche
insuffisante pour l'exploration et le curettage du sinus,
désagréable déjà par l'extraction dentaire dont elle devait le plus souvent être précédée, et douloureuse puisqu'elle n'avait pas l'importance justifiant l'emploi du
chloroforme, et suivie des soins locaux interminables
dont je vous ai déjà parlé ; ou bien nous nous décidions,
souvent après avoir pratiqué sans résultat l'opération
alvéolaire, à ouvrir largement la fosse canine après
chloroformisation ; mais c'était là encore pour l'opéré la
perspective de longs mois de communication bucco-
sinusienne et de pansements iodoformés ou autres, et
du mélange du pus et des substances médicamenteuses
avec les aliments, au point qu'il pouvait lui sembler
que le résultat le plus clair de l'intervention avait été de
substituer à l'écoulement de pus par le nez l'écoulement
de pus par la bouche !

Et pouvions-nous au moins, pour prix de ces souf-

Avantages pour
l'opérateur.

frances et de ces incommodités, lui promettre ferme-
ment la guérison? et au bout de quel délai? Je pense
que ceux de mes collègues, qui ont bien voulu faire
l'essai de la nouvelle méthode que je viens de vous exposer, ne me contrediront pas si j'avance qu'elle a singulièrement amélioré et relevé notre situation vis-à-vis
des malades. Nous sommes aujourd'hui en mesure de
leur proposer, comme remède radical à leurs maux, une
opération exigeant, il est vrai, l'anesthésie générale,
mais précise dans ses temps d'exécution comme dans
ses résultats, dont l'échéance curative peut être, à quelques jours près, fixée d'avance, et nous pouvons leur
promettre qu'ils n'auront aucune souffrance à endurer,
ni au cours de l'intervention, ni à leur réveil, ni les
jours suivants.

Bien. entendu, ainsi que j'y reviendrai plus tard,
nous aurons le devoir de nous montrer moins opti-
mistes, quand conjointement aux signes de l'empyème
maxillaire, nous aurons relevé des signes de suppuration frontale ou ethmoïdale ; mais là encore, nous aurons la satisfaction de pouvoir tenir un langage précis,
et le malade instruit des lésions graves et multiples dont
il est porteur, appréciera la prudence de nos réserves,
et se soumettra aux interventions plus complexes qui
lui seront proposées, comprenant qu'il ne s'agit plus
seulement pour lui d'être débarrassé d'une affection
gênante, mais d'être soustrait aux périls de lésions
qui constituent une menace permanente pour son
existence.

LEÇON XVI

SUPPURATIONS DES SINUS FRONTAUX

(Première partie.)

Considérations anatomiques.

L'existence des sinus frontaux résulte d'un écartement des deux lames de l'os frontal à la partie inférieure du front. Cette cavité apparaît, vers la fin de la deuxième année, par suite de l'extension, en avant, de la cellule ethmoïdale la plus antérieure ; mais ses dimensions restent, pendant plusieurs années, fort exiguës, et ce n'est guère que vers l'époque de la puberté que, participant au développement de la face, elle acquiert une spaciosité voisine de son état définitif.

Dimensions variables.

Arrivés à leur complet développement, les sinus frontaux offrent de grandes variétés de dimensions, non seulement d'un sexe à l'autre (ils sont en effet moins spacieux chez la femme que chez l'homme, environ dans la proportion des 2 tiers à 1), mais aussi d'un sujet à l'autre. D'après les recherches de Poirier, son diamètre moyen chez l'homme mesure 3 centimètres, aussi bien dans le sens vertical que dans le sens horizontal. Mais il s'en faut qu'il en soit toujours ainsi. Sa capacité peut être absolument exiguë ; il peut même faire complètement défaut. Tout récemment, chez une

jeune fille de 20 ans que j'avais crue atteinte d'un double empyème frontal, je constatai l'absence de cette
cavité du côté droit ; en effet, en creusant l'os, au
siège d'élection, j'arrivai sur la dure-mère, sans l'avoir
rencontré. A gauche, l'empyème soupçonné existait
bien réellement, mais les dimensions du sinus n'étaient
guère supérieures à celles d'un gros pois.

Chez d'autres sujets opérés par moi, j'ai vu, au contraire, la cavité des sinus occuper, dans le sens vertical,
plus de la moitié de la hauteur du front, et s'étendre
transversalement jusqu'à la région temporale.

Par suite de leur constitution résultant de l'écarte- Forme.
ment des deux lames du frontal, les sinus frontaux ont
la forme d'un angle dièdre dont l'ouverture tournée
inférieurement est fermée par une lame mince formant
leur plancher et les séparant de l'orbite. Un peu moins
mince, mais formée comme elle de tissu compacte, la
paroi postérieure des sinus les sépare de la région de la
dure-mère qui recouvre les lobes frontaux.

La paroi antérieure mesure, au contraire, commu- Épaisseur des
différentes pa-
rois.
nément 5 ou 6 millimètres d'épaisseur et quelquefois
davantage. Elle renferme une forte couche de diploé,
circonstance qui explique l'écoulement de sang tenace
qui accompagne son ouverture.

Les deux sinus frontaux sont séparés l'un de l'autre par
une mince cloison, souvent irrégulière, et ne correspondant que rarement au plan médian du corps. Le plus habituellement elle siège sur un des côtés de ce plan, ou
bien son attache décrit un trajet sinueux, de façon qu'elle
déborde successivement la ligne médiane à droite et à
gauche. Cette cloison est facilement détruite, à la suite
des processus suppuratifs de quelque durée, de telle
sorte que les deux sinus se trouvent fusionnés en un
foyer commun. J'ajouterai qu'il n'est pas rare de ren-

contrer, sur les parois de chaque sinus, de petites crêtes
esquissant un cloisonnement partiel de ces cavités et
nécessitant un soin tout spécial dans la pratique du
℟ curettage des fongosités qui entretiennent la suppuration, en cas d'empyème chronique.

Canal fronto-
nasal.

· La communication du sinus frontal avec la cavité
nasale correspondante a lieu par l'intermédiaire d'un
petit canal, dit canal frontal ou fronto-nasal, partant
de sa partie la plus déclive (circonstance extrêmement
favorable pour la réalisation du drainage du sinus, par
voie nasale) immédiatement en dehors de la cloison.
La direction du canal est oblique en bas, en dedans et
en arrière. Après un trajet de 15 millimètres, il aboutit par une extrémité évasée dite infundibulum à la
partie antérieure du méat moyen, tout près de la gouttière, au fond de laquelle gît l'orifice du sinus maxillaire. Il résulte de cette disposition qu'un liquide s'écoulant du sinus frontal vers la fosse nasale s'engage
généralement dans l'antre d'Highmore, particularité importante qui nous explique la facilité d'infection de ce
dernier sinus par le premier.

Je n'oserais pas chercher à évaluer même approximativement le calibre du canal fronto-nasal : je l'ai
effectivement trouvé fort variable, d'un sujet à un autre.

J'appelle tout particulièrement votre attention, d'une
part, sur sa direction susindiquée, d'autre part sur ses
rapports, en arrière, avec les cellules ethmoïdales antérieures.

Sa direction.

Je vous ai dit que sa direction est oblique en bas et
en arrière ; au contraire le trajet, depuis sa terminaison à l'infundibulum jusqu'à la narine, est oblique en
bas et en avant. Ces deux directions représentent donc
un angle ouvert en avant, ou une ligne courbe, à concavité antérieure. Aussi le stylet destiné, après ouver-

ture du sinus, à loger un drain, du sinus dans la cavité
nasale, ne pourra-t-il ressortir par la narine, ainsi que
l'a fort bien établi Panas, qu'à la condition de décrire
une courbure correspondant à un peu plus de la moitié
d'une circonférence.

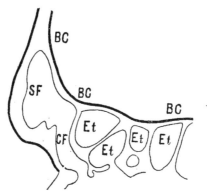

Fig. 18. — Coupe schématique frontale et des cellules ethmoïdales.

Quant aux rapports du canal frontal (C F) avec les
cellules ethmoïdales (E T), que j'ai cherché à représenter de la façon la plus schématique sur le croquis ci-
joint (fig. 18), ils établissent la possibilité de pratiquer, après ouverture large du sinus frontal, suivant la
méthode que j'ai préconisée, le curettage des cellules
ethmoïdales, à travers la brèche frontale opératoire, la
curette détruisant facilement la paroi postérieure du
canal fronto-nasal, ainsi que les minces cloisons séparant les cellules ethmoïdales les unes des autres, tandis
que la paroi osseuse beaucoup plus résistant e (B C)
formant le plancher de l'étage antérieur du crâne ne
pourrait être que difficilement défoncée par le même
instrument.

Importance
de ses rapports
avec les cellules
ethmoïdales an-
térieures.

Ces considérations anatomiques étaient indispensables pour la facile compréhension de ce que j'aurai à vous dire, relativement à la marche et aux complications possibles de l'empyème frontal et aussi de ce qui aura trait aux opérations chirurgicales qu'il réclame.

Étiologie.

L'étiologie de l'affection est souvent obscure, en ce sens que les malades qui en sont atteints viennent habituellement nous consulter à une époque éloignée du

Début souvent obscur de la maladie.

début, en sorte qu'ils sont peu à même de nous renseigner sur les circonstances au milieu desquelles la maladie a fait son apparition. Il n'est même pas rare que l'attention des malades ne soit éveillée, pour la première fois, à l'égard de leur affection fronto-nasale, qu'à l'occasion d'une complication tardive, telle que la perforation du plancher du sinus et l'envahissement de la paupière supérieure par la suppuration.

Dépendance étiologique réciproque des empyèmes maxillaire et frontal.

Il n'en est pas moins clairement démontré par l'observation clinique que l'empyème frontal apparaît, tantôt primitivement, tantôt secondairement à un empyème du sinus maxillaire du même côté.

Dans le premier cas, le sinus frontal se prend dans le cours d'une maladie infectieuse, accompagnée de déterminations nasales, mais avec une fréquence toute particulière dans le cours de l'influenza. C'est du moins là la circonstance étiologique le plus souvent invoquée par les malades.

Je vous rappelle, à propos de cette question d'étiologie, l'histoire du jeune étudiant en médecine dont je vous ai déjà parlé dans ma leçon relative à l'empyème maxillaire, et chez lequel un empyème à pneumocoques se développa simultanément dans le sinus frontal et dans le sinus maxillaire, du côté gauche, quelques

heures après qu'il eut pratiqué l'autopsie d'un sujet
mort de méningite cérébro-spinale à pneumocoques.
Chez d'autres sujets l'empyème frontal apparaît, à la
suite d'un plongeon dans l'eau, exécuté les pieds en
bas, ou à la suite d'une irrigation nasale, lancée vers la
région supérieure des fosses nasales, particulièrement
quand, du fait de l'existence d'un ozène, d'une syphilis
nasale, etc., la cavité nasale renferme des éléments
septiques, qui se trouvent ainsi entraînés vers le sinus.

L'observation clinique apprend que, s'il est fréquent
de rencontrer l'empyème maxillaire non compliqué
d'empyème frontal, il est au contraire exceptionnel que
l'empyème frontal existe sans participation du sinus
maxillaire à la suppuration. On peut conclure de ce
que je vous ai dit plus haut, relativement à la facilité
de l'écoulement du pus frontal dans le sinus maxillaire
que, dans la majorité des cas, c'est le sinus frontal qui
infecte le maxillaire ; mais on sait aujourd'hui, ainsi
que l'a fort bien montré mon ami, le Dr Lenhardt (du
Havre) que la réciproque peut se produire, soit que le
pus maxillaire gêné dans son écoulement par des accumulations polypeuses, au niveau du méat moyen,
reflue dans le front, à la faveur du décubitus dorsal,
soit, qu'après des années de suppuration maxillaire, la
muqueuse nasale s'infecte de proche en proche, à partir
du méat moyen, le long de l'infundibulum et du canal
fronto-nasal, processus dont la réalité nous est souvent
démontrée, au cours de nos opérations fronto-maxil-
laires, par la constatation d'une traînée de fongosités
s'étendant d'un sinus à l'autre, suivant le trajet en
question.

Enfin, bien souvent, comme dans l'exemple que je
viens de vous relater, les deux sinus sont infectés
simultanément par une cause générale commune, et la

coexistence des deux foyers justifie bien le terme d'*em-pyème fronto-maxillaire* par lequel j'ai cherché à caractériser l'entité morbide spéciale qui en résulte.

Anatomie pathologique. Les lésions de la muqueuse accompagnant l'évolution de l'empyème offrent ici les mêmes gradations que pour le sinus maxillaire. Au début, et dans les formes aiguës, il s'agit d'un simple gonflement léger, Modifications de la muqueuse. et de lésions inflammatoires de la muqueuse, pouvant, dans les cas favorables, se prêter à une rétrocession rapide ; mais si, soit par défaut d'un traitement approprié, soit pour une raison qui souvent nous échappe, l'affection passe à l'état chronique, la transformation de la muqueuse devient profonde, et cette membrane, normalement si mince, devient une épaisse couche fongueuse, violacée, bourrant presque complètement la cavité du sinus, au point que l'écoulement du pus vers la cavité nasale devient de plus en plus difficile, d'autant plus que cette même transformation fongueuse se poursuit le long du canal fronto-nasal, jusque dans le méat moyen, et souvent dans les cellules ethmoïdales antérieures. Aussi arrive-t-il presque fatalement un jour, où se produisent des accidents de rétention marqués par des manifestations symptomatiques, dont nous aurons à nous occuper plus loin. Lésions osseuses. D'abord respecté, l'os sous-jacent à la muqueuse finit par s'infecter à la longue. En raison de la grande épaisseur de la paroi antérieure, le développement de cette ostéite ne se traduit guère pour elle que par un gonflement plus ou moins considérable. Elle peut au contraire aboutir à la perforation des deux autres parois, beaucoup plus minces, ainsi que je vous l'ai dit plus haut.

La perforation de la paroi inférieure du plancher du sinus est heureusement plus fréquente que celle de sa paroi postérieure. Elle aboutit, ainsi que je vous l'exposerai plus loin, à l'infiltration de la paupière supérieure, occasionnant des modifications locales on ne peut plus frappantes et de nature à inciter à une prompte intervention. *Perforation de la paroi inférieure,*

Au contraire, la perforation de la paroi postérieure, qui aboutit à la mise en contact de la dure-mère avec le pus du foyer, reste latente jusqu'au jour où cette membrane, après avoir résisté un temps plus ou moins long à l'infection, finit par se laisser infiltrer par les éléments septiques et par les transmettre à l'endocrâne. *de la paroi postérieure.*

L'examen bactériologique du pus frontal y a révélé les mêmes variétés que je vous ai énumérées dans mon étude générale des suppurations péri-crâniennes. *Caractères bactériologiques du pus.*

Dans le cas d'empyème fronto-maxillaire auquel j'ai fait allusion plus haut et qui se développa chez un jeune étudiant en médecine, à la suite de l'autopsie d'un sujet mort de méningite cérébro-spinale à pneumocoques, l'examen du pus accumulé dans le méat moyen n'y révéla que cette même espèce microbienne. Ce cas s'étant terminé par la guérison spontanée, il y aurait lieu de rechercher dans l'avenir s'il n'existe pas un rapport entre la présence du pneumocoque dans le pus et une bénignité relative de la maladie.

La physionomie clinique de la maladie varie suivant qu'elle débute avec des allures aiguës, ou, qu'au contraire, elle revêt d'emblée le caractère de la chronicité. *Description clinique.*

Pour bien fixer dans vos esprits le tableau symptomatique de l'affection dans le premier cas, je ne crois *Forme aiguë.*

pas pouvoir mieux faire que de vous décrire sommairement la façon dont les choses se passèrent chez le
jeune homme auquel j'ai déjà fait plusieurs allusions.
Quelques heures après avoir pratiqué l'autopsie qui
parut jouer un rôle étiologique indiscutable dans le
développement de ses accidents, ce jeune homme fut
pris d'un frisson suivi d'un accès fébrile, au cours duquel sa température s'éleva à 40°. Dès le lendemain,
il accusait de vives douleurs autour de l'œil gauche, et
notamment dans la moitié gauche du front, qui se
montrait sensible à la pression ; et, bientôt après, il
constatait qu'il mouchait du pus par la narine du même
côté.

Appelé auprès de lui, je constatai la présence de pus
crémeux au niveau du méat moyen de la fosse nasale
gauche, et l'éclairage électrique intra-buccal et sous-
frontal permettait d'affirmer que l'on avait affaire à un
empyème aigu, simultanément développé dans les sinus
frontal et maxillaire du même côté.

Nous crûmes, le Dr Lermoyez et moi, devoir nous
abstenir ici de toute intervention opératoire, et, en fait,
la guérison fut obtenue, en quelques semaines, à la
suite d'un traitement anodin, consistant en des applications de compresses chaudes et humides au-devant
des sinus malades, et en inhalations de vapeurs d'eau
chaude additionnée d'alcool menthholé.

Forme
chronique.

Toute différente est l'allure symptomatique de la
forme d'emblée chronique de la maladie.

Latence de
l'affection, tant
que le pus s'é-
coule facilement.

Toute l'expression clinique de l'affection peut alors
se borner à l'écoulement de pus crémeux, plus ou
moins fétide, par une des narines ou par le pharynx.
Les choses restent en cet état tant qu'aucun obstacle
ne s'oppose à l'écoulement du pus vers la fosse nasale. Le malade n'éprouve spontanément aucune dou-

leur, et la pression ainsi que la percussion de la région frontale peuvent ne provoquer la moindre trace de sensibilité locale.

Ce tableau change, le jour où, soit par suite d'un épaississement plus considérable de la muqueuse sinusienne, ou de la formation d'abondants myxomes, au niveau du méat moyen, ou par le fait d'une formation exubérante de fongosités farcissant littéralement le sinus et le canal qui lui fait suite, le pus éprouve des difficultés croissantes à s'en écouler. Dès lors, l'empyème cesse d'être latent, et la rétention purulente s'accuse par un ensemble de manifestations au premier rang desquelles figure la douleur. Cette douleur correspond généralement au siège exact du sinus malade ; dans d'autres cas elle est ressentie dans la totalité de la région frontale, ou bien elle est plus particulièrement éprouvée dans l'œil. Signes de la rétention purulente.
Douleur.

Elle n'est généralement pas continue, surtout dans les premiers temps de son apparition, mais prend plutôt le caractère névralgiforme et intermittent.

Presque toujours la pression et surtout la percussion exercées sur la paroi antérieure du sinus l'exaspèrent quand elle existe, ou la réveillent dans les périodes d'accalmie. A un moment donné, cet endolorissement local s'accompagne d'un gonflement limité à la moitié correspondante du front, et la palpation de la région atteste que cette manifestation n'est pas due à une infiltration des parties molles, mais à une sorte d'hyperostose de la paroi antérieure du sinus. Parvenue à cette période, on peut dire que la maladie est mûre pour les complications plus ou moins graves, auxquelles elle est susceptible d'aboutir. Signes objectifs au niveau de la paroi antérieure.

L'une des plus fréquentes est l'envahissement des tissus profonds de la paupière supérieure par la suppu- Accidents consécutifs à la rétention.

ration, à travers le plancher du sinus perforé. On voit alors se produire une défiguration très caractéristique du visage, que l'on ne saurait oublier, quand on l'a une fois observée.

Infiltration de la paupière supérieure.

En même temps que s'apaisent les douleurs frontales, dues à la rétention purulente, on voit s'effacer le creux qui, à l'état normal sépare le globe oculaire, recouvert de la paupière supérieure, de l'arcade sourcilière. La paupière paraît, en même temps, comme étalée et abaissée.

Si l'on n'intervient pas à temps, l'infiltration gagne le tégument de la paupière, qui rougit, puis devient violacé, et finit par s'ulcérer, livrant passage au pus sinusien par un orifice qui tend naturellement à rester fistuleux.

Conséquences de la perforation du plancher du sinus.

Chez quelques sujets, la perforation du plancher du sinus se faisant à sa partie la plus postérieure, le pus commence par peser sur la capsule orbitaire et sur son contenu ; il en résulte des troubles divers de la vision et un abaissement marqué du globe oculaire. Ce phénomène étant très manifeste, sur un malade Gr... que j'opérai à cette clinique, il y a un an, avant que l'infiltration purulente eût eu le temps de gagner la paupière. Le sinus ouvert, je constatai une perforation du plancher du sinus, donnant une explication complète des symptômes oculaires notés avant l'opération.

Ainsi que je vous l'ai dit plus haut, des trois parois du sinus, c'est l'inférieure qui, en raison de sa plus grande minceur, se perfore le plus fréquemment dans le cours de l'empyème frontal. Je dirais volontiers que

Possibilité de l'infection intracrânienne à travers la paroi postérieure perforée, ou non.

l'apparition des accidents orbito-palpébraux qui en résultent peut être considérée comme une éventualité salutaire, en ce sens qu'elle éveille l'alarme du malade et prévient, par suite, la production des accidents bien plus graves qui pourraient résulter à un moment donné, de l'infection de l'endo-crâne, à travers la paroi postérieure du sinus. Cette infection est parfois précédée de la perforation de la paroi en question, mais elle peut fort bien se produire sans le secours de cette lésion macroscopique, par transport des germes infectieux dans le système canaliculaire et vasculaire de l'os.

J'ai tout récemment observé un triste et bien remarquable exemple de cette transmission de l'infection, à travers l'os non perforé, chez un jeune homme à qui je donnais depuis longtemps mes soins pour un double empyème frontal. L'affection avait, dans ce cas, résisté aux interventions chirurgicales les plus étendues, tentées contre elle, et ce caractère rebelle de la maladie trouva ultérieurement son explication dans la constatation d'une ostéite qui gagna successivement toute la hauteur de l'os frontal et la portion voisine des pariétaux.

A un moment donné se développa, à la suite d'une obstruction des conduits fronto-nasaux, un phlegmon diffus de tout le front qui fut traité très énergiquement par des incisions multiples et étendues. Malgré cette mesure et le soin apporté ultérieurement aux pansements du vaste foyer, de petits abcès sous-périostés se développèrent successivement, dans les semaines suivantes, en divers points de la moitié antérieure du cuir chevelu. Enfin un jour vint, où l'apparition d'une monoplégie crurale suivie d'hémiplégie fit soupçonner la formation d'un nouvel abcès développé cette fois à la face profonde de l'os, dans la région du lobule paracentral. L'opération tentée in extremis démontra l'exactitude de ce diagnostic, en révélant l'existence d'une plaque de pachyméningite suppurée, siégeant très exactement au niveau de la région incriminée. Malheureusement, croyant trouver dans cette constatation une explication

suffisante des phénomènes observés, je m'abstins
d'ouvrir la dure-mère, mais la marche rapidement
fatale des accidents me révéla, après coup, que l'infection avait déjà gagné la pie-mère ou le tissu cérébral,
lors de mon intervention, qui s'était trouvée de ce fait
insuffisante.

Ce cas peut évidemment être considéré comme tout
à fait exceptionnel. L'infection endo-crânienne, consécutive à l'empyème frontal a pour localisation presque
constante la région contiguë du lobe frontal, sous forme
d'une méningite ou d'une encéphalite suppurée ; mais
il va sans dire que, si ces lésions ne sont pas combat-
tues par une prompte intervention, elles s'étendent
peu à peu à des régions plus ou moins éloignées de leur
point de départ. Je reviendrai sur ce sujet dans les
leçons que je compte consacrer à cet ordre de complications.

Diagnostic. Je reviens à l'empyème frontal, pour aborder la
question tout particulièrement délicate de son diagnos-
Ses difficultés tic. Les difficultés de ce diagnostic sont très diverses,
toutes spéciales,
en dehors des ac- suivant que l'affection s'accompagne, ou non, de symp-
cidents, de réten-
tion purulente. tômes réactionnels et subjectifs, tels qu'on en observe,
soit dans les formes aiguës, soit dans les formes chroniques, alors qu'il existe un degré plus ou moins marqué de rétention purulente. Il est de toute évidence,
que la coexistence de douleurs persistantes dans une
moitié du front avec un écoulement purulent dans la
fosse nasale correspondante constitue une forte présomption en faveur de l'existence d'un empyème frontal, et que l'hypothèse de cette affection devient des
plus vraisemblables, si la douleur frontale s'accompa-

gne de gonflement manifeste, au niveau de la paroi antérieure du sinus. Mais, dans la majorité des cas, ce n'est pas avec cette physionomie que la maladie se présentera à votre observation, et vous serez consultés, soit simplement pour un écoulement de pus nasal, unilatéral, soit aussi à l'occasion de la gêne respiratoire occasionnée par les myxomes nasaux, dont la formation accompagne si souvent les suppurations nasales, quel qu'en soit le foyer originel.

Habituellement les malades se plaindront de moucher du pus plus ou moins fétide, chez d'autres, notamment quand la partie antérieure de la cavité nasale est obstruée par des polypes, le pus s'écoule plutôt dans le pharynx. Ce dernier phénomène se produit d'ailleurs chez presque tous les sujets pendant le sommeil, à la faveur du décubitus dorsal.

La rhinoscopie antérieure indiquée par ces symptômes subjectifs révèle, au niveau du méat moyen, la présence d'un pus crémeux que l'on voit fréquemment sourdre au milieu de granulations myxomateuses, ou de véritables polypes. À ces renseignements il est bon de joindre ceux de la rhinoscopie postérieure, qui montre presque toujours aussi l'extrémité postérieure du cornet moyen baignée de pus.

La rhinoscopie ne renseigne pas sur la source du pus.

Vous savez par la leçon que j'ai précédemment consacrée au diagnostic de l'empyème maxillaire, que cette affection donne lieu à des constatations rhinoscopiques absolument identiques. Or, étant donné que l'empyème frontal s'accompagne presque toujours de la présence de pus dans le sinus maxillaire, sans réciprocité d'ailleurs, la présence de pus dans le méat moyen entraîne la présomption d'un empyème maxillaire, mais le problème clinique qui se pose aussitôt consiste à savoir si le sinus frontal participe à la suppuration. Nous disposons de plusieurs moyens pour arriver à le résoudre.

Je ne vous parlerai pas de la différenciation qui a été tentée entre les pus frontal et maxillaire, puisqu'ils se mélangent dans le méat moyen.

Valeur des si-gnes locaux, au niveau de la ré-gion frontale. La participation frontale sera établie par la constatation de symptômes locaux, au niveau de la région frontale, et par le résultat de l'éclairage électrique sous-frontal.

Examinons successivement ces deux modes d'exploration. On recherchera d'abord, par la simple inspection comparative des deux moitiés du front, l'existence d'un gonflement de la moitié correspondant au côté suspect. La constatation d'un gonflement osseux aurait évidemment une indiscutable valeur, en faveur de la sinusite frontale, surtout si elle s'accompagnait de sensibilité locale. Ce dernier signe peut d'ailleurs exister, sans gonflement frontal et sans douleur frontale spontanée. Il est donc indiqué de le rechercher très soigneusement. On tentera d'abord les effets d'une pression comparative exercée par les deux pouces appliqués en face des deux sinus frontaux, en s'attachant à ce que cette pression soit égale des deux côtés. Bien souvent, on décelera, de la sorte, une sensibilité locale très marquée, que l'absence complète de toute douleur spontanée n'aurait guère fait prévoir. Mais la pression n'est pas le seul moyen auquel on doive recourir dans la recherche du signe en question. Là où elle donne un résultat négatif, la percussion exercée alternativement sur la paroi antérieure des deux sinus, soit avec le doigt, soit avec un objet dur quelconque, éveillera une sensibilité plus marquée, du côté suspect.

Valeur de la translumination frontale. Ces renseignements seront utilement contrôlés par les résultats de l'éclairage électrique sous-frontal.

Nous nous servons, pour cette recherche, d'une Technique de l'éclairage sous-frontal.
lampe électrique renfermée dans un manchon cylindri-
que, dont une des extrémi-
tés est fermée par une lentille qui concentre les rayons
lumineux et augmente par
suite le pouvoir éclairant de
l'appareil (Fig. 19). Le malade étant placé dans une
chambre aussi obscure que
possible, l'extrémité libre du
manchon garnie de la len-
tille est logée le plus profondément possible sous l'extrémité interne de l'arcade
orbitaire, de façon que les
rayons lumineux soient dirigés vers le plancher du
sinus. Dans ces conditions,
si la cavité en question est
saine, on la voit se dessiner
lumineuse dans toute son
étendue et parfois avec certains détails spéciaux de conformation, tels que cloisonnement anormal, etc. Le
sinus du côté opposé peut
même se montrer partiellement éclairé à travers la cloison inter sinusienne. Cette
translumination du sinus
qui le fait apparaître avec sa

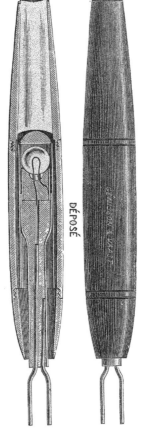

Fig. 19. — Lampe électrique Pour
l'éclairage sous-frontal.

forme et ses dimensions propres doit être distinguée du
faux éclairage obtenu par la simple translumination du

tégument, lorsque l'on n'a pas eu soin de loger la
lampe assez profondément derrière l'arcade sourcilière.
L'aspect obtenu en pareil cas est d'ailleurs tout différent, la zone éclairée étant sans limites précises et ne
rappelant en rien la conformation connue du sinus. Le
résultat de l'éclairage sous-frontal, quand il se traduit
par une obscurité complète de la région sus-orbitaire,
ne présente évidemment de valeur qu'à la condition
que l'expérience soit répétée du côté opposé et y abou-
tisse à une translumination nette du sinus. Dans le but
de rendre la comparaison entre les deux côtés plus
facile, mes collègues Lubet-Barbon et Furet ont eu
l'ingénieuse idée de pratiquer simultanément l'éclairage sous-frontal bilatéral en faisant construire par la
maison Génisson et Vaast une lampe double, en forme
d'Y, dont les deux extrémités sont logées sous les deux
arcades orbitaires.

Causes d'er-
reur inhérentes
à cette méthode. Malgré tout, les résultats de la méthode en question,
si indiscutablement précieuse qu'elle soit, ne sauraient
être considérés comme absolus ; et elle est passible d'un
certain nombre de causes d'erreur sur lesquelles je crois
devoir appeler votre attention.

Tout d'abord, la constatation d'une obscurité frontale bilatérale, en dehors d'un écoulement purulent
dans les deux fosses nasales, peut s'expliquer par une
épaisseur anormale des parois osseuses. L'obscurité
unilatérale elle-même ne représente pas un argument
sans réplique, en faveur de l'empyème, puisqu'il est
bien établi, ainsi que je vous le disais, au début de
cette leçon, que le sinus frontal peut manquer d'un
Diagnostic
différentiel par
exclusion entre
les empyèmes
frontal et ma-
xillaire. seul côté. Nous disposons heureusement d'un autre
élément de diagnostic, qui, en cas de doute et d'hésitation, permettra souvent de résoudre le problème
clinique avec la plus grande somme possible de pro-

habilités ; c'est ce que j'appellerais volontiers la méthode du diagnostic par exclusion. Elle consiste, après avoir pratiqué une ponction exploratrice du sinus maxillaire, soit par le méat inférieur de la fosse nasale, soit par l'alvéole d'une dent absente, à pratiquer un lavage de cette cavité et à explorer rhinoscopiquement la région du méat moyen, un quart d'heure plus tard. La réapparition de pus à ce niveau, après un aussi court intervalle, dénote presque sûrement l'existence d'un empyème frontal, car, d'une part, il n'est pas admissible que l'antre d'Highmore ait eu le temps de reproduire une quantité de pus suffisante pour refluer par l'hyatus, et, d'autre part, l'existence d'une suppuration des cellules ethmoïdales, indépendante d'un empyème frontal, est trop exceptionnelle pour que l'on puisse, avec quelque probabilité, invoquer cette source de suppuration comme expliquant la réapparition du pus dans la fosse nasale.

Je n'en ai pas fini encore avec cette question si complexe du diagnostic de l'empyème frontal. Certaines éventualités non exceptionnelles sont à envisager : d'abord l'empyème frontal bilatéral. Cette double lésion se produit rarement d'emblée. Le plus souvent c'est l'un des sinus qui infecte l'autre, à travers la eloison inter-sinusienne, perforée ou non.

Le diagnostic de cette double lésion sera fondé sur la bilatéralité des divers symptômes locaux que je vous ai énumérés et notamment, sur l'obscurité des deux moitiés du front pendant l'éclairage sous-frontal ; mais il va de soi que ce signe a moins de valeur, quand il est bi-latéral, que dans le cas où, se limitant à un seul sinus malade, il contraste avec la translumination du côté opposé. On peut en effet songer alors à une épaisseur anormale des parois osseuses. Aussi ne posera-t-on le diagnostic

Diagnostic de l'empyème frontal bilatéral.

d'empyème frontal double, qu'en s'appuyant sur un ensemble d'autres signes probants, tels que la présence
de pus dans les deux méats moyens, coïncidant avec
une sensibilité marquée des deux moitiés du front à la
pression ou à la percussion.

Diagnostic de
l'empyème fron-
tal, après pro-
duction de cer-
taines de ses
complications. Il vous arrivera, d'autre part, de n'être appelés à
diagnostiquer l'affection en question que fort tardive-
ment, alors qu'une des complications énumérées plus
haut se sera produite ; je devrais même dire : à l'occasion de l'une de ces complications, l'empyème frontal
étant jusque-là resté latent.

Pour mon compte, l'un des premiers cas de cette
maladie que j'eus l'occasion de traiter fut celui d'une
jeune fille dont la paupière supérieure droite était le
siège d'une infiltration purulente, d'origine méconnue.
L'examen rhinoscopique m'ayant montré le méat
moyen du même côté baigné de pus crémeux, je fus
aussitôt mis sur la voie de l'origine exacte des accidents.

Une autre fois, un malade me fut adressé par l'oculiste qui le soignait pour un abaissement du globe de
l'œil, compliqué de troubles de la vision, parce qu'il
accusait, en même temps, un écoulement purulent
par la fosse nasale du même côté. Ce dernier signe
rapproché de la constatation d'une sensibilité marquée
de la moitié gauche du front et d'une obscurité complète de cette même région, à l'éclairage sous-frontal,
me fit porter le diagnostic d'empyème frontal gauche.
Après avoir ouvert ce sinus, je trouvai son plancher
en partie détruit et le pus du foyer en contact avec la
capsule orbitaire.

Il peut arriver enfin que l'empyème frontal demeure
latent jusqu'au jour où éclatent inopinément les accidents méningitiques ou encéphaliques, causés par l'in-

fection de l'endo-crâne, à travers la paroi profonde du sinus perforé ou non.

Ces faits ne sont pas rares dans les hôpitaux. où les malades de cette catégorie sont apportés dans un état comateux. On diagnostique une apoplexie ou un coma urémique ; et c'est seulement à l'autopsie que la découverte d'un abcès dans l'un des lobes frontaux conduit à celle du foyer frontal, point de départ de tous les accidents.

LEÇON XVII

(*Pronostic et traitement.*)

Pronostic.
Il varie suivant le caractère aigu ou chronique de l'empyème.

La sinusite frontale suppurée doit être considérée comme une affection d'une gravité très différente, suivant qu'elle se manifeste avec un caractère d'acuité marquée, comme, par exemple, dans le cours d'une grippe, ou qu'elle se développe insidieusement et, le plus souvent alors, secondairement à d'autres foyers suppurés voisins de la même cavité nasale. Dans le premier cas, en effet, la maladie présente une tendance toute naturelle vers la guérison spontanée.

Tendance habituelle de la forme aiguë à la guérison spontanée.

Il se peut évidemment que, même dans cette forme, en cas d'étroitesse spéciale du canal fronto-nasal, apparaissent des phénomènes de rétention constituant une menace pour les régions voisines ; mais le symptôme douleur qui en est l'expression dominante, donne au médecin toute facilité pour faire accepter au malade l'intervention nécessaire qui, dans ces conditions, entraîne, au prix de faibles délabrements, une guérison facile, sûre et rapide.

Il en va tout autrement dans les formes anciennes et chroniques. Vous savez déjà par ce que je vous ai dit dans ma précédente leçon, qu'elles peuvent, après plusieurs années d'une évolution silencieuse, aboutir

brusquement à l'infection endo-crânienne, avec impossibilité pour le médecin d'intervenir à temps ; mais,
même alors que l'on est parvenu à les diagnostiquer,
on se heurte trop souvent, en cherchant à obtenir la
guérison radicale, aux plus sérieuses difficultés.

D'abord l'empyème frontal chronique, tout comme
la sinusite maxillaire chronique, réclame absolument
l'ouverture chirurgicale large, sa guérison exigeant,
pour première condition, la suppression du tissu fongueux qui s'est substitué à la muqueuse normale, dans
toute l'étendue de la cavité sinusienne. Or ce tissu pathologique qui entretient la suppuration, parce qu'il
recèle dans ses granulations les germes de l'infection,
et qui, respecté à la faveur de quelque anfractuosité du
foyer, dans lequel il se dissimule, déterminera fatalement la récidive, ce tissu, dis-je, est souvent fort difficile
à atteindre partout. Non seulement, en effet, la cavité
sinusienne, qui en est farcie, peut présenter une étendue anormale, surtout dans le sens transversal, où ses
limites sont parfois reculées jusqu'aux régions tempo-
rales, non seulement les fongosités peuvent trouver un
abri facile contre la curette dans une disposition anormalement cloisonnée et anfractueuse du sinus, mais elles
se prolongent trop souvent le long du canal fronto-nasal, jusque dans le méat moyen correspondant, et dans
les cellules ethmoïdales antérieures.

Vous entrevoyez toutes les difficultés susceptibles de
naître de pareilles dispositions pour la réalisation d'une
cure immédiate et définitive. Mais ce n'est pas tout : un
fait malheureusement observé par moi m'a amené à la
conviction que, dans certaines formes invétérées, le caractère rebelle de l'affection défiant les interventions
les plus répétées et les étendues, peut être lié à un état
d'infection de la paroi osseuse profonde du sinus, entre-

*Caractère re-
belle de la forme
chronique ou
fongueuse.*

*Formes ex-
ceptionnelle-
ment graves,
compliquées
d'ostéité septi-
que diffuse.*

tenant la suppuration du foyer, jusqu'au jour, où elle
se transmet à sa face profonde et à l'endo-crâne.

J'ai tenu à vous faire toucher du doigt, dès le début
de cette leçon, les difficultés que vous rencontrerez dans
votre pratique, dans le traitement de l'empyème frontal. Heureusement les cas semblables au dernier, auquel
je viens de vous faire allusion, sont exceptionnels, et, en
me basant sur les résultats de ma propre expérience,
j'ai le droit de dire que, même dans les formes chroniques, vous obtiendrez la guérison radicale, en sachant
proportionner l'étendue de votre brèche opératoire à
celle des lésions : mais trop souvent le succès ne sera
remporté qu'après plusieurs interventions répétées; d'où
la règle que je me suis imposée et que je vous transmets
sous forme de conseil : de ne pas promettre la guérison,
du premier coup, au malade ou à son entourage, dans
un cas donné de sinusite frontale, suppurée ancienne,
en présence duquel vous serez invités à formuler votre
opinion, relativement aux conséquences de l'opération
que vous aurez proposée.

Fréquente né-
cessité d'inter-
ventions répé-
tées.

Traitement des
formes aiguës.

Ainsi que je vous l'ai dit plus haut, il ne saurait être
question d'opération que pour les formes chroniques de
la maladie, les formes aiguës présentant une tendance
naturelle à guérir spontanément. Le séjour à la chambre,
des applications fréquemment renouvelées de compresses
chaudes au-devant du front, enfin des inhalations, plusieurs fois par jour, au moyen de l'appareil Moura, de
vapeurs d'eau chaude additionnée de quelques gouttes
d'alcool mentholé à 1/10, suivant la méthode préconisée par Lermoyez, constitueront un excellent adjuvant
de cette tendance de l'affection à rétrocéder. Au bout
d'une huitaine de jours, on verra la douleur frontale di-

Exclusivement
médical, en de-
hors d'accidents
de rétention,

minner progressivement, puis disparaître. La suppuration nasale persistera un peu plus longtemps, puis se
tarira graduellement ; mais il est un signe objectif de la
maladie qui pourra survivre de plusieurs mois à l'ensemble de ses symptômes subjectifs c'est l'impénétra-
bilité des parois sinusiennes aux rayons lumineux, lors
de l'éclairage sous-frontal. On ne conclura donc pas
de sa persistance à celle de l'affection, ce phénomène
exprimant simplement la lenteur du retour de la muqueuse sinusienne à sa minceur normale.

Il résulte de ce qui précède que le traitement de l'empyème frontal aigu doit être en général exclusivement
médical. Cette règle cesse de subsister dans le cas où la
sinusite s'accompagne de signes indiscutables de rétention purulente : diminution de la suppuration nasale,
douleur frontale, violente, empêchant le sommeil, gonflement sus-orbitaire... Si ces symptômes vont en s'accentuant, en dépit de la médication que je viens de vous
indiquer, il y a danger à laisser les choses suivre leur
cours, et une intervention s'impose sans retard. Plusieurs méthodes ont été proposées pour opérer l'évacuation du pus accumulé dans le sinus ; elles se divisent
naturellement en méthodes intranasales et extrana-
sales.

Nécessité d'in-tervenir en cas d'empyème aigu compliqué de ré-tention.

Parmi les premières je ne vous signale celle de Schef-
fer, consistant à perforer le plancher du sinus de bas
en haut, au moyen d'un foret, que pour la condamner
comme dangereuse dans tous les cas, puisqu'elle expose
à la pénétration de l'instrument dans le crâne, et comme
inefficace dans les formes chroniques, puisqu'elle ne
donne pas un accès suffisant dans le sinus, pour opérer
le curettage de ses fongosités.

Méthodes intranasales.

Au contraire, la méthode du lavage du sinus. au
moyen d'une sonde coudée, telle qu'elle a été réglée

et préconisée par Lichtwitz de Bordeaux, si elle est,
comme la précédente, fatalement vouée à l'impuissance,
à l'égard des formes chroniques, devra être tentée, en
cas de sinusite aiguë compliquée de rétention. Pour
peu que la cavité nasale soit large, on n'éprouvera pas
trop de difficultés à faire pénétrer la canule coudée jusqu'à l'entrée du canal fronto-nasal, surtout · si l'on a
préalablement pratiqué la résection de l'extrémité antérieure du cornet moyen, opération préliminaire facilement exécutable à l'aide d'une petite pince à l'emporte-
pièce et après une cocaïnisation de la région, de façon à
supprimer la sensibilité du malade et à réduire le plus
possible l'épaisseur de la muqueuse. On se servira
comme liquide laveur, soit d'une solution saturée d'a-
cide borique, soit d'une solution de formol à 1/1000.
En cas de succès de la manœuvre, on verra le liquide
ressortir en entraînant une proportion variable de pus.

Ouverture du
sinus par voie
externe, dans les
cas aigus. Parfois un seul lavage suffira ; dans d'autres cas, la
reproduction des phénomènes de rétention nécessitera,
à une ou plusieurs reprises, la répétition du même
moyen.

En cas d'échec de cette méthode, ou de reproduction
rebelle des accidents et de persistance de la douleur,
l'ouverture chirurgicale du sinus par voie externe s'impose.

Cette opération indiquée dans tous les cas d'empyème chronique ne l'est donc qu'exceptionnellement
en cas de sinusite aiguë, alors seulement que l'affection
s'accompagne de phénomènes de rétention et que ceux-
ci ont résisté aux modes de traitement énumérés plus
haut.

Suivant qu'elle sera appliquée à des formes aiguës
ou chroniques l'opération comportera des différences
d'exécution dont la raison est facile à saisir. Son but

n'est pas en effet précisément le même dans les deux
cas. Elle vise, il est vrai, pour les cas aigus comme pour
les chroniques, à la complète évacuation du pus et à la
désinfection du foyer ; mais, tandis que pour les sinusites aiguës, cette dernière indication est facilement
remplie par un simple lavage antiseptique de la cavité
pathologique, en cas d'empyème chronique, la complète désinfection des parois suppurantes ne peut être
obtenue qu'à la condition d'une complète élimination,
au moyen de la curette, du tissu fongueux, qui remplit
toute la cavité sinusienne et se prolonge même le plus
souvent le long du canal fronto-nasal, jusque dans le
méat moyen et dans une partie des cellules ethmoïdales.

J'arrive donc à cette conclusion, que l'ouverture chi-   Inutilité d'une
rurgicale du sinus frontal, dans l'empyème aigu de cette brèche   osseuse
                                                          étendue.
cavité, n'exige pas une brèche opératoire aussi étendue
que dans le cas d'empyème chronique accompagné de
fongosités.

Entrons dans le détail de l'opération.   Technique
                                         de l'opération.
Le malade est chloroformé et la région frontale soigneusement antiseptisée. On aura eu soin, en outre, préalablement de raser la moitié interne du sourcil. C'est
en effet au tiers interne de la région sourcilière et à la
partie contiguë de la racine du nez que sera limitée
l'incision cutanée dans le cas supposé de sinusite aiguë :
on obtient ainsi, en écartant bien les lèvres de la plaie,
un jour suffisant pour l'ouverture du sinus, et grâce à
la réunion immédiate que j'ai adoptée, il ne restera ultérieurement, comme trace de l'opération, qu'une cicatrice linéaire, insignifiante, que la repousse du sourcil
dissimulera presque complètement.

L'incision doit décrire, comme la partie interne de
l'arcade orbitaire qu'elle longe, une ligne courbe, à
concavité inférieure. Elle doit intéresser, cela va sans

19.

dire, toutes les parties molles, y compris le périoste. Elle donne habituellement lieu à de nombreuses petites hémorragies artérielles. Je suis d'avis de lier, séance tenante, toutes les artériolles coupées, afin d'éviter l'encombrement du champ opératoire par la présence de nombreuses pinces hémostatiques.

On passe ensuite au second temps de l'opération : l'ouverture du sinus. A cet effet, les lèvres de la plaie sont fortement écartées au moyen de minces écarteurs tenant le moins de place possible, puis l'os est attaqué avec une large gouge plate et le maillet, d'abord suivant une ligne parallèle au bord orbitaire et à un demi-centimètre de ce bord, puis en s'éloignant de ce bord en dedans et en dehors, de façon à circonscrire un espace arrondi mesurant environ 2 centimètres de diamètre, c'est-à-dire ayant des dimensions un peu inférieures à celles d'une pièce de 1 franc. En dedans l'attaque de l'os restera distante de 5 à 10 millimètres de la ligne médiane, afin d'éviter la forte épaisseur présentée par l'os à ce niveau, et aussi pour ne pas ouvrir le sinus du côté opposé, la cloison intersinusienne ne corres¬ pondant pas toujours à la ligne médiane. Une fois le copeau osseux bien circonscrit, on le mobilise par des coups de gouge plus profonds, le maillet étant toutefois manié avec prudence, afin d'éviter la lésion de la paroi profonde du sinus dénommé avec raison *paroi dan-gereuse*, par Montaz (de Grenoble) ; enfin quand il est bien mobilisé, on le fait facilement sauter par des mou-vements de levier exécutés avec la gouge. On rencontre souvent alors la face profonde ou périostée de la mu¬ queuse généralement fort épaissie, et ce n'est qu'après l'avoir incisée que l'on voit jaillir le pus crémeux em-prisonné et comme à l'étroit dans le sinus.

Dans le cas où, après avoir traversé une épaisseur

d'environ 5 millimètres d'os, vous n'auriez pas rencontré la cavité sinusienne, vous ne vous hâteriez pas de conclure à son absence, ce qui est tout à fait exceptionnel, mais à un développement rudimentaire du sinus, et vous iriez le chercher, immédiatement au-dessus de la racine du nez, où il ne peut manquer d'être représenté, fût-ce par une simple dilatation ampullaire de l'extrémité supérieure du canal fronto-nasal.

Une fois le sinus ouvert, on procèdera à son nettoyage.

On se sert à cet effet d'une curette fenêtrée, d'une largeur modérée, afin qu'elle puisse pénétrer dans les prolongements étroits du foyer. A l'aide de cette curette, on commence par extraire toute la portion de muqueuse correspondant à la brèche osseuse qui vient d'être faite, afin de faciliter l'écoulement du pus. Au fur et à mesure que cet écoulement se produit, on lave abondamment la plaie avec une solution de sublimé ou de formol, ou mieux encore avec de l'eau oxygénée, afin d'éviter l'infection de ses bords. On procède ensuite au curettage de la muqueuse plus profondément située qui est généralement simplement épaissie, mais qui pourtant, même après quelques jours seulement de maladie, peut commencer à se montrer fongueuse. Il y aura avantage, pour la sécurité de la guérison, à décortiquer cette muqueuse infectée le plus complètement possible, en se servant d'une longue curette, afin de pénétrer dans tous les prolongements du sinus.

Néanmoins ce curettage n'a pas ici l'importance qu'il présentera dans les formes chroniques, et le lavage de la cavité sinusienne pratiqué avec l'une des solutions antiseptiques indiquées plus haut et suivi d'un badigeonnage avec une solution de chlorure de zinc à 1/10 suffira généralement pour la désinfection du foyer.

Nettoyage du foyer.

Il importe, en revanche, de curetter soigneusement
la région du canal frontal, en vue de lui rendre sa perméabilité, et au besoin de l'élargir par des mouvements
de rotation de la curette ; après quoi on opèrera un véritable ramonage de ce conduit au moyen d'un petit
tampon d'onate hydrophile monté sur un stylet et imprégné d'une solution de chlorure de zinc à 1/10. Cela
fait, la cavité du sinus sera saupoudrée
d'iodoforme, puis on procèdera au dernier temps de l'opération : la suture
immédiate de la plaie, que l'on pratiquera très soigneusement, en s'appli-
quant à en bien affronter les bords, en
vue de rendre la cicatrice consécutive
aussi peu visible que possible.

Enfin un pansement légèrement compressif sera appliqué, et, en l'absence de
fièvre et de toute autre complication,
laissé en place huit ou neuf jours. L'opération ainsi pratiquée compte un temps
de moins que celle que j'avais adoptée
lors de mes premières interventions sur
le sinus frontal. J'avais en effet l'habitude, une fois le sinus ouvert et nettoyé,
et avant de fermer la plaie, d'introduire,
au moyen du stylet courbe de Panas,
dans le canal fronto-nasal un drain de
caoutchouc légèrement évasé en entonnoir, à son
extrémité supérieure (fig. 20), disposition qui assurait
son maintien en place, la partie évasée se trouvant
arrêtée à l'entrée du canal fronto-nasal. Ce tube coupé
inférieurement, presque au ras de la narine était laissé
dans la cavité nasale, tant que durait la suppuration
postopératoire. J'avais cru en outre utile d'assurer

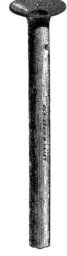

Drainage
fronto-nasal.

Fɪɢ. 20. — Drain
pour le drainage
du sinus frontal
par voie nasale.

l'écoulement du pus et l'antisepsie du foyer, en y pratiquant de temps en temps, avec une grande douceur, quelques lavages au moyen d'une solution d'acide borique ou de formol, ou en y faisant pénétrer une petite quantité d'éther iodoformé. La plupart de ceux de mes collègues qui ont bien voulu adopter l'opération proposée par moi, se sont montrés hostiles à cette pratique, considérant la présence du tube comme inutile, sinon irritante, et les lavages comme susceptibles d'opérer le décollement des parties molles et l'infection de la plaie en voie de réunion. Je me suis rendu à leurs raisons et j'ai, depuis quelque temps, renoncé à l'emploi du drain : mais mon opinion n'est pas encore faite relativement à son inutilité et à ses inconvénients, et j'incline même à penser qu'il jouait un certain rôle, en maintenant large la communication rétablie pour l'opération entre le nez et le sinus.

Quoi qu'il en soit, si le drain peut être supprimé, je crois que c'est surtout en cas de suppuration aiguë de sinus, le danger d'encombrement du trajet fronto-nasal par des fongosités mal curettées n'existant pas alors.

Les suites de l'opération sont des plus simples.

En levant le premier pansement, au bout d'une huitaine de jours, on trouve la plaie parfaitement réunie. On peut dès lors couper les fils de suture. Le pansement ouaté légèrement compressif sera renouvelé encore, pour le même laps de temps ; puis tout pansement sera inutile. Soins post-opératoires.

Quant à l'écoulement nasal post-opératoire, il se réduit, pendant les premiers jours, à un simple suintement sanguinolent, puis muco-purulent, qui se tarit, au bout d'une quinzaine de jours, et le malade ne garde comme trace de sa maladie et de son opération qu'une cicatrice à peine visible.

Modifications de l'opération en cas d'empyème chronique. L'intervention chirurgicale peut, comme vous le voyez, être considérée comme simple, dans les cas, d'ailleurs exceptionnels, où elle est indiquée dans le cours d'un empyème frontal aigu. La situation ne sera plus du tout la même, quand vous aurez à combattre chirurgicalement les formes invétérées de la même maladie. Là en effet vous vous trouverez en présence de lésions fongueuses, diffuses, recélant des germes infectieux, aptes, en cas d'une intervention incomplète, non seulement à déterminer, au bout d'un certain temps, la réapparition de la maladie, mais parfois aussi, par une sorte de recrudescence de leur virulence, à provoquer des accidents d'infection aiguë qui malheureusement ne se limitent pas toujours à l'extérieur du crâne.

Comme dans le cas précédent, l'opération exige l'anesthésie générale et une désinfection préalable, soigneuse de toute la région frontale, de la paupière supérieure et de la racine du nez. Le sourcil sera rasé au moins sur toute l'étendue de sa moitié interne.

Les limites de l'incision des parties molles ne peuvent être fixées à l'avance, car elles dépendent des dimensions du sinus et de l'étendue des lésions. Or il importe ici, non plus seulement de pratiquer sur la paroi antérieure du sinus une ouverture suffisante pour vider Nécessité d'une brèche osseuse plus vaste. le pus retenu, et désoblitérer le canal fronto-nasal ; il faut que la brèche osseuse permette à la curette d'atteindre les limites extrêmes de la cavité et d'en fouiller les moindres anfractuosités. La paroi antérieure du sinus devra donc être dénudée sur une plus grande étendue que précédemment. On tentera toutefois d'abord de se contenter de l'incision sourcilière interne qui donne la cicatrice la plus dissimulable, et l'on commencera par pratiquer, au niveau de la paroi antérieure du sinus, une brèche arrondie aussi limitée que lors-

qu'il s'agit de cas aigus. Si l'on a la chance de tomber
sur un sinus de dimensions très restreintes, on pourra
en pratiquer le curettage et la désinfection par cette
voie restreinte. Dans le cas contraire, rien ne serait plus
simple que d'agrandir l'ouverture osseuse en différents
sens, au moyen d'une forte pince coupante, qui est dans
l'espèce l'instrument de choix, car elle permet d'aller
vite en besogne, et n'expose pas à la lésion de la paroi
osseuse profonde.

Dès que le sinus est ouvert, l'aspect que présente sa   Abondance
des fongosités.
cavité, dans les formes anciennes d'empyème dont nous
nous occupons, est caractéristique. On voit s'en échapper le pus épais, crémeux, dont on avait constaté préalablement la présence dans le méat moyen, mais on le
trouve surtout littéralement farci de fongosités qui,
avant l'ouverture de l'os, étaient apparemment à l'étroit
dans sa cavité, car celle-ci n'est pas plus tôt mise au
jour, qu'on les voit faire hernie au dehors. Il arrive
même souvent que la place qu'elles laissent au pus est
si réduite que sa présence passe pour ainsi dire inaperçue
au milieu du sang qui s'écoule de l'os entamé.

Dans d'autres cas également anciens, il importe de   Leurs aspects
divers suivant les
cas.
savoir que le tissu fongueux, au lieu de se montrer sous
l'aspect de granulations exubérantes, s'offre aux regards
de l'opérateur sous la forme d'un énorme épaississement
de la muqueuse transformée en un tissu gris violacé,
mais à surface lisse. Cet aspect des lésions est de nature
à embarrasser un débutant. Il m'arriva autrefois, dans
un cas de ce genre, de croire à une destruction de la
paroi profonde du sinus avec dénudation de la dure-
mère et de m'abstenir de curetter ce que je croyais être
cette membrane : d'où opération incomplète et récidive
accompagnée d'infection du sinus de l'autre côté. A
une seconde intervention je reconnus que ce que j'avais,

pris pour la dure-mère n'était autre que la muqueuse
sinusienne transformée en un tissu fongueux d'une
épaisseur considérable.

Exploration
de la cavité sinu-
sienne.
Le premier soin de l'opérateur, après avoir extrait à
la curette toutes les fongosités qu'il peut atteindre par
la brèche provisoire, limitée, faite à l'os, est d'explorer
soigneusement, au moyen d'un stylet courbé de diverses
façons, l'intérieur du sinus, de façon à se rendre compte
de sa spaciosité et de l'étendue de ses prolongements.
En même temps, il portera ses investigations avec prudence vers la cloison intersinusienne, afin de s'assurer
de son intégrité ou de sa destruction.

Pour peu que le sinus s'étende loin dans le sens vertical, ou vers la région temporale, il y a nécessité de
sacrifier les considérations d'ordre plastique aux avantages d'une brèche suffisamment large. Dès lors il faut
commencer par étendre la plaie cutanée, en faisant
partir de l'extrémité interne de l'incision sourcilière
Nécessité d'une
seconde incision
cutanée en cas
de sinus très é-
tendu.
déjà pratiquée une seconde incision frontale, menée soit
le long de la ligne médiane du front, ou mieux suivant
un des plis frontaux verticaux au fond duquel la cicatrice consécutive sera le mieux dissimulable.

Il en résulte un lambeau cutano-périosté triangulaire,
que l'on isole avec la rugine et que l'on maintient soulevé et écarté en haut et en dehors. On dispose dès lors
d'une vaste surface osseuse et l'on a toute facilité pour
agrandir, au moyen d'une forte pince coupante, l'ouverture osseuse initiale. L'orifice sera jugé suffisant quand
il permettra facilement à la curette d'atteindre en haut
et en dehors les limites extrêmes du sinus.

Ce travail de la curette constitue, à coup sûr, le temps
le plus important de l'opération, au point de vue des
chances de ses résultats radicaux. On y procédera d'a-
bord au moyen d'une assez forte curette fenêtrée, afin

de déblayer rapidement le foyer, en enlevant le plus
gros des fongosités, puis on se servira des curettes fines,
pour bien atteindre le fond de l'angle dièdre de jonction
des deux parois du sinus.

Inférieurement le curettage sera poursuivi dans le
canal fronto-nasal, non seulement en vue de nettoyer
ce conduit, mais afin d'atteindre par cette voie la traînée
de fongosités qui s'étend habituellement jusque dans le
méat moyen et dans les cellules ethnoïdales antérieures.

Extension du curettage au canal fronto-nasal, au méat moyen et aux cellules ethmoïdales antérieures.

Dans les cas d'étroitesse du canal fronto-nasal, on se
servira de curettes de plus en plus larges, introduites à
son intérieur et auxquelles on imprimera un mouvement
de rotation énergique, pour en élargir le calibre ; quand
cet élargissement a été obtenu, les curettes introduites
dans le canal fronto-nasal se meuvent aisément à l'extrémité antérieure du méat moyen. J'ai pour habitude, à
ce moment, de me servir d'un de ces instruments,
après avoir dirigé son tranchant en haut et en arrière
pour défoncer les parois friables des cellules ethmoïdales
antérieures, souvent farcies de fongosités, qui, si elles
étaient respectées, ne manqueraient pas d'entretenir la
suppuration nasale, même après une complète désinfection des sinus frontal et maxillaire. J'ai la conviction
que cette manœuvre n'offre aucun danger, le plancher
du crâne présentant à ce niveau une épaisseur trop
grande pour courir le risque d'être défoncé par l'instrument. Quant à l'orbite, on évite d'en perforer la paroi
interne en ayant soin de ne pas faire dévier la curette
en dehors ; et, en admettant même qu'on la lésât, le
contenu de cette cavité resterait protégé très suffisamment par la capsule orbitaire.

Après que le curettage du foyer fronto-nasal aura été
pratiqué avec toute la minutie qu'il comporte et qui est
la condition *sine qua non* de son succès, on le fera suivre

Cautérisation consécutive.

d'un attouchement de tonte la surface du sinus et de son
canal avec une solution de chlorure de zinc au 10° ou
au 5°, auquel on procèdera avec grand soin, introduisant,
d'abord dans la cavité un gros tampon d'onate ou de
gaze imprégné de cette solution, puis faisant pénétrer
de petits tampons, imprégnés de la même solution, dans
les moindres anfractuosités du sinus. Le même traitement sera appliqué au canal fronto-nasal et aux cellules
ethmoïdales antérieures, fraîchement ouvertes à l'aide
de la curette.

Insufflation
iodoformée.

Le curettage et la cautérisation du sinus sont suivis
d'une abondante insufflation de poudre d'iodoforme à
son intérieur.

Drainage du
foyer au moyen
d'une longue
mèche de gaze
ressortant par la
narine.

Après avoir renoncé à l'usage du drain fronto-nasal,
aussi bien pour les cas chroniques que pour les aigus,
j'ai adopté, dans ces derniers temps, pour les empyèmes
frontaux chroniques, une nouvelle pratique qui m'avait
donné d'excellents résultats pour le sinus maxillaire, et
que je pourrais appeler, dans l'espèce : le tamponnement
fronto-nasal ; elle consiste, en effet, à bourrer la cavité
sinusienne, au moyen d'une seule mèche de gaze iodoformée, suffisamment longue pour que, après avoir
complètement rempli la cavité du sinus, elle puisse, par
son extrémité libre inférieure, être amenée par le canal
frontal, jusqu'à l'entrée de la fosse nasale.

Pour installer cette mèche, on commence par passer
un fort fil de soie, de la fosse nasale dans le sinus, au
moyen du stylet courbe de Panas (fig. 21) introduit
de la cavité sinusienne ouverte dans la fosse nasale jusqu'à ce que son extrémité inférieure ressorte hors de la
narine. C'est ce fil, qui, tiré ensuite de haut en bas
sert à amener à l'entrée de la narine le bout inférieur
de la mèche de gaze, dont la partie supérieure bourre
complètement la cavité sinusienne.

La mèche peut être laissée en place, deux ou trois jours. Elle est alors retirée sans difficultés. Elle a si bien maintenu la large communication fronto-nasale ʻopérée par la curette que, si l'on pratique un examen rhinoscopique, immédiatement après son extraction, on peut facilement apercevoir de bas en haut l'intérieur du sinus et profiter de la circonstance pour y pratiquer une nouvelle insufflation d'iodoforme ou de toute autre poudre.

Le tamponnement du foyer est immédiatement suivi de la suture complète de la plaie, sur laquelle on applique un pansement composé de nombreuses bandelettes de gaze iodoformée, puis d'une bonne épaisseur

Suture immédiate de la plaie.

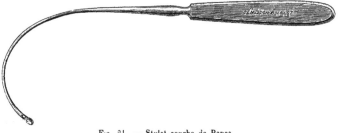

Fig. 21. — Stylet courbe de Panas

de ouate hydrophile, enfin de ouate ordinaire, le tout étant ʻmaintenu un peu serré, au moyen d'une longue et large bande de crêpe élastique dite *crêpe Velpeau*, dont on ne craindra pas de faire passer quelques tours sous le menton et au-devant de l'œil du côté opéré, afin que la partie inférieure de la plaie ne risque pas d'être, à un moment donné, exposée à l'air, par suite d'un déplacement du pansement.

Pansement.

En dehors de l'apparition de tout symptôme inquiétant, ce premier pansement sera laissé en place neuf jours pleins: Il va sans dire que, pendant cette semaine

postopératoire, et ultérieurement d'ailleurs, tant que
la guérison ne sera pas assurée, la température du malade sera prise régulièrement, matin et soir. Toute élévation sérieuse de la température, surtout si elle était
accompagnée de douleurs frontales et d'une sensation
de gonflement accusée par le malade, à la région fronto-
orbitaire, indiquerait la levée prématurée du pansement,
en vue d'une exploration de la plaie et de ses alentours.

Dans la grande majorité des cas, cette semaine se
passe d'ailleurs sans incidents, le malade mouchant
pendant le premier jour du sang, qui figure en proportion décroissante dans le muco-pus qui s'écoule les
jours suivants.

Donc le premier pansement est habituellement levé
le 9ᵉ jour. Il est de règle de trouver alors la plaie réunie et l'on peut enlever les fils ayant servi à la suturer.

Un second pansement compressif sera appliqué et
enlevé au bout d'une nouvelle huitaine. Cette fois, la
plaie est trouvée cicatrisée.

Dans les cas favorables on constate que la suppuration nasale postopératoire est devenue presque nulle.
Il est prudent toutefois de maintenir encore, pendant
une bonne quinzaine de jours, sur le front, soit un
nouveau pansement ouaté, serré au moyen d'une bande
de crêpe élastique, soit un certain nombre de larges
bandelettes de gaze agglutinées au moyen de collodion.

Accidents con-
sécutifs au ni-
veau de la plaie.
Le but de ce pansement tardif est de suppléer à l'absence d'une partie de la paroi osseuse antérieure du
sinus, et de prévenir la distension brusque des parties
molles, à la suite d'un éternuement ou d'un effort de
mouchage exagéré. Cet accident, très justement qualifié
Pneumo-sinus.
pneumo-sinus par Lermoyez, n'a pas toujours les mêmes
conséquences. Il suffit souvent d'une compression maintenue pendant quelques jours, au-devant du front, pour

faire disparaître la distension aérienne. Dans d'autres
cas, lorsque, en même temps que l'air, du pus provenant de la cavité nasale s'est trouvé projeté, dans les
mailles du tissu cellulaire sous-cutané et jusque entre
les lèvres de la plaie incomplètement réunie, on voit se
produire, au niveau de la région frontale opérée, une
tuméfaction accompagnée d'œdème palpébral, donnant   Phlegmon.
au doigt une sensation de fluctuation et de crépitation
par suite de la présence simultanée d'air et d'épanchement liquide sous la peau. Un phlegmon se trouve
constitué et le succès de l'opération est compromis.

L'apparition de ce phlegmon frontal, post-opératoire
peut encore être la conséquence d'une injection liquide
poussée dans la fosse nasale, vers le canal fronto-nasal,
ou dans un drain laissé à demeure ; mais il importe que
vous sachiez qu'il peut aussi se montrer avec les appa-
renees d'une complète spontanéité et qu'il ne saurait
être alors attribué qu'à une désinfection incomplète du
foyer, lors de l'opération.

Quelle est la conduite à tenir en pareil cas ?

Il arrivera souvent que l'on verra la plaie se rouvrir   Réouverture
spontanément, à sa partie la plus déclive, donnant issue   spontanée de la
                                                             plaie.
à du liquide plus souvent séreux qu'épais et purulent
à proprement parler. Si cette éventualité ne s'est pas
produite, on la réalisera en ponctionnant avec un bis-
touri la partie inférieure de la cicatrice obtenue. On insi-   Conduite à te-
                                                               nir en face de ces
nuera ensuite un drain, de moyen calibre, par l'ouver-   accidents.
ture pratiquée profondément en plein sinus, puis en
gardant d'y pratiquer aucun lavage, on appliquera un
pansement sec, légèrement compressif, qui sera renouvelé chaque jour. Graduellement on insinuera dans la
petite plaie des drains de plus en plus étroits et l'on
finira par la maintenir à peine entr'ouverte, au moyen
d'une petite mèche de gaze ou d'ouate hydrophile hu-

mide. Si, au bout de quelques jours, l'écoulement de
la plaie est devenu insignifiant, on cessera d'y rien introduire et l'on aura souvent la satisfaction de la voir se
refermer, sans qu'il en résulte de phénomènes de rétention dans le foyer ; et la guérison de la sinusite est obtenue bientôt, en dépit de cet accident intercurrent.
Dans d'autres cas, au contraire, l'orifice créé volontai-
rement ou formé spontanément demeure fistuleux.

Traitement de l'empyème récidivé.   Alors une nouvelle intervention s'impose, visant à
une désinfection du foyer plus complète que la première.
Malgré l'infection des téguments, on ne désespérera
pas, en pareil cas, ainsi que ma propre expérience et
celle de quelque-uns de mes collègues en font foi, d'obtenir encore une réunion par première intention. Il
suffira, pour réaliser ce résultat, de faire bifurquer la
nouvelle incision cutanée, au niveau de la fistule, en
faisant passer le bistouri, à une distance suffisante, au-
dessus et au-dessous d'elle, de telle façon que la totalité
de la région infectée des téguments, reconnaissable à
sa teinte violacée, se trouve réséquée. On aura soin
aussi, avant de suturer les lèvres de la plaie, d'en aviver
la face profonde, avec une curette. Mais la partie essentielle de l'opération portera sur l'os. Elle consistera à
agrandir la brèche osseuse primitive, afin de pouvoir
atteindre facilement les limites extrêmes du sinus. On
s'attachera, en outre, à utiliser la voie large, ainsi créée,
pour renouveler le curettage du méat moyen, et des
cellules ethmoïdales antérieures.

Opération de Dünt.   Dans les cas rebelles, où plusieurs ouvertures du sinus, suivies de curettages minutieux, n'ont pas donné
la guérison, un chirurgien allemand, Dünt, a proposé la
résection complète de la paroi antérieure du sinus, suivie de l'application du tégument sur la paroi osseuse
profonde respectée, de façon que la guérison de la sinu-

sité fût la conséquence de la suppression de la cavité
sinusienne.

J'étais arrivé de moi-même à cette conception théorique, dès mes premières opérations, dans les cas de
sinusite frontale rebelle, et j'ai pratiqué l'opération de
Dünt, dans une ignorance complète des travaux de cet
auteur, sur une de mes malades, la femme L..., dont
l'observation classée sous le n° 2, figure dans une communication que je fis, le 4 mai 1897, à la *Société française d'otologie*. Dans ce cas, comme dans les autres,
la plaie fut immédiatement réunie, et le drainage uniquement exécuté par voie nasale.

Je dois vous dire de suite que l'opération en question,
excellente en théorie, n'est pas sans se heurter à quelques
difficultés. D'abord, elle n'est guère réalisable, lorsque
le sinus s'étend latéralement jusqu'à la région temporale. D'autre part, l'accolement de la peau à la paroi
profonde, en cas d'opération limitée à un seul sinus, a
pour conséquence une déformation des plus disgra-
cieuses de la face, par suite du brusque ressaut formé
au niveau de la ligne médiane par la paroi antérieure
du sinus respecté. Aussi l'opération de Dünt me paraît-
elle tout particulièrement applicable aux cas de sinu-
sité frontale double rebelle, et je n'y ai recouru, pour
ma part, que dans des cas de cet ordre.

J'ai l'habitude de pratiquer alors une double incision
figurant un T renversé, dont la branche transversale
longe le tiers ou la moitié interne de chaque région
sourcilière, sans s'interrompre sur la ligne médiane,
tandis que la branche verticale, partant inférieurement
du milieu de la précédente, s'élève plus ou moins sur le
front, suivant la ligne médiane ou suivant un pli sour-
cilier. Après décollement des téguments avec la rugine,
on obtient deux lambeaux triangulaires qui, maintenus

Traitement
chirurgical de
l'empyème fron-
tal double.

écartés de chaque côté, laissent à nu une grande partie de la surface de l'os frontal.

On délimite sur cette surface, par une série de coups de gouge, une zone circulaire, ayant environ 25 millimètres de diamètre et empiétant également de chaque côté de la ligne médiane. Peu à peu le copeau ainsi délimité est mobilisé par des coups de gouge plus profonds, appliqués dans le même sillon, puis on le fait sauter et l'on explore l'intérieur de la cavité des deux sinus, qui communiquent généralement l'un avec l'autre, par suite de la destruction de leur cloison de séparation.

Si l'intervention chirurgicale en question est la première à laquelle soit soumis le malade, il est rationnel de se contenter d'une brèche osseuse modérée, permettant toutefois à la curette d'atteindre les limites extrêmes des deux sinus. Dans le cas, au contraire, où cette double ouverture sinusienne serait pratiquée après échec d'autres opérations limitées le plus souvent à un seul sinus, il serait plus indiqué, en vue de multiplier les chances d'un résultat radical, de réséquer la plus grande partie, sinon la totalité de la paroi osseuse sinusienne antérieure. Dans le sens vertical, rien n'est plus simple à exécuter que cette résection totale ; on aura soin seulement, après avoir atteint la limite supérieure des sinus, d'entamer l'os frontal au-dessus de cette limite, de façon que sa surface se continue sans ressaut avec celle de la paroi sinusienne profonde. Transversalement, au contraire, pour peu que les sinus se prolongent vers la région temporale, il est difficile de réséquer la totalité de la paroi sinusienne antérieure, et l'on se trouve forcé d'en respecter une partie qui formera après l'opération un rebord plus ou moins disgracieux.

A l'époque où je croyais devoir assurer le drainage fronto-nasal consécutif, au moyen d'un tube de caout-

chouc, j'avais adopté l'habitude, en cas d'ouverture des
deux sinus frontaux, de loger dans la cavité osseuse un
seul drain ordinaire de caoutchouc, dont les deux extrémités étaient coupées au ras des deux narines, tandis
que sa partie moyenne percée d'une longue fenêtre latérale, était à cheval sur l'emplacement primitif de la
cloison intersinusienne. Des lavages pratiqués dans ces
conditions, par l'une des extrémités du tube, ressor-
taient facilement par l'autre; mais, ainsi que je vous
l'ai dit précédemment, j'ai provisoirement renoncé à la
méthode des lavages post-opératoires, et même à l'emploi de tout drain.

L'opération ayant été menée ainsi que je viens de
vous l'exposer, le but de l'opérateur doit être d'obtenir
la guérison par la suppression, aussi complète que possible, de la cavité sinusienne, c'est-à-dire par l'application de la face profonde du tégument sur la paroi postérieure des sinus. Pour cela, après une désinfection
minutieuse du foyer, suivie d'une cautérisation de sa
surface avec une solution de chlorure de zinc à 1/5, et
d'un saupoudrage abondant d'iodoforme, la vaste plaie
est soigneusement suturée, sur toute sa longueur, puis
un pansement compressif, composé de nombreuses bandelettes de gaze iodoformée, de coton hydrophile et de
coton ordinaire est appliqué autour de la tête. Dans ces
conditions, la cavité sinusienne peut être complètement
supprimée dans toute sa partie supérieure, mais il reste
toujours au-dessus de la base du nez, un petit intervalle
qui assure d'ailleurs le drainage des prolongements latéraux des sinus, dans les cas assez fréquents où ceux-ci
existent.

Le pansement, en dehors de tonte complication, est
laissé en place huit ou neuf jours. Pendant ce délai, on
recommandera au malade d'éviter de se moucher trop

fort, afin d'écarter le danger de la production d'un
pneumo-sinus. La plaie se réunit et se cicatrise ordinairement d'emblée, mais, même après sa complète cicatrisation, il est prudent de maintenir au-devant du front
un pansement légèrement compressif, jouant le rôle de
soutien pour la paroi molle des sinus substituée à leur
paroi osseuse normale.

Signification
de la dépression
progressive du
tégument fron-
tal, à la suite de
l'opération.
Je considère comme un signe favorable la constatation, à chaque changement de pansement. d'une
tendance marquée des téguments à se déprimer, impliquant l'adhésion de ceux-ci à la paroi osseuse profonde,
et la disparition de la cavité sinusienne. Cette constatation est tout à fait significative et en faveur de la
guérison, quand elle coïncide avec la disparition progressive de toute suppuration nasale.

L'opération que je viens de vous exposer doit être
considérée comme le plus grand effort chirurgical qui
puisse être tenté pour la cure radicale d'une des affections les plus rebelles que nous ayons à combattre.

Je suis heureux d'ajouter qu'elle m'a donné les résultats les plus satisfaisants dans les cas les plus invétérés de sinusite frontale double, en dehors de complications spéciales heureusement exceptionnelles, telles
que l'ostéite diffuse fronto-pariétal à laquelle j'ai fait
allusion plus haut et qui, dans un cas que j'avais particulièrement à cœur de guérir, stérilisa tous mes efforts
et ceux de plusieurs de mes collègues.

LEÇON XVIII

SUPPURATIONS DES CELLULES ETHMOÏDALES

Ainsi que je l'ai fait. au début de mes dernières
leçons, je crois devoir faire précéder la description
clinique de cette nouvelle localisation des suppurations
périnasales, d'un court exposé anatomique, et, dans le
cas présent. avec d'autant plus de raison que la topographie du labyrinthe osseux en question. si indispensable à posséder avec précision pour quiconque doit
intervenir dans cette région. est en général assez mal
connue.

J'emprunte une partie des détails qui suivent à l'excellent travail présenté par mon élève et ami le professeur Mouret, de Montpellier, à la Société française
d'otologie, en 1898.

Ainsi que vous pouvez vous en rendre compte, sur
le schéma ci-joint (fig. 22), l'ensemble des cavités
ethmoïdales renfermé dans la masse latérale correspondante de l'os, forme une sorte de bloc osseux aréolaire.
irrégulièrement cubique. compris, dans le sens antéro-
postérieur. entre le canal fronto-nasal et le sinus sphénoïdal, limité supérieurement par le plancher de l'étage
antérieur du crâne (cr) confinant en dehors. à l'orbite,
et fermé. de ce côté, par l'os planum et l'os lacrymal.

Anatomie des
cellules ethmoï-
dales.

20.

s'ouvrant au contraire librement, inférieurement et en dedans, dans la fosse nasale correspondante, par l'intermédiaire des gouttières osseuses ou méats, au fond desquels débouchent les orifices de ses nombreuses cavités. Ces cavités forment deux groupes distincts : les unes, cellules ethmoïdales postérieures (e. p.), situées en arrière, immédiatement au-devant du corps du sphénoïde, s'ouvrant au-dessus et la ligne d'insertion du cornet moyen (C. M.), c'est-à-dire dans le méat supérieur, ou dans le petit méat sous-jacent au quatrième cornet, lorsque ce dernier existe ; les autres, cellules ethmoïdales antérieures (e. a.), situées au-dessous ou en avant des précédentes et débouchant par leurs orifices au-dessous de la ligne d'attache du cornet moyen.

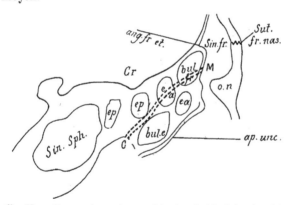

Fig. 22. — Coupe antéro-postérieure schématique du labyrinthe ethmoïdal.

Les premières sont moins nombreuses que les secondes. Leur nombre dépasse rarement trois ou quatre. Leurs orifices sont plus grands, d'où un moindre danger de rétention, en cas de suppuration à leur intérieur.

Les cellules ethmoïdales antérieures méritent de re-

tenir davantage notre attention, en raison de la plus
grande fréquence de leurs processus suppuratifs, associés le plus souvent aux suppurations du sinus maxillaire et surtout à celles du sinus frontal. Parmi ces cellules, il en est une qui se distingue des autres, par son
volume relativement considérable, sa situation inférieure, et le fait que ses parois sont exclusivement
constituées par l'ethmoïde : c'est la bulle ethmoïdale
(bul. e.) ainsi dénommée en raison de sa forme globulaire. On la découvre, immédiatement après extraction
du cornet moyen qui la dissimule normalement, et
l'on voit qu'elle forme la lèvre supérieure de l'hiatus
semi-lunaire, dont l'apophyse unciforme (ap. unc.)
forme la lèvre inférieure, et au fond duquel est l'orifice
constant du sinus maxillaire. Cette bulle osseuse renferme une ou plusieurs cavités, suivant qu'elle est, ou
non, cloisonnée, s'ouvrant par un orifice allongé,
elliptique de sa face supérieure au fond du sillon (sillon
rétro-bullaire) qui la sépare de l'attache du cornet
moyen.

À l'inverse de la bulle, les autres cellules ethmoïdales se présentent sur l'ethmoïde isolé, sous l'aspect
de simples gouttières ou dépressions, que transforme
en cellules proprement dites leur adjonction à des dépressions semblables des os voisins : le frontal en haut,
le lacrymal en avant et en dehors ; d'où la distinction
de ces cellules en ethmoïdo-frontales et en ethmoïdo-
lacrymales. Parmi les premières, la plus digne de fixer
notre attention est la cellule dite infundibulum, en raison de sa forme en entonnoir, dont l'orifice, placé
inférieurement, débouche à l'extrémité antérieure de
la gouttière dite de l'infundibulum, qui prolonge en
avant et en haut l'hyatus semi-lunaire. Cette cellule a
été très justement dénommée bulle frontale par Ho-

ward Lothrop (de Boston), en raison de la saillie d'aspect globulaire qu'elle constitue en arrière de l'extrémité inférieure du sinus frontal (bull. fr. sur le schéma). Cette saillie forme avec la paroi postérieure du sinus frontal un angle rentrant (ang. fr. et.) pour lequel je proposerai la dénomination d'angle fronto-ethmoïdal, et que je considère, ainsi que j'aurai l'occasion d'y revenir tout à l'heure, comme un point de repère capital pour les opérations chirurgicales pratiquées par voie faciale sur cette région. En arrière de l'infundibulum, on découvre une ou plusieurs cellules (cellules rétro-infundibulaires de Mouret) s'ouvrant, comme la bulle ethmoïdale, dans la gouttière rétro-bullaire. Au contraire, les cellules du groupe ethmoïdo-lacrymal s'ouvrent dans la gouttière de l'infundibulum.

Remarquons enfin que les cellules ethmoïdales, tant antérieures que postérieures, s'ouvrent dans leurs sillons respectifs par des orifices distincts, et ne communiquent généralement pas les unes avec les autres, à l'état normal.

Étiologie.

Origine habituellement nasale.

De même que les autres suppurations péri-nasales, l'empyème ethmoïdal est le plus souvent d'origine nasale, et la grippe paraît jouer un rôle prédominant dans son développement. Nous avons, d'autre part, fréquemment l'occasion d'observer des suppurations ethmoïdales passagères, à la suite d'interventions dans cette région, telles que les ablations de myxomes, suivies ou non de curettage et de cautérisations ignées. Il est toutefois à remarquer, qu'en dehors de cette circonstance particulière, la suppuration ethmoïdale se montre rarement isolée. Étant donnée la position centrale du labyrinthe ethmoïdal, par rapport à la cavité na-

Rareté de l'empyème limité aux cellules ethmoïdales.

sale, position par suite de laquelle il confine à tous les autres sinus : sinus frontal en avant et en haut, sinus maxillaire en bas et en dehors, sinus sphénoïdal en arrière, il était à prévoir qu'il dût être fréquemment infecté secondairement à l'empyème de ces cavités. En fait la coïncidence habituelle de l'empyème ethmoïdal avec celui des autres cavités sinusiennes est aujourd'hui parfaitement établie ; seulement, en raison de l'obscurité qui entoure si souvent le début de ces suppurations, il est généralement très difficile de déterminer lequel des foyers coexistants est le premier en date et a infecté les autres, si tant est même que tous n'aient pas été simultanément infectés par la même cause générale.

Le labyrinthe ethmoïdal est le plus souvent infecté par les sinus voisins, ou, en même temps qu'eux, par une cause commune.

Pour ce qui est de l'influence infectante réciproque du sinus sphénoïdal et des cellules ethmoïdales postérieures, elle n'a guère été admise jusqu'ici que d'après des considérations théoriques, la situation profonde de la région en question rendant très difficile l'interprétation clinique de ses lésions.

Il n'en est pas de même de la coexistence de l'empyème ethmoïdal avec l'empyème frontal et surtout avec la forme clinique que j'ai décrite sous le nom d'empyème fronto-maxillaire. Dans les deux cas, je me sens fortement enclin à admettre que l'empyème ethmoïdal est secondaire, car, autant il est habituel de rencontrer la suppuration ethmoïdale en coïncidence avec la frontale, autant il est exceptionnel de l'observer isolée. Pour mon compte, je ne me souviens d'avoir observé qu'un seul cas de suppuration ethmoïdale, dans lequel l'exploration des cavités de la face à l'aide de la lumière électrique montrât une parfaite translucidité des cavités frontale et maxillaire et me permît, par suite, d'en présumer l'intégrité.

Coexistence toute spéciale de l'empyème ethmoïdal avec l'empyème fronto-maxillaire.

Il est donc tout à fait rationnel d'admettre que, dans la majorité des cas de sinusites suppurées, multiples, l'infection, quand elle n'a pas atteint d'emblée la totalité des cavités malades, a débuté, soit par le sinus frontal, pour gagner de là le sinus maxillaire, ou vice versa, rencontrant, dans les deux cas, sur son trajet, les cellules ethmoïdales antérieures qu'elle contamine, chemin faisant. Cette explication s'applique tout spécialement aux cas aujourd'hui bien connus d'empyème frontal, consécutif à l'empyème maxillaire, dans lesquels on ne peut évidemment admettre l'infection secondaire du sinus frontal par le reflux, à son intérieur, du pus maxillaire, mais où la seule hypothèse admissible est une altération progressive de la muqueuse, de l'un des sinus à l'autre, le long de la gouttière de l'infundibulum, altération qui ne peut manquer de s'étendre simultanément au groupe des cellules ethmoïdales dont les orifices débouchent dans cette région.

Il est vrai que, pour certains sujets, on a cru trouver l'explication de l'infection secondaire, tant du sinus frontal que des cellules ethmoïdales antérieures, consécutivement à l'empyème maxillaire, dans des irrigations nasales lancées maladroitement vers la région de l'infundibulum et entraînant dans cette direction le pus d'origine maxillaire. Je tiens cette explication pour parfaitement fondée ; je crois seulement qu'elle ne s'applique pas à la totalité des cas.

Empyème ethmoïdal d'origine orbitaire, Mais ce ne sont pas là les seules origines de la suppuration ethmoïdale. La minceur de la cloison osseuse qui sépare le groupe ethmoïdo-unguéal de l'orbite pourrait faire présumer que, si l'empyème ethmoïdal, d'origine nasale, est sujet à se frayer une voie vers cette cavité, les suppurations primitivement orbitaires peuvent secondairement s'ouvrir dans le groupe contigu des cellules ethmoïdales ; et, en fait, plusieurs cas de cette occurrence, assurément exceptionnelle, ont été nettement observés et relatés.

Nous connaissons enfin deux remarquables exem- *d'origine encéphalique.* ples d'abcès cérébral ouvert dans les cellules ethmoïdales antérieures, à travers la base du crâne. L'un, celui de Chiari, fut contrôlé par l'autopsie. Dans le second, celui de Candissant, qui se termina par la guérison, l'abcès cérébral était consécutif à des blessures du front, en sorte qu'on ne peut admettre qu'il y ait eu fausse interprétation du fait, et qu'il se soit agi d'un abcès ethmoïdal, ayant abouti à la formation d'un abcès encéphalique de voisinage.

Grünwald (de Munich), a très justement distingué *Anatomie pathologique.* deux variétés de suppurations ethmoïdales ; l'empyème clos et l'empyème libre.

Dans le premier cas, le pus est enfermé dans une *Empyème clos.* cellule, dont l'orifice normal s'est secondairement oblitéré. Cette variété a été surtout rencontrée dans la bulle ethmoïdale. Je l'ai, pour mon compte, observée dans une cavité occupant la substance osseuse du cornet moyen. Il en résultait une disposition bulleuse du cornet qui, par le fait de sa distension, refoulait la cloison vers la fosse nasale opposée. Le pus contenu dans cette cavité était épaissi au point de former une masse caséeuse. On ne confondra pas cette variété avec les kystes suppurés de la même région, qui s'en distinguent par la présence de mucus au milieu du pus.

Dans le cas d'empyème libre, le pus se déverse plus *Empyème libre.* ou moins facilement dans la cavité nasale correspondante, suivant les dimensions et la situation de l'orifice naturel de la cellule, suivant aussi que le méat moyen

est libre ou encombré par le fait des altérations hypertrophiques de la muqueuse, dont je vais avoir à vous
entretenir. Au reste, l'anatomie de la région se trouve
notablement modifiée à la suite des suppurations de
quelque durée. Consécutivement aux progrès de l'ostéite raréfiante, qui ne tarde pas à se développer, dans
ces circonstances, les cellules osseuses perdent leur
indépendance réciproque, en sorte qu'à un moment
donné, le labyrinthe ethmoïdal forme une masse fongueuse dans la profondeur de laquelle l'élément osseux
n'est plus représenté que par des lamelles friables dis-
jointes, parfois même par de petits séquestres, le tout
baigné de pus et comparable, dans son ensemble, à un
fragment de ruche d'abeille pressé entre les doigts. En
même temps que la muqueuse des cavités ethmoïdales
infiltrée de cellules rondes présente la transformation
fongueuse en question, celle du méat et du cornet
moyens, par le fait de l'extension de l'inflammation à
son niveau, et peut-être par suite de son contact inces-
sant avec le pus, subit la transformation myxomateuse,
accompagnée le plus souvent de la formation de masses
pédiculées ou polypes muqueux.

L'extrême fréquence de la coïncidence des myxomes
nasaux avec l'ethmoïdite a porté un médecin anglais,
le Dʳ Woakes, à émettre l'opinion, qu'il n'y avait pas
de polypes muqueux sans ethmoïdite. J'ai eu l'occasion de réfuter l'absolutisme tout à fait exagéré de cette
théorie, lors d'un congrès tenu à Londres, il y a quatre
ans, en m'appuyant sur des coupes histologiques préparées sur ma demande par mon ami le Dʳ Gombault,
au niveau de fragments osseux servant de base d'implantation à des myxomes-nasaux et dont le tissu ne
présentait pas la moindre trace de lésion inflammatoire.

Ostéite fon-
gueuse raré-
fiante.

Rapports de
l'ethmoïdite avec
les myxomes na-
saux.

Je crois donc devoir vous répéter ici l'assertion que j'émis à cette époque : que les myxomes nasaux se développent sous l'influence d'irritations variables, s'exerçant sur la muqueuse nasale, irritations dont un bon nombre nous échappent et dont les suppurations périnasales ne représentent qu'un cas particulier, dont je ne conteste d'ailleurs pas la fréquence.

Le travail de destruction osseuse qui aboutit à la mise en communication des cellules ethmoïdales, les unes avec les autres, peut, dans des cas plus rares, avoir pour conséquence l'irruption du pus dans des cavités de voisinage. C'est au niveau de la paroi externe ou orbitaire du labyrinthe ethmoïdal que cette effraction est le plus habituellement observée, ce qui s'explique fort bien par sa grande minceur, tout particulièrement au niveau de l'unguis.

.La capsule orbitaire oppose alors à l'envahissement du pus une barrière efficace qui l'oblige à fuser sous l'angle orbitaire interne et à venir former une collection sous le tégument de la paupière supérieure.

L'envahissement de la cavité crânienne est beaucoup plus rare, en raison de l'épaisseur de la paroi supérieure du labyrinthe,

Dreyfuss (de Strasbourg) a bien réuni un total de neuf cas d'infection intra-crânienne, d'origine ethmoïdale ; mais, dans deux de ces cas la lésion osseuse était de nature syphilitique ; les autres étaient des cas de suppuration aiguë et, à l'exception d'un seul dans lequel l'autopsie révéla une perforation de la paroi orbitaire supérieure, l'infection parut s'être transmise à l'endo-crâne à travers les orifices de la lame criblée.

La *symptomatologie* des suppurations ethmoïdales

Margin notes:
Irruption du pus ethmoïdal dans les cavités voisines,

fréquente dans l'orbite,

rare dans la cavité crânienne

Symptomatologie.

varie considérablement suivant qu'il s'agit d'un empyème libre ou d'un empyème clos.

1° Empyème libre.
Dans le premier cas, le tableau clinique est celui de toute suppuration nasale et ne diffère guère de celui que je vous ai tracé à propos des empyèmes maxillaire

Écoulement de pus par le nez ou le pharynx.
et frontal. La malade se plaint de moucher ou de cracher du pus, suivant que la suppuration domine dans le groupe des cellules antérieures, ou dans les postérieures. Le plus souvent d'ailleurs ces deux phénomènes peuvent coexister, même en cas de suppuration ethmoïdale limitée, l'écoulement du pus se faisant vers la narine, ou vers le pharynx, suivant la position variable de la tête. C'est ainsi qu'un grand nombre de malades se plaignent de sentir, au réveil, leur gorge obstruée par du pus desséché qui s'y est amassé à la faveur du décubitus dorsal, prolongé.

Obstruction nasale par des myxomes.
D'autres sujets se montrent beaucoup moins incommodés par l'écoulement de pus que par l'obstruction nasale, consécutive aux formations polypeuses. Tels sont les symptômes les plus constants de l'affection ; mais il en est d'autres qui, pour moins fréquents, ne doivent pas moins vous être signalés. C'est ainsi que certains sujets accusent surtout des douleurs fronto-

Symptômes subjectifs divers.
orbitaires, avec sensation de pesanteur de tête et inaptitude à tout travail intellectuel, ces manifestations douloureuses s'accompagnant souvent d'une sensibilité marquée, à la pression ou à la percussion, au niveau de l'angle orbitaire interne. Conjointement à ces troubles, ou indépendamment d'eux, peuvent encore s'observer des troubles variés de la vue, sans lésions appréciables du fond de l'œil, ou encore des poussées répétées de conjonctivite que rien n'explique, en dehors de l'examen rhinoscopique.

Ces divers symptômes subjectifs constituent habituel-

lement toute l'expression clinique de l'empyème clos,
à moins que celui-ci ne soit complètement latent.

L'examen rhinoscopique indiqué par les manifestations précédentes, révèle, en cas d'empyème ethmoïdal
ouvert, des lésions fort analogues, sinon identiques à
celles qui signalent l'évolution des suppurations frontales et maxillaires : gonflement myxomateux de la
muqueuse nasale du cornet et du méat moyens, accom-
pagué le plus souvent de la formation de myxomes pédiculés, dépassant inférieurement le bord libre du cornet moyen, ou visibles seulement après résection de
son extrémité antérieure ; présence, dans la même région, d'une nappe de pus crémeux, doué d'une fétidité
spéciale, que l'on voit suinter dans l'interstice des formations fongueuses et myxomateuses, et qui se montre
souvent, au réveil, concrété sous forme de croûtes. Résultats de la rhinoscopie antérieure,

La rhinoscopie postérieure permet d'apercevoir des
dépôts purulents semblables, sous-jacents à l'extrémité
postérieure du cornet moyen, quand ils sont d'origine
ethmoïdale antérieure, sus-jacents à lui, au contraire,
quand ils proviennent exclusivement des cellules ethmoïdales postérieures. et postérieure.

L'examen rhinoscopique antérieur demande à être
complété, suivant les principes formulés par Grünwald,
par l'emploi du stylet et de la curette. Exploration complémentaire au moyen du stylet et de la curette.

Cet examen complémentaire se trouve grandement
facilité, si l'on a soin de le faire précéder d'un tamponnement de la région nasale à explorer, au moyen d'une
longue mèche de gaze imprégnée d'une solution de
chlorhydrate de cocaïne à 1/5.

Quand, au bout de cinq minutes, on enlève cette
gaze, on trouve la muqueuse du cornet et du méat
moyen, non seulement insensibilisée, mais étanchée,
rétractée, et laissant un accès facile aux instruments

que l'on veut faire pénétrer dans le labyrinthe ethmoïdal.

Pour peu que l'extrémité antérieure du cornet moyen
soit gênante par sa situation et son volume, on n'hésitera pas à la réséquer, avant toute autre manœuvre,
soit au moyen d'une pince coupante, ou mieux, si sa
forme s'y prête, à l'aide de l'anse froide ou galvani-
que.

Vous ne sauriez croire les facilités que vous donnera
cette mesure préliminaire pour votre examen et vos
manœuvres ultérieures. Du coup, la région de l'infundibulum et de l'hyatus se trouve découverte, et la voie
vous est largement ouverte vers le labyrinthe à explorer.

L'examen avec le stylet demande à être fait au moyen
d'un instrument à extrémité mousse, fait d'un métal
malléable, de façon à se laisser couder et courber dans
tous les sens. Avec de la légèreté de main, et sans rien
forcer, l'on arrive à faire pénétrer cette tige au milieu
des fongosités et à percevoir la sensation de travées
osseuses fragmentées, caractéristique de l'ethmoïdite
parvenue à un degré avancé de son développement.

Cet examen doit être évidemment précédé de l'ablation, à l'aide de l'anse, des myxomes pédiculés qui encombrent le méat moyen. Il peut être suivi, avec avantage de l'emploi de curettes fines permettant d'extraire de
petites masses fongueuses, ou myxomateuses, trop profondément situées pour être accessibles à l'anse, d'ouvrir largement les dépôts purulents dissimulés derrière
ces dernières, et enfin d'amener au dehors les petits
séquestres enfouis au milieu des fongosités.

Dans le cas d'empyème ethmoïdal clos, qui peut
d'ailleurs fort bien coexister avec la suppuration à
écoulement libre d'autres groupes cellulaires, la rhi-

noscopie antérieure révélera parfois un état hypertrophique, avec aspect bulliforme, de la tête du cornet
moyen. Si, dans ces conditions, le cornet ainsi aug-
menté de volume presse contre la cloison nasale et paraît
fournir l'explication de certains symptômes subjectifs,
accusés par le malade, il est indiqué de l'enlever.
L'anse froide ou chaude me paraît l'instrument de choix
pour cette ablation. En ouvrant après coup la tête du
cornet ainsi décapité, on pourra y trouver la collection
purulente soupçonnée.

Renseigne-
ments fournis
par la rhinosco-
pie et la concho-
tomie.

Dans d'autres cas, c'est à l'intérieur de la bulle
ethmoïdale que du pus se trouve emprisonné, ce
dont on pourra se rendre compte seulement après
avoir pratiqué la conchotomie. La bulle ethmoïdale se montre alors, sous le cornet enlevé, plus ou
moins augmentée de volume, et l'on aura toute facilité
pour l'ouvrir avec une curette ou une pince coupante
et pour donner issue au pus emprisonné à son intérieur.

Nous pouvons avoir à diagnostiquer un empyème
ethmoïdal dans les quatre circonstances suivantes : en
cas d'empyème clos, en cas de suppuration limitée
aux cellules antérieures, en cas de suppuration des cellules postérieures, enfin en cas d'ouverture de l'empyème ethmoïdal antérieur vers l'orbite. Je ne m'arrêterai pas longtemps à la question du diagnostic de
l'empyème clos, que j'ai déjà été amené à traiter plus
haut. Cette lésion ne peut être que soupçonnée, en
présence de certains symptômes subjectifs, coexistant
avec un état de distension ampulliforme du cornet
moyen, ou de la bulle ethmoïdale. Elle peut, d'autre
part, être simulée par un kyste suppuré, ou non, des
mêmes parties. En pareil cas, c'est l'ouverture chirur-

Diagnostic.

1° En cas d'em-
pyème clos.

gicale de la cavité suspecte qui résout le problème, après constatation de son contenu, et l'on se trouve conduit, de la sorte, à trancher du même coup la double question du diagnostic et du traitement.

Reconnaître la présence du pus dans les cellules ethmoïdales antérieures, en cas d'empyème libre de ces cavités, est une tâche qui n'offre, à vrai dire, aucune difficulté, surtout après que l'on a pratiqué l'extraction de toutes les masses myxomateuses pédiculées, et réséqué au besoin la tête du cornet moyen, puisque l'on se trouve alors avoir la lésion sous les yeux. Ainsi que je vous l'ai indiqué précédemment, il est facile dans ces conditions, par l'exploration avec la curette et le stylet, de compléter les renseignements fournis par la vue, et de se rendre mieux compte de l'étendue des lésions.

L'important et parfois le difficile, en pareil cas, est de s'assurer si l'empyème ethmoïdal est isolé, ce qui est d'ailleurs tout à fait exceptionnel, ou s'il est associé à une suppuration frontale ou fronto-ethmoïdale.

La méthode de la translumination de la face appliquée aux sinus frontal et maxillaire et dont je vous ai précédemment exposé la technique, constitue alors le moyen le plus simple de résoudre cette question, autant, toutefois, que la région explorée se laisse nettement traverser par les rayons lumineux, ce qui exclut l'hypothèse d'un empyème à son intérieur. L'opacité de la région suspecte contrastant avec la parfaite translumination de la cavité homologue du côté opposé, fournirait une forte présomption en faveur de l'existence d'un empyème dans la cavité opaque. Si, au contraire, l'opacité existe aussi bien d'un côté que de l'autre, il sera sage de rester dans le doute et d'admettre la possibilité d'une épaisseuranorm ale des parois osseuses, et l'on s'adressera dès lors à d'autres moyens de diag-

nostic tels que : la ponction du sinus maxillaire par
voie nasale ou buccale, et la recherche de la sensibilité
de la région frontale à la pression ou à la percussion.
Quant à la suppuration des cellules ethmoïdales pos- 3° En cas de suppuration libre des cellules postérieures.
térieures, elle se rencontre rarement sans empyème
concomitant des cellules antérieures, et l'on aura
toutes raisons d'en admettre l'existence, lorsque la
rhinoscopie postérieure aura montré la présence d'une
nappe de pus au-dessus de l'extrémité postérieure du
cornet moyen. Il est vrai que le même signe peut exister, en cas d'empyème du sinus sphénoïdal. Si donc la
suppuration nasale survivait à un traitement rationnel
et radical, appliqué à la totalité du labyrinthe ethmoïdal, il serait rationnel de soupçonner une participation
du sinus en question à la suppuration, et d'en pratiquer la ponction, suivant la méthode que j'aurai à vous
décrire dans ma prochaine leçon.

Je dois enfin vous parler du diagnostic de l'empyème 4° En cas d'empyème ethmoïdal ouvert dans l'orbite.
ethmoïdal ouvert à la partie antérieure de l'orbite.

Il pourra vous arriver d'être consultés pour la première fois par des malades déjà atteints de cette complication, ou, plus souvent, ils vous seront adressés
par l'oculiste, dont ils auront commencé par prendre
l'avis, se croyant porteurs d'une affection exclusivement oculaire. L'altération du visage de ces malades Facies du malade.
est tout à fait caractéristique. Je vous l'ai déjà décrite à
propos de l'ouverture de l'empyème frontal dans la
même cavité. Je vous rappelle sommairement que la
défiguration en question résulte de la présence d'une
saillie fluctuante, sous l'angle orbitaire interne, déplis-
sant et abaissant la paupière supérieure, et rétrécissant
d'autant l'ouverture palpébrale. L'accident ne varie
guère que par son degré, en ce sens que le gonflement
se montre plus ou moins saillant, plus ou moins

fluctuant et que le tégument se présente, soit encore intact, soit aminci et violacé, soit déjà ulcéré et percé d'une fistule.

En présence d'une lésion aussi caractéristique, vous devrez immédiatement songer à une suppuration fronto-ethmoïdale, et l'examen rhinoscopique indiqué sans retard confirmera votre soupçon en vous révélant dans la région du méat moyen, les altérations que je vous ai suffisamment décrites plus haut. Il reste dès lors, *Détermination du siège de la perforation osseuse, en cas de fistule,* pour compléter le diagnostic, à établir en quel point précis du squelette s'est faite la perforation qui a mis le foyer nasal en communication avec l'orbite. Dans le cas où une fistule existe déjà au niveau de l'angle orbitaire interne, ce détail sera parfois élucidé, avant toute opération, au moyen d'un stylet introduit dans le trajet fistuleux et que l'on pourra faire pénétrer, suivant les cas, soit de dehors en dedans, à travers une perforation de l'unguis ou de l'os planum, dans le groupe des cellules ethmoïdales contiguës, soit, de bas en haut, dans le sinus frontal, à travers une perforation de son plancher.

en cas d'intégrité du tégument. Lorsqu'au contraire le tégument est encore intact, on différera la détermination du siège précis de la perforation osseuse jusqu'à l'opération externe, qui se trouve d'ailleurs indiquée avec urgence et qui, mieux que tout autre procédé d'investigation, mettra les lésions osseuses, dans toute leur étendue, sous les yeux du chirurgien.

Pronostic. Ainsi que je vous l'ai dit plus haut, l'ouverture de l'empyème ethmoïdal vers le crâne est tout à fait exceptionnelle. Donc l'extension d'une suppuration frontale ou maxillaire au labyrinthe ethmoïdal ne peut être con-

sidérée comme empirant sensiblement, au point de vue
vital, le pronostic de l'affection préexistante ; mais
elle l'aggrave à un autre point de vue, en rendant plus
laborieuses et plus compliquées les opérations faites en
vue d'un résultat radical. Je ne saurais trop ériger en
principe que c'est la participation méconnue des cellules ethmoïdales à l'empyème du sinus maxillaire et
surtout à celui du sinus frontal qui voue d'avance à
l'inefficacité les tentatives opératoires, limitées à ces
deux cavités.

Comment
l'existence de
l'empyème eth-
moïdal compli-
que le traite-
ment des suppu-
rations frontales
et maxillaires.

Aussi je crois que rien ne sera plus propre à améliorer
les statistiques des opérations entreprises sur les sinus
périnasaux, qu'une généralisation du soin apporté à
l'inspection de la région ethmoïdale, en présence de
toute suppuration frontale ou fronto-maxillaire, ainsi
qu'un perfectionnement de notre technique opératoire
dans les interventions entreprises sur elle.

Le *traitement* de l'ethmoïdite suppurée ne saurait
être que chirurgical. En effet étant donnée la situation
profonde du labyrinthe ethmoïdal, dissimulé sous le
cornet moyen, étant données aussi la complexité de
sa texture et la rapidité avec laquelle la suppuration,
une fois installée dans une de ses cellules, tend à se
propager aux cavités voisines, il est difficile d'admettre
que l'on puisse, à l'aide de simples lavages pratiqués
au moyen de canules coudées, opérer le nettoyage de
toutes les anfractuosités du foyer. D'ailleurs, en supposant un pareil nettoyage réalisable, il en est de
cette région comme des autres cavités accessoires des
fosses nasales : une fois infectée, la muqueuse qui tapisse ces cellules subit bientôt les altérations dont je
vous ai parlé et auxquelles le mince tissu osseux sous-

Traitement.
Il ne saurait être
que chirurgical.

21.

jacent participe peut-être plus rapidement qu'ailleurs. Or le plus souvent ces lésions profondes et justiciables seulement de la curette se trouvent déjà constituées quand nous sommes appelés à voir les malades pour la première fois. Aussi mon opinion ferme est-elle que, dans l'immense majorité des cas, le seul profit de tentatives de traitement aussi anodines que les irrigations dirigées vers le foyer, à l'aide de toutes les variétés possibles de solutions et de canules, est de bien en établir la parfaite inefficacité dans l'esprit des malades et de les amener à accepter des mesures plus radicales.

Il se résume dans le curettage du foyer par des voies diverses suivant les cas. Ces mesures se résument dans le curettage du labyrinthe ethmoïdal qui peut être pratiqué par voie nasale ou par voie externe. La préférence à donner à l'une ou à l'autre de ces méthodes me paraît devoir être subordonnée aux circonstances accompagnant chaque cas donné.

A ce point de vue, quatre hypothèses sont à considérer :

1° L'empyème ethmoïdal n'est accompagné ni d'empyème frontal, ni de phlegmon orbitaire ;

2° Il coexiste avec un empyème frontal, sans fusée orbitaire ;

3° Il se complique d'un phlegmon orbito-palpébral, sans empyème frontal ;

4° L'empyème ethmoïdal coexiste, à la fois, avec un phlegmon orbito-palpébral et avec un empyème frontal.

1er cas : Empyème ethmoïdal sans empyème frontal ni phlegmon orbitaire. Je crois pouvoir émettre très nettement l'opinion, que le curettage ethmoïdal par voie nasale doit être limité au premier cas, d'ailleurs exceptionnel : celui d'une suppuration ethmoïdale isolée et n'ayant pas commencé à fuser vers l'orbite.

En général, il y aura grand avantage à faire précéder

ce curettage de la résection de la partie antérieure du Le curettage par voie nasale est alors indiqué. cornet moyen, qui masque presque toujours le territoire à opérer. Cette manœuvre est facilement exécutée après cocaïnisation préalable du cornet, soit en plusieurs temps, au moyen d'une pince à l'emporte-pièce, soit d'un seul coup, au moyen de l'anse chaude ou froide, lorsque la conformation de la tête du cornet le rend facilement saisissable avec cet instrument. L'écoulement sanguin consécutif sera facilement arrêté au · moyen d'un tampon imprégné d'eau oxygénée ; après quoi, on procédera à une cocaïnisation aussi complète que possible du méat moyen préalablement débarrassé, au moyen de l'anse froide, des gros myxomes pédiculés qu'il peut renfermer. Pour cela, on introduit bien à fond, de bas en haut, de dedans en dehors, et d'avant en arrière, dans l'intervalle des petites fongosités accumulées dans cette région, une ou plusieurs mèches de gaze imprégnées d'une solution de chlorhydrate de cocaïne à 1/5. On obtient ainsi, au bout de quelques minutes, une anesthésie très suffisante pour le curettage qui va suivre.

Cette opération exige deux ordres d'instruments : Sa technique. des pinces à l'emporte-pièce et des curettes, les unes et les autres montées sur des manches coudés à la façon de toute instrumentation destinée à la voie nasale. Le diamètre de leur partie tranchante, arrondie ou ovale, varie entre 5 et 10 millimètres ; il est bon d'ailleurs d'en avoir plusieurs numéros, non seulement pour les divers sujets, mais pour les divers temps d'un même curettage. On commence par faire exécuter à la pince coupante une série de morsures à succession rapide, en plein tissu ethmoïdal, afin de sectionner, d'avant en arrière et de bas en haut, le plus grand nombre possible de travées osseuses. L'écoulement sanguin est ar-

rêté comme précédemment au moyen d'un badigeonnage à l'eau oxygénée, puis, à l'aide d'un nouveau
tamponnement avec de la gaze imprégnée de cocaïne,
mesure qui a l'avantage de prolonger l'insensibilisation
pour les besoins de l'emploi des curettes qui va suivre.
Au bout de cinq minutes, la gaze est retirée et une curette, d'un diamètre aussi fort que possible, est introduite de bas en haut et d'avant en arrière et glissée
derrière la masse ostéo-fongueuse aperçue dans le méat
moyen. L'instrument est alors ramené avec force en .
avant, et cette force ne saurait avoir de conséquences
fâcheuses, puisque, dans ce sens, on ne risque de léser
aucun organe important.

    C'est en effet là tout le secret du curettage ethmoïdal,
et le moyen d'en assurer l'innocuité : procéder avec
douceur et *insinuation*, pour introduire la curette le
plus profondément possible, en arrière des masses ethmoïdales à dissocier et à extraire, et réserver sa force
pour cette manœuvre de dissociation et d'extraction
qui doit s'exécuter exclusivement d'arrière en avant,
ou de haut en bas ou de dehors en dedans, de façon à
ménager forcément la paroi de la base du crâne et la
paroi orbitaire.

    Ainsi que l'a très justement recommandé Grünwald,
à qui revient de droit la paternité de cette méthode, il
importe beaucoup que ce curettage soit pratiqué avec
rapidité, afin que l'on n'ait pas le temps d'être gêné par
l'écoulement du sang, qui, se reproduisant à chaque
coup de curette, a bientôt fait de masquer le champ
opératoire et d'imposer à l'opérateur un nouvel arrêt et
la nécessité d'un nouveau tamponnement. Il y a intérêt
aussi à ce que le curettage ethmoïdal soit complété
dans le plus petit nombre possible de séances, et même,
si cela se peut, en une seule, l'opération, quelle que peine

que l'on prenne pour supprimer l'élément douleur,
produisant sur la plupart des sujets des effets énervants
qui les rendent de moins en moins maniables, au fur
et à mesure que les séances se répètent.

Au reste, je vous l'avoue en toute sincérité, cette méthode du curettage par voie nasale, dont je considère
l'emploi comme justifié, à titre de tentative opératoire
radicale, dans le cas spécial (et, je vous le répète, exceptionnel) d'un empyème limité à l'ethmoïde et non
compliqué, cette méthode, dis-je, est loin de représenter un procédé idéal ; et je crois que si, pratiquée avec
les précautions que je viens de vous indiquer, elle est
au moins inoffensive, il n'est pas rare qu'elle échoue, Échec fré-
même entre des mains expérimentées, ce qui s'explique quent de cette méthode.
par l'accès souvent fort imparfait fourni par la voie na-
sale vers la région ethmoïdale et par les difficultés d'action créées par la sensibilité du malade, que l'on ne
peut que diminuer, en pareil cas, sans la supprimer
complètement, la méthode en question excluant l'anesthésie générale.

Aussi, après une ou deux tentatives non couronnées
par le résultat radical recherché, sera-t-il indiqué d'aborder le labyrinthe ethmoïdal par une voie plus large et
plus sûre, c'est-à-dire par l'une des deux voies externes
suivantes : la voie orbitaire antérieure ou la voie frontale inférieure.

La première de ces deux voies se trouve d'emblée 2° Empyème
indiquée, en cas de fusée de l'empyème ethmoïdal vers ethmoïdal compliqué de fusée orbitaire.
l'orbite. Il est en effet rationnel que l'opérateur aborde
la lésion en allant à la rencontre du pus qui chemine
vers le tégument, s'il ne l'a déjà ulcéré.

La majorité des opérateurs s'accorde, en pareil cas, Ouverture du
pour pratiquer une incision courbe à concavité infé- foyer par la voie orbitaire antérieure et externe, immédiatement au-dessous de l'angle rieure.

orbito-nasal. Cette incision intéressant toutes les parties molles, y compris le périoste, il est facile au moyen d'une rugine, de dénuder la partie antérieure et supérieure de la paroi interne de l'orbite, où l'on ne manquera pas de découvrir la perforation osseuse.

Le temps ultérieur de l'opération consiste à agrandir, d'abord à la gouge, puis au moyen d'une pince coupante, la perforation en question, de façon à acquérir, à ce niveau, un accès suffisant dans la fosse nasale pour l'inspection et le curettage du foyer. On s'appliquera dès lors à nettoyer à la curette toutes les parties suspectes du labyrinthe ethmoïdal, en ayant soin d'étancher fréquemment le foyer avec de longues mèches de gaze pour se débarrasser de l'écoulement de sang souvent abondant mais passager. Au besoin on facilitera l'hémostase en plongeant de temps en temps dans le foyer un tampon d'onate imprégné d'eau oxygénée. A la condition d'user de ces précautions, il me paraît inutile de pratiquer le tamponnement préalable du méat moyen par voie nasale, la présence du tampon constituant une gêne pour la manœuvre de la curette. En revanche, il est indispensable de faire précéder l'opération de l'extraction, par la narine, des myxomes pédiculés dont la présence, ainsi que je vous l'ai dit plus haut, accompagne si souvent l'évolution de l'ethmoïdite suppurée. La résection de la tête du cornet moyen me semble ici encore, une excellente mesure prémonitoire. Il importe, en effet, essentiellement, pour le succès de l'opération, que le foyer ethmoïdal soit, non seulement largement ouvert, mais mis aussi en large communication avec la cavité nasale. Cette façon de faire permet à l'opérateur, une fois le foyer dûment curetté, désinfecté et cautérisé au chlorure de zinc, de suturer immédiatement la plaie faciale et de laisser le drainage consécutif

Drainage consécutif par voie nasale.

s'opérer spontanément et exclusivement par voie nasale.

En dehors de la complication orbitaire, que je viens de supposer, la participation du sinus frontal à la suppuration ethmoïdale indique une autre voie à suivre pour la découverte et le curettage du foyer, et cette ·voie est évidemment la voie frontale que je vous ai déjà décrite, à propos de la cure radicale de l'empyème frontal. Seulement, en cas de présence simultanée du pus dans les cellules ethmoïdales, la brèche osseuse demande à être étendue inférieurement jusqu'à la suture fronto-nasale, très visible sur le squelette (*Sut. fr. nas.* sur le schéma représenté à la fig. 22).

3° Empyème fronto-ethmoïdal

Ouverture frontale inférieure.

Il me paraît indispensable, pour l'exécution de cette opération, de pratiquer sur le tégument deux incisions : l'une verticale, médiane, s'élevant plus ou moins haut sur la région frontale, suivant les dimensions du sinus frontal, et descendant sur le bord correspondant du dos du nez jusqu'à 2 centimètres au moins au-dessous du bord orbitaire supérieur. A cette première incision en est annexée une autre, partant de la racine du nez et suivant le bord inférieur du tiers interne environ de l'arcade orbitaire. L'hémostase faite bien complètement, on obtient, après rugination du périoste et refoulement des bords de la plaie, la dénudation d'une partie de l'os frontal et de l'extrémité supérieure de l'os nasal, et l'on reconnaît soigneusement la suture fronto-nasale, qui constitue dans l'espèce un point de repère capital.

L'os frontal est alors attaqué avec la gouge et le maillet, tout à fait à sa partie inférieure, le premier coup de gouge étant appliqué sur la suture fronto-nasale elle-même. Le sinus frontal une fois ouvert, la brèche osseuse est plus ou moins étendue de bas en

haut, suivant les dimensions de cette cavité, et autant
qu'il est nécessaire pour atteindre toutes les fongosités
qu'elle renferme. Lorsque son curettage a été terminé
et que le foyer a été soigneusement étanché, on en
explore soigneusement l'intérieur, en s'aidant, au besoin,
de la lumière électrique, en vue d'y découvrir un second
point de repère indispensable pour la conduite ultérieure de l'opération : il s'agit d'une sorte de gouttière
ou d'angle rentrant, très visible, chez certains sujets,
à la partie inférieure de la paroi postérieure du
sinus frontal et résultant de la saillie de la cellule ethmoïdale la plus antérieure (bulle frontale) à l'intérieur
de cette cavité. J'ai proposé pour ce point de repère la
dénomination d'angle fronto-ethmoïdal (*ang. fr. et* sur
la fig. 22). Vous remarquerez, par l'inspection du schéma en question, que le niveau de cet angle correspond
à peu près exactement à celui de la suture fronto-nasale qui marque, comme vous le savez, la limite inférieure de la brèche osseuse par laquelle l'opérateur
cherche à se faire jour vers le labyrinthe ethmoïdal.
Or vous pouvez vous rendre compte, qu'en dirigeant les
coups de gouge obliquement en arrière et en bas, à partir de l'angle ethmoïdo-frontal, au niveau duquel devra
être donné le premier coup de gouge, l'opérateur ren-
contrera successivement sur son chemin la totalité des
cellules ethmoïdales antérieures, puis les postérieures,
et finira par se heurter à la paroi antérieure du sinus
sphénoïdal qui, au besoin, pourra être défoncé par la
même voie. La curette complétera l'action de la gouge,
Comme dans en permettant d'amener au dehors les travées osseuses
le cas précédent, mobilisées par cette dernière et les fongosités qui y sont
drainage exclu-
sivement nasal. attenantes. Ce curettage terminé, le canal fronto-nasal
se trouvera considérablemeut élargi, à la suite de la
destruction des cellules ethmoïdales antérieures, au

milieu desquelles il est normalement comme enfoui, ce qui donnera toutes les facilités pour la suture immédiate de la plaie et la réalisation du drainage exclusivement nasal.

Il me reste à envisager devant vous les indications du traitement chirurgical dans l'hypothèse d'un empyème ethmoïdal, coexistant avec un empyème frontal et compliqué d'une fusée purulente vers l'orbite.

4° Empyème ethmoïdal compliqué d'empyème frontal et de fusée orbitaire.

Il me paraît rationnel, en pareil cas, de procéder tout d'abord à la recherche de la perforation osseuse qui peut siéger au niveau du plancher du sinus frontal, ou au niveau de la paroi orbitaire ou externe des cellules ethmoïdales, et n'aura pu être déterminé à l'avance qu'en cas d'une fistule cutanée, permettant l'exploration du foyer avec un stylet.

Recherche de la perforation naso-orbitaire.

Cette recherche sera pratiquée par la méthode opératoire que je vous ai décrite, à propos du traitement de l'empyème ethmoïdal, isolé et ouvert dans l'orbite ; seulement ici, l'intervention visant à l'ouverture simultanée du sinus frontal, à travers son plancher, l'incision sub-sourcilière devra être prolongée un peu plus en dehors que dans le premier cas. Dans ces conditions, après décollement du périoste orbitaire et abaissement du contenu de l'orbite, au moyen d'un écarteur mousse, on se trouve avoir sous les yeux la totalité de la surface osseuse intra-orbitaire, correspondant au plancher du sinus frontal et à la paroi externe du labyrinthe ethmoïdal. On découvrira facilement la perforation osseuse qui a livré passage au pus frontal ou ethmoïdal vers l'orbite, et c'est à partir d'elle que l'on pratiquera la brèche osseuse qui devra englober, sans solution de continuité, le plancher du sinus frontal et la paroi externe des cellules ethmoïdales. Cette brèche donnera en général un accès suffisant aux curettes,

Ouverture, par la même brèche, du plancher du sinus frontal et de la paroi externe des cellules ethmoïdales.

pour le curettage complet des cavités en question. Toutefois, en cas de dimensions anormalement considérables du sinus frontal, ou dans le cas d'un empyème frontal bilatéral, il serait indiqué d'adjoindre à la brèche orbitaire ou sous-frontale, une ouverture frontale antérieure permettant d'atteindre sûrement les limites extrêmes du foyer frontal ; mais je suis d'avis de laisser intact, dans ces conditions, un pont osseux entre les deux brèches opératoires afin de respecter la forme du contour de l'œil et d'éviter une inutile défiguration consécutive.

Comme dans les 2 cas précédents, suture immédiate de la plaie et drainage nasal.

Du moment que la totalité du foyer a été bien curettée et désinfectée, et que surtout il a été mis en large communication avec la cavité nasale, il y a, ici comme dans les cas précédents, tout avantage à suturer complètement et immédiatement la plaie faciale.

Quelle que soit celle des méthodes opératoires, précédentes, qui ait été appliquée, les soins ultérieurs, réclamés par le malade sont des plus simples.

Soins consécutifs.

Au bout de 8 ou 9 jours, en dehors de toute élévation thermique, le pansement opératoire pourra être renouvelé, après enlèvement des points de suture. Huit jours plus tard, si tous les points ont bien pris, tout nouveau pansement devient inutile.

D'autre part, grâce à la résection de la tête du cornet moyen, et à l'élargissement du canal fronto-nasal, à la suite de la destruction de toutes les travées ethmoïdales, la totalité du foyer opéré peut être consécutivement inspectée et surveillée rhinoscopiquement.

Votre tâche se bornera dès lors à détacher ultérieurement, par voie nasale, les quelques lambeaux de travées ou de fongosités ethmoïdales qui auraient pu échapper à la curette, au cours de l'opération. Enfin vous maintiendrez le foyer aussi aseptique que possible

en en badigeonnant chaque jour la surface intérieure,
au moyen de tampons d'ouate imprégnés d'eau oxygénée ; badigeonnage qui sera suivi d'une insufflation de
poudre antiseptique, non irritante pour la muqueuse
nasale, telle que l'acide borique, le dermatol, l'io-
dol, etc.

LEÇON XIX

EMPYÈME SPHÉNOIDAL — SINUSITES MULTIPLES.
PANSINUSITE.

Logé dans le corps du sphénoïde dont il reproduit in-térieurement la configuration, le sinus sphénoïdal re-présente la plus profonde des cavités accessoires des fosses nasales, et doit à cette circonstance, d'avoir, jus-qu'à ces dernières années, tenu la chirurgie à une dis-tance respectueuse de lui.

Mais ces craintes ont vécu et les progrès de la rhinos-copie ont eu là, comme ailleurs, pour effet de reculer les limites de notre investigation et de notre intervention. En 1886, Berger (de Gærtz) et Tirman, dans un remar-quable mémoire trop longtemps demeuré inaperçu, appelaient l'attention sur la pathologie de cette région, et 4 ans plus tard Schäffer publiait la relation de trois cas, dans lesquels il avait le premier réussi à pratiquer sur le vivant l'ouverture de la cavité en question et à y trouver la confirmation de l'existence des lésions sup-puratives présumées par lui.

Il ne tarda pas à trouver des imitateurs, parmi les-quels notre collègue et ami Ruault fut un des premiers en date.

Depuis lors, les faits semblables se sont multipliés, et la chirurgie du sinus sphénoïdal est en voie de perdre son caractère exceptionnel.

Ainsi que je viens de vous le dire, le sinus sphénoï- Considérations anatomiques. dal reproduit généralement en creux le volume et la configuration extérieure du corps de l'os. Il peut arriver pourtant exceptionnellement que, par suite d'une épaisseur tout à fait anormale de ses parois, sa cavité se trouve considérablement restreinte et même fasse presque complètement défaut. Dans d'autres cas, au contraire, c'est la disposition inverse que l'on observe, et le sinus se prolonge latéralement dans les ailes de l'os, et en arrière, dans l'occipital.

Son intérieur se trouve normalement divisé en deux cavités souvent inégales par une mince cloison irrégulière.

Quant aux diverses parois extérieures du sinus, elles Épaisseur respective des diverses parois du sinus. varient sensiblement, au point de vue de leur structure et de leur épaisseur.

La plus mince est la paroi antérieure, tournée vers la fosse nasale. Sa résistance est parfois si faible qu'on peut, sans trop de difficultés, la défoncer au moyen d'un instrument à extrémité mousse, particularité dont vous saisissez déjà toute l'importance, au point de vue pratique.

La paroi supérieure, correspondant à la selle turcique et à la gouttière optique, et la postéro-supérieure tournée vers la protubérance, sont également très minces, mais formées d'une lame de tissu compacte, plus résistante. Au contraire, la paroi postéro-inférieure ou pharyngo-occipitale présente une grande épaisseur, surtout en arrière, où elle se trouve renforcée par le bord antérieur de l'os occipital qui vient comme s'arc-bouter contre elle. Elle est formée de deux lames de tissu compacte entre lesquelles se trouve insérée une couche de tissu spongieux.

Le sinus sphénoïdal présente des rapports de voisi- Rapports de voisinage.

nage très importants qui ne sauraient être séparés de
l'étude pathologique qui fait l'objet de cette leçon.

Ces rapports sont ceux de sa paroi supérieure et de
sa paroi antérieure.

1° Paroi supérieure :   La paroi supérieure présente deux étages : l'un antérieur, correspondant à la gouttière optique et sur
lequel repose le chiasma des nerfs optiques, l'autre pos-
chiasma optique,   térieur correspondant à la selle turcique, en rapport,
comme vous le savez, à sa partie médiane, avec le corps
corps pituitaire,   pituitaire et, de chaque côté, avec le sinus caverneux et
avec les nerfs contenus dans sa paroi externe. Vous
verrez bientôt à quelles complications et à quelles ma-
sinus caverneux.   nifestations symptomatiques peuvent donner lieu ces
rapports anatomiques dans le cours de l'empyème sphénoïdal.

2° Paroi antérieure, ou nasale.   La paroi antérieure du sinus tire son importance de
ce fait qu'elle est tournée vers la cavité nasale et que
c'est par elle que nous pouvons inspecter la cavité sphénoïdale et intervenir sur elle au besoin.

Elle présente sur sa ligne médiane une crête qui
s'articule avec la partie correspondante du bord postéro-supérieur de la cloison nasale.

De chaque côté de cette crête, mais non près d'elle
(ce qui le fait habituellement échapper à l'inspection
Orifice du sinus, sa forme, sa situation.   rhinoscopique) se trouve l'orifice de chaque sinus sphénoïdal, placé immédiatement au-dessous de la paroi
supérieure de la cavité nasale, par conséquent au-dessus
du niveau des cornets moyen et supérieur, variable
comme forme et comme dimensions, mais affectant généralement l'aspect d'une mince fente longitudinale,
plus étroit, dans tous les cas, comme l'orifice du sinus
maxillaire, sur le vivant que sur le squelette, par suite
de la présence de la muqueuse nasale disposée en dia-
phragme en dedans de son contour osseux.

· Au-devant de cet orifice se trouve le groupe des cel- *Rapports avec les cellules eth-moïdales posté-rieures.*
lules ethmoïdales postérieures, dont le corps du sphé-
noïde est séparé latéralement par la gouttière sphéno-
ethmoïdale. C'est le long de cette gouttière que s'écoule,
en cas d'empyème, le pus provenant du sinus, baignant
le bord supérieur de la choane correspondante, puis la
queue des cornets supérieur et moyen et fusant de là
dans le pharynx.

Il résulte, dans tous les cas, de la position de l'orifice
sphénoïdal, par rapport à la cavité du sinus que, pareil-
lement à ce que je vous ai signalé pour le sinus maxillaire, le pus ne peut s'en échapper que par trop-plein.

· L'étiologie de l'empyème sphénoïdal est fatalement *Étiologie ha-bituellement obscure.*
éntourée d'obscurité. Cette affection demeurant en effet
souvent latente ou plutôt ignorée durant des mois et
des années, ce n'est qu'après coup et exceptionnellement
que l'on peut parfois en reconstituer la cause première,
et pour cette localisation de la suppuration nasale comme
pour les autres, l'influenza paraît jouer un rôle prépon- *Rôle prépon-dérant de l'in-fluenza.*
dérant. D'autre part, l'influence de cette cause infectante
générale s'étendant le plus souvent à plusieurs sinus
simultanément, vous ne vous étonnerez pas de voir,
dans la majorité des cas, l'empyème sphénoïdal coexister *Coexistence fréquente d'au-tres sinusites.*
avec celui d'autres cavités péri-nasales. Dans le cas seu-
lement où les cavités simultanément prises sont les cellules ethmoïdales postérieures, on est autorisé à admettre une infection de voisinage, sans toutefois pouvoir
établir lequel des deux foyers a infecté l'autre.

Enfin on peut supposer, mais théoriquement, bien
entendu, que l'infection du sinus sphénoïdal s'est faite
accidentellement, quand on la rencontre chez des per- *Ozène et irri-gations nasales.*
sonnes qui ont l'habitude de se pratiquer des irrigations

nasales, en dirigeant le jet liquide vers la région supérieure de la cavité nasale ; d'autant plus que les sujets en question sont le plus souvent affectés de rhinite atrophique, et que, par suite de l'état atrophique de leurs cornets, l'orifice du sinus en question se trouve mal protégé contre le danger de la pénétration du liquide chargé d'éléments septiques.

Maladies infectieuses.

Comme les autres suppurations péri-nasales, l'empyème sphénoïdal débute habituellement d'une façon aiguë dans le cours d'une maladie générale infectieuse ; mais je ne sache pas que l'affection ait jamais été diagnostiquée dans ces conditions, du moins sur le vivant. Quand la maladie première aboutit à la mort, l'empyème sphénoïdal peut constituer alors une découverte d'autopsie, souvent en compagnie d'autres lésions suppuratives de voisinage, extra ou intra-crâniennes. En cas de survie, l'empyème pourra guérir, sans que son existence ait été soupçonnée ; ou bien il passera à l'état chronique et pourra finir par être reconnu.

Anatomie pathologique.

Le pus de l'empyème sphénoïdal peut se montrer liquide, d'aspect crémeux, comme celui de l'empyème frontal, mais il n'est pas rare, qu'à la faveur de la rétention causée par la situation défavorable de l'orifice du sinus, il renferme des grumeaux, comme celui de l'empyème maxillaire, et se présente même, à l'ouverture du sinus, sous l'aspect de masses caséeuses.

Caractères du pus.

Modifications de la muqueuse.

La muqueuse est toujours plus ou moins épaissie, souvent fongueuse. Des cas ont été publiés dans lesquels elle avait été décollée de la surface osseuse sous-jacente, consécutivement à une sorte de phlegmon sous-jacent, et flottait au milieu du pus, sous la forme d'une membrane kystique. C'est surtout dans ces cas que la paroi osseuse du sinus est susceptible de se montrer altérée et de s'éliminer par places, sous forme de petits séquestres. Consécutivement à ces lésions. la dure-mère peut être dénudée, à l'instar de ce qui se passe pour l'empyème frontal, et la voie se trouve ainsi préparée pour l'infection intra-crânienne. Mais, ainsi que j'ai eu plusieurs fois l'occasion de vous le dire. à propos du mécanisme général de l'infection intra-crânienne, cette dénudation n'est nullement indispensable pour la production des accidents en question, et la migration des éléments septiques peut parfaitement se produire le long des canalicules osseux.

Altérations osseuses.

Infection intra-crânienne possible avec ou sans perforation osseuse préalable.

Dans le cas particulier de l'empyème sphénoïdal, l'infection intra-crânienne aboutit le plus souvent à la production d'une phlébite suppurée dans un des sinus caverneux. De là l'infection gagne facilement le sinus homonyme du côté opposé, par l'intermédiaire du sinus coronaire. Elle peut également s'étendre facilement, soit à la veine ophtalmique, soit aux sinus pétreux.

La phlébite caverneuse est la forme la plus fréquente de cette infection.

La lepto-méningite est moins fréquente et ne survient généralement que consécutivement à la phlébite caverneuse. Quand elle éclate, ses lésions se trouvent d'emblée localisées à la partie centrale de la face inférieure du cerveau et englobent les nombreuses paires de nerfs qui longent la base crânienne, à ce niveau.

Quant à l'abcès encéphalique, je ne sache pas qu'il ait encore jamais été noté dans ces circonstances.

La symptomatologie de l'empyème sphénoïdal. comme celle de la plupart des sinusités péri-nasales, s'exprime d'une façon prédominante, sinon exclusive. par l'écoulement de pus dans la région correspondante de la cavité nasale. La situation spéciale du sinus sphénoïdal vous

Symptomatologie.

Écoulement de pus plutôt pharyngien que nasal.

explique pourquoi cet écoulement est plutôt pharyngien que nasal. A la faveur du sommeil et du décubitus dorsal, le pus se concrète et s'accumule, sous forme de croûtes, dans la cavité naso-pharyngienne, d'où le malade ne réussit que péniblement à le détacher, à son réveil, en se livrant à des efforts prolongés de toux et de raclage guttural.

En un mot, les symptômes de l'affection peuvent se réduire à ceux d'un catarrhe sec du pharynx nasal : mais, comme le plus souvent l'empyème sphénoïdal coexiste avec d'autres suppurations sinusiennes de voisinage, il en résulte, qu'avec l'écoulement purulent pharyngien, coïncide habituellement un écoulement purulent nasal, antérieur, qui peut, en accaparant l'attention du malade et du médecin, leur faire négliger le premier. Dans les mêmes circonstances, le malade peut être gêné par des polypes nasaux, les uns occupant le méat moyen et devant leur origine à la suppuration ethmoïdo-frontale ou maxillaire concomitante, les autres situés plus haut et plus en arrière, au voisinage du bord supérieur de la choane, et attribuables à la suppuration sphénoïdale ou ethmoïdale postérieure.

Polypes au voisinage des choanes.

Céphalée, ses particularités de siège.

Indépendamment des symptômes précédents, il en est un autre cité par Grünwald et rencontré plusieurs fois par lui, c'est la céphalalgie, parfois très violente, et généralement ressentie au niveau du vertex.

Mon ami, le Dʳ Ruault, avait noté le même symptôme chez le malade. dont il a publié, il y a quelques années, la très intéressante histoire. Il est spécifié, en effet, dans cette observation, que le malade accusait, au début. une céphalalgie diffuse, sourde, profonde, gravative, accompagnée de manifestations subjectives des appareils de l'ouïe et de la vue, et de sensations vertigineuses. Plus tard, la douleur de tête augmenta, au point d'enlever au malade le sommeil et la possibilité de tout travail.

Ankindinow a noté aussi la céphalalgie chez les six malades observés par lui et dont deux étaient atteints d'empyème sphénoïdal isolé, tandis que chez les quatre autres, il y avait simultanément suppuration fronto-ethmoïdale. Seulement la douleur ne se produisait que quand il y avait de la rétention dans le sinus et elle était ressentie alors, soit au vertex, soit dans la profondeur de la tête.

Herzfeld a observé une céphalée violente chez trois malades sur quatre.

Pour mon compte, je n'ai pas constaté de céphalalgie, mais simplement des vertiges chez le seul malade atteint de suppuration sphénoïdale que j'aie eu l'occasion d'observer et d'opérer. Il est vrai que chez lui le pus paraissait s'écouler du sinus sans difficulté. Vertiges.

Je dois enfin, pour compléter cette symptomatologie, vous mentionner les troubles oculaires signalés par quelques auteurs, et notamment par Berger (de Grætz) et par mon ami le Pr De Lapersonne (de Lille) et dont l'occurrence s'explique si bien par les rapports anatomiques entre les nerfs optiques et la paroi supérieure du sinus, sur lesquels j'ai précédemment appelé votre attention. Troubles
oculaires.

Ces troubles peuvent être purement fonctionnels ou au contraire être dûs à une véritable névrite optique déterminant une diminution concentrique du champ visuel et aboutissant peu à peu à la cécité. D'après Berger, il s'agirait alors le plus souvent d'une névrite rétro-bulbaire canaliculaire, ne s'accusant, au moins au début, par aucune modification objective du fond de l'œil.

Au contraire, De Lapersonne a observé, deux fois dans les mêmes conditions, une névrite optique avec stase.

Chez l'un de ses malades, il s'agissait d'un empyème sphénoïdal pur ; chez l'autre, la suppuration était associée à un sarcome de la même cavité.

Diagnostic.

L'ensemble des manifestations subjectives que je viens de vous énumérer ne saurait représenter tout au plus que des éléments de présomption en faveur de l'existence d'une suppuration du sinus sphénoïdal. Seule, l'inspection de la cavité nasale, secondée par l'emploi de la sonde, pourra permettre d'arriver à un diagnostic précis.

Renseignements fournis par la rhinoscopie postérieure,

La rhinoscopie postérieure montrera une nappe de pus liquide, ou concrété sous forme de croûtes ocenpant la voûte pharyngienne et la partie supérieure de la choane correspondante, notamment l'extrémité postérieure des cornets moyen et supérieur et leur face supérieure. Cette localisation du pus, au-dessus du cornet moyen, exclut nettement son origine frontale, maxillaire ou ethmoïdale antérieure, et circonscrit le diagnostic entre une suppuration sphénoïdale et une suppuration ethmoïdale postérieure.

par la rhinoscopie antérieure.

La rhinoscopie antérieure résout parfois, du premier coup, ce diagnostic différentiel, dans le cas particulier de l'ozène, alors que l'état d'atrophie de la muqueuse des cornets permet l'inspection directe de la paroi antérieure du sinus sphénoïdal, en sorte que l'on peut voir le pus s'écouler de son orifice naturel. Mais je me hâte de vous dire qu'il s'agit là de faits exceptionnels. Dans la majorité des cas, les choses se passent moins simplement, et ce n'est qu'à la suite d'une succession de manœuvres plus ou moins délicates, pratiquées par la voie nasale antérieure, que l'empyème sphénoïdal peut être nettement constaté.

Le plus souvent l'inspection nasale antérieure montrera une nappe de pus crémeux ou des croûtes purulentes, occupant la région postérieure et supérieure de la cavité nasale, entre la cloison et le cornet moyen. Il n'est pas rare, qu'après avoir enlevé ce pus. on découvre une grappe de polypes situés en dedans et au-dessus du méat moyen.

Pour pousser l'investigation plus loin, il est de toute nécessité d'extraire ces néoplasmes et il y aura grand avantage à réséquer du même coup, soit avec une pince coupante, soit à l'aide d'une anse froide ou chaude la portion du cornet moyen située au-devant du corps du sphénoïde. La route est ainsi déblayée pour la manœuvre suivante : le cathétérisme du sinus. Dans ces conditions l'opération en question ne présente habituellement pas de sérieuses difficultés. On la pratiquera à l'aide du vulgaire stylet nasal coudé à angle obtus par rapport à son manche. *Cathétérisme du sinus.* *Manœuvres préalables.*

La distance entre la paroi antérieure du sinus et le bord inférieur de l'entrée de la narine étant approximativement de 7 centimètres 1/2 chez la femme. et de 8 centimètres chez l'homme, il est bon de placer, à l'avance, un index sur la tige de l'instrument. à une distance correspondante de son extrémité. La manœuvre y gagnera en sûreté et en facilité. Le stylet sera alors introduit, après cocaïnisation préalable de la région. le long de la cloison. obliquement en haut et en arrière. dans l'intervalle entre la cloison et le cornet moyen. puis au-dessus du niveau de ce dernier. en lui faisant faire avec lui un angle très aigu. L'instrument finit par buter contre un plan résistant. et si la distance à laquelle il a pénétré à partir de la narine est environ de 7 centimètres 1/2 ou 8 centimètres, il y aura toutes raisons de croire que l'on a atteint la paroi antérieure du sinus. On *Technique de ce cathétérisme.*

cherchera alòrs, par une série de tâtonnements, le point dépressible correspondant à l'orifice naturel de la cavité osseuse, et l'on y fera pénétrer l'instrument sans difficulté.

On reconnaît que la sonde est bien dans le sinus à ce que : 1° en la poussant plus loin, on rencontre, à 1 centimètre et demi environ plus loin, un second plan résistant formé par la paroi profonde du sinus ;

2° A ce que l'instrument est arrêté en bas par le bord inférieur de l'orifice.

Ce dernier signe indiqué par Grünwald est tout à fait caractéristique. Quand, en effet, l'on a simplement introduit le stylet dans le méat supérieur, ou dans la gouttière sphéno-ethmoïdale, il glisse inférieurement, dès qu'on cesse de le soutenir.

En cas d'empyème sphénoïdal, l'extrémité de la sonde retirée du sinus se montrerait chargée de pus, surtout si l'on avait eu soin de la garnir d'une petite quantité d'ouate hydrophile.

Dans les cas où l'on ne parviendrait pas à trouver l'orifice naturel du sinus, on n'hésiterait pas à défoncer avec l'extrémité du stylet sa paroi antérieure, souvent moins résistante, dans ces conditions, qu'à l'état normal, notamment quand elle a été distendue par le fait de la rétention purulente. Si toutefois elle résistait à l'extrémité mousse de la sonde, on aurait recours soit à une curette à extrémité légèrement acuminée, soit à un foret, en redoublant alors de précautions, au point de vue de la direction à donner à l'instrument et de la mensuration de son degré de pénétration.

Quand le cathétérisme du sinus est pratiqué dans un cas de rétention, il est habituellement suivi d'un abondant écoulement de pus, qui ne peut guère passer inaperçu et que l'on peut d'ailleurs rendre plus manifeste,

soit en priant le malade de souffler fortement par la
narine correspondante, après avoir bouché l'autre, soit
en lui donnant une douche d'air, soit enfin en pratiquant le lavage direct du sinus au moyen d'une longue
canule proposée pour cet usage par Grünwald et que
l'on fait pénétrer dans l'intérieur de la cavité sinusienne.

Les manœuvres que je viens de vous décrire, comme   Traitement.
représentant le moyen de diagnostiquer le plus sûrement l'empyème sphénoïdal, en représentent, en même
temps, le mode de traitement le plus indiqué dans les
cas de suppuration isolée de la cavité en question, ou
du moins celui auquel il est indiqué de s'adresser tout
d'abord, avant de songer à une intervention exigeant
des délabrements préalables et l'emploi de l'anesthésie
générale.

Seulement, en pareil cas, on ne se contentera pas   Ouverture du
d'une simple ponction faite à la paroi antérieure du si-   sinus par la voie
nus, mais l'ouverture pratiquée au moyen de n'importe   de la narine.
quel instrument perforant sera ensuite élargie, soit à la
curette, soit de préférence au moyen d'une longue pince
à l'emporte-pièce, du modèle indiqué par Grünwald.
Cette pince est introduite jusque tout contre le corps du
sphénoïde, puis entr'ouverte et poussée de façon que
l'un des mords seulement pénètre dans le sinus. En la
refermant, on entame nécessairement une partie de la
circonférence de l'orifice pratiqué par le foret et, en répétant cette manœuvre rapidement dans tous les sens.
on arrive à élargir rapidement la brèche faite à la paroi   Curettage.
antérieure du sinus. On peut alors introduire dans cette
cavité de longues et larges curettes, au moyen des-
quelles on opère le déblaiement des fongosités contenues   Cautérisation.

dans le foyer ; après quoi, il ne reste plus qu'à cautériser ce dernier avec un tampon d'ouate imprégné d'une

Tamponnements
et lavages. solution de chlorure de zinc à 1/10, puis à le saupoudrer d'iodoforme et à le tamponner enfin avec une
longue mèche de gaze iodoformée, qui sera renouvelée
les jours suivants. Ces tamponnements pourront être
avec avantage précédés de lavages de la cavité avec de
l'eau oxygénée.

Dans les cas favorables marqués par une spaciosité
suffisante de la cavité nasale, permettant d'aborder facilement et d'ouvrir largement la paroi antérieure du sinus par voie nasale, on pourra obtenir de la sorte une
guérison rapide et complète. Mais cette méthode ne
s'applique pas à la totalité des faits.

Cas ne se prê-
tant pas à cette
méthode. On peut, tout d'abord, rencontrer de grandes difficultés à son exécution dans les cas d'étroitesse anormale
de la cavité nasale, quand cette étroitesse n'est pas la
conséquence d'une lésion facile à supprimer, telle qu'un
éperon de la cloison, ou un état hypertrophique des
cornets.

D'autre part, ainsi que je vous l'ai déjà dit, l'empyème sphénoïdal coexiste fréquemment avec l'empyème
d'autres cavités péri-nasales, et il se trouve que l'ouverture chirurgicale de ces dernières, suivant les méthodes
qui tendent à prévaloir aujourd'hui, permet à l'opérateur de se rapprocher beaucoup de la paroi antérieure
du sinus sphénoïdal et d'en pratiquer l'ouverture plus
largement, plus sûrement, ou, en un mot, plus chirurgicalement qu'on ne peut le faire, par la voie de la narine, chez un malade simplement cocaïnisé.

Ouverture par
voie frontale in-
férieure. Dans ma précédente leçon, je vous ai montré que la
brèche frontale inférieure, pratiquée en vue du curettage de l'empyème fronto-ethmoïdal, pouvait, suivant
une méthode adoptée par Jansen, de Berlin, amener les

curettes jusque dans le sinus sphénoïdal, après qu'elles
se sont creusé une sorte de long tunnel sous l'étage antérieur du crâne, à travers la totalité du labyrinthe ethmoïdal.

Je n'ai pas d'expérience personnelle sur la manœuvre
en question. En revanche j'ai été amené, cette année
même, en opérant une jeune fille atteinte d'empyème
fronto-ethmoïdo-maxillaire et chez laquelle je suspectais
une participation du sinus sphénoïdal à la suppuration,
j'ai été amené, dis-je, à ouvrir la paroi antérieure de ce
dernier sinus, par voie maxillaire supérieure, après avoir
pratiqué la résection large des parois antérieure et interne
de l'antre d'Highmore, suivant la technique la plus récente adoptée par moi pour la cure radicale de l'empyème chronique de ce dernier sinus.

J'avais même choisi ce fait comme sujet d'une communication à la *Société française d'otologie*, croyant
avoir été le premier à ouvrir le sinus sphénoïdal par
cette voie, quand j'appris que le Dr Jansen avait déjà
proposé une méthode identique, dans sa communication
au Congrès de Moscou sur la cure radicale de l'empyème
maxillaire. J'ai eu l'occasion, depuis, de lire le travail
de Jansen et de m'assurer de la réalité de sa priorité.
Quoi qu'il en soit, j'ai pu constater au cours de l'opération que j'avais pratiquée, dans une complète ignorance du travail en question, que l'ouverture large du
sinus maxillaire par la fosse canine suivie de la résection
d'une grande partie de sa paroi interne et d'une portion
des cornets inférieur et moyen, fournit à l'opérateur
une large voie vers la région profonde de la cavité nasale
correspondante, notamment vers le sinus sphénoïdal,
qui peut être facilement, par là, abordé, ouvert et curetté.
Je crois donc que cette méthode doit être justement
considérée comme l'opération de choix, dans les cas

(marginal note:) Ouverture par voie maxillaire

d'empyèmes associés des sinus sphénoïdal et maxillaire.
Je ne vois même pas qu'il soit irrationnel d'y recourir,
en l'absence d'une participation de l'antre d'Highmore
à la suppuration, lorsque la cavité nasale anormalement
étroite donne un accès insuffisant vers le sinus sphénoïde, l'ouverture même très large du sinus maxillaire,
par la fosse canine, du moment qu'elle est suivie de la
suture immédiate de la plaie de la muqueuse, ne pouvant pas être considérée comme exposant l'opéré à aucun
accident, ni même à aucune souffrance inutile, dans
la suite.

Associations
des divers foyers
suppuratifs péri-
nasaux.   Je termine ici la série des leçons que j'ai entreprises
sur les suppurations des cavités accessoires des fosses
nasales. Avant de quitter définitivement ce sujet, je désire envisager à part un point que j'ai eu, à plusieurs
reprises, l'occasion d'effleurer au cours de ces leçons ;
je veux parler des associations des diverses localisations
de ces suppurations péri-nasales. Ces associations sont
aussi fréquentes que variées.

En fait, l'empyème isolé ne représente la règle que
pour le sinus maxillaire, particularité qui s'explique
d'ailleurs fort bien par la position déclive de cette cavité
qui diminue les chances de son action infectante sur
les antres, et aussi par ses rapports anatomiques étroits
avec les racines des grosses molaires qui l'exposent à
une source d'infection spéciale à laquelle échappent les
autres sinus.

La suppuration isolée peut encore s'observer dans le
sinus sphénoïdal, ce dont peut rendre compte la situation quelque peu écartée de ce sinus, bien qu'à ce point
de vue il ne soit pas comparable au sinus maxillaire, et
que le voisinage des cellules ethmoïdales postérieures

le rende habituellement solidaire de leurs processus inflammatoires. Mais tout à fait exceptionnel est l'empyème isolé, pour ce qui est des cavités frontales et
ethmoïdales.

Rareté de
l'empyème isolé
dans les cavités
frontales et eth-
moïdales.

Tout d'abord les rapports anatomiques que je vous
ai signalés précédemment entre le plancher du sinus
frontal et les cellules ethmoïdales antérieures, vous
expliquent suffisamment la transmission fréquente de
l'infection de la première de ces cavités dans les secondes ; mais encore cette terminaison exige-t-elle le
passage des germes à travers les parois osseuses ou la
destruction de ces parois par le fait des progrès de l'ostéite : elle n'est donc pas fatale et exige un certain temps
pour se produire. Il n'en est pas de même pour le sinus
maxillaire dans lequel se déverse presque fatalement
par l'infundibulum et l'hiatus semi-lunaire le pus provenant, soit du sinus frontal, soit des cellules ethmoïdales antérieures. Aussi peut-on émettre en principe que
si l'empyème maxillaire se rencontre isolé dans la majorité des cas, la réciproque n'est pas vraie et que l'on
n'observe guère de cas d'empyème frontal ou fronto-
ethmoïdal qui ne s'accompagne de la présence de pus
dans le sinus maxillaire. Mais ici une distinction s'impose sur laquelle les Drs Furet et Lubet-Barbon ont très
justement appelé l'attention : oui, dès le début des suppurations fronto-ethmoïdales, la ponction du sinus
maxillaire y révèle du pus, mais cette constatation n'implique aucunement l'existence d'un empyème, à proprement parler, de cette cavité. En pareil cas, l'ouverture
large de l'antre d'Highmore n'y révèle que des modifications insignifiantes de sa muqueuse. Le pus qu'on y
rencontre n'est pas *autochtone* ; il provient de la région
fronto-ethmoïdale, et pendant un temps parfois assez
long, le sinus maxillaire ne joue, par rapport à lui, que

Longue résis-
tance du sinus
maxillaire à l'in-
fection par le pus
frontal.

le rôle d'un lieu de passage, sans se laisser infecter par lui. Aussi suffit-il, en pareil cas, de pratiquer un simple lavage de l'antre, après que le foyer fronto-ethmoïdal a été tari, pour que toute suppuration cesse de s'y reproduire.

Empyème fronto-maxillaire. Mais cette innocuité du pus frontal à l'égard du sinus maxillaire n'est que relative. A la longue, la muqueuse du sinus finit par s'infecter, par devenir fongueuse et par produire aussi du pus pour son propre compte. Dès lors l'*empyème fronto-maxillaire* est à vrai dire constitué.

C'est là l'association la plus habituelle des suppurations péri-nasales, et vraiment sa fréquence et le caractère précis et uniforme de ses lésions et de ses symptômes autorisent à en faire une sorte d'entité morbide à part.

Participation fréquente des cellules ethmoïdales à cette forme d'empyème. Tôt ou tard, cette localisation suppurative spéciale se complique de participation des cellules ethmoïdales, et, ainsi que je vous l'ai déjà dit, c'est là un point de diagnostic très important à établir au point de vue de l'étendue à donner à l'intervention.

Extension possible aux autres sinus. Tôt ou tard aussi la suppuration des cellules ethmoïdales antérieures (si une intervention n'est pas faite à temps et si le malade échappe au danger de l'infection intra-crânienne) gagnera les cellules postérieures, pourra même s'étendre au sinus sphénoïdal, en sorte que la totalité des cavités nasales accessoires d'un côté se trouvera transformé en un vaste foyer suppuratif.

Envahissement des cavités du côté opposé. Mais ce n'est pas tout : vous savez très bien que les sinus d'un côté sont fort mal défendus contre le danger de l'infection créé par l'empyème du sinus du côté opposé.

Tant dans la cavité frontale, que dans la sphénoïdale, la barrière à cette transmission n'est représentée que par

une mince cloison que les germes infectieux ont bientôt
fait de traverser, alors même qu'elle n'est pas détruite
par les progrès de l'ostéite fongueuse.

Il pourra donc venir un jour où aucune des cavités *Pansinusite.*
nasales accessoires n'échappera au processus suppuratif
et alors la *pansinusite*, au sens propre du mot, se trouvera réalisée. Cette éventualité n'est pas, à vrai dire, exceptionnelle. J'en ai, pour ma part, observé un remarquable exemple chez un malade dont j'ai communiqué
l'observation en 1897, à la *Société française d'otologie,*
et chez lequel je fus amené à ouvrir successivement la
totalité des sinus péri-nasaux des deux côtés, qui *tous*
renfermaient du pus et des fongosités.

Je tiens à vous répéter que cet englobement de cavités *Mécanisme de*
multiples dans un même processus suppuratif n'est pas *ces infections multiples.*
seulement explicable par le mécanisme d'une propaga-
tion, de proche en proche, d'un premier foyer aux
autres.

Il est tout aussi rationnel d'admettre que, sous
l'influence d'une même cause infectante générale, un
certain nombre, sinon la totalité des sinus soient
simultanément atteints. Mais c'est évidemment là un
point de diagnostic étiologique, rétrospectif, que nous
sommes, la plupart du temps, dans l'impossibilité de
résoudre.

Quoi qu'il en soit, vous concevez facilement que la *Règles de leur*
présence simultanée de sinusites péri-nasales multiples, *traitement chi-rurgical.*
chez un même malade, ne soit pas sans compliquer les
indications de l'intervention chirurgicale ni sans en
augmenter les difficultés.

Il est donc de la plus haute importance de formuler
des règles aussi précises que possible, relativement à la
conduite à tenir en pareil cas.

Pour mon compte, mon expérience m'a amené à

l'opinion, qu'il y a le plus grand intérêt à tout opérer,
en une seule séance de chloroformisation, et je suis
d'avis de restreindre toutes les manœuvres préliminaires
pratiquées par voie nasale antérieure, à la faveur d'un
simple badigeonnage de cocaïne, à l'extraction de toutes
les productions myxomateuses accessibles par cette
voie et à la résection de la plus grande partie possible
du cornet moyen. Le terrain se trouve ainsi déblayé,
en vue du drainage post-opératoire ultérieur, qui devra
se faire exclusivement par voie nasale et en vue aussi
de la surveillance consécutive des divers foyers par la
rhinoscopie postérieure. Les deux sinus le plus fréquemment (pour ne pas dire constamment) atteints, dans les
cas de polysinusites suppurées, sont le frontal et le
maxillaire et il n'est pas rare qu'ils le soient, des deux
côtés. Leur ouverture et leur curettage constitueront la
partie la plus importante et la plus laborieuse de l'opération. Ce sont en outre ces deux premières brèches
qui donneront accès au chirurgien vers les foyers plus
profonds, quand ils existent, l'ouverture frontale, prolongée inférieurement jusqu'à la suture fronto-nasale,
permettant d'attaquer les cellules ethmoïdales antérieures, tandis que les postérieures et le sinus sphénoïdal sont plutôt accessibles par voie maxillaire supérieure,
après résection des parois antérieure et interne de l'antre
d'Highmore.

Mais ici une question se pose : doit-on commencer
par le sinus frontal ou par le maxillaire ? Les avis sont
partagés à ce sujet. J'étais, quant à moi, partisan d'ouvrir et de nettoyer d'abord le sinus maxillaire, à l'époque
où j'avais l'habitude d'installer constamment un drain
fronto-nasal, au moyen d'un stylet courbe, passé par le
canal frontal, jusqu'en dehors de la narine puis extrait
de bas en haut. Je croyais en effet à la possibilité d'une

réinfection du sinus frontal par le pus tout particulièrement septique du sinus maxillaire rencontré par le
stylet dans le méat moyen ; mais depuis que, grâce à un
élargissement systématique de la communication fronto-
nasale, je crois pouvoir me passer de cette manœuvre,
j'ai tendance à me rallier à la pratique de plusieurs de
mes collègues et à terminer l'opération frontale avant
d'aborder la maxillaire, afin d'éviter la descente du pus
frontal dans le sinus maxillaire nettoyé.

La durée de pareilles interventions est évidemment
considérable, et il ne faut pas compter moins de plusieurs heures de chloroformisation pour les mener à
bonne fin.

Pour une de mes dernières opérées, une jeune fille
de 20 ans, chez laquelle j'ouvris et curettai successivement, dans la même séance, les deux sinus maxillaires,
les deux sinus frontaux, et ouvris, par la brèche maxillaire droite, le sinus sphénoïdal du même côté qui d'ailleurs fut trouvé sain, la durée totale de la chloroformisation fut de 3 heures. D'ailleurs le chloroforme fut
parfaitement supporté pendant toute la durée de l'opération. Comme il peut n'en pas être toujours ainsi, et
comme il y a lieu de tenir compte également de la
fatigue possible de l'opérateur dont l'opéré n'est pas
sans pouvoir pâtir, je crois qu'on pourrait adopter
comme règle de commencer par la partie fronto-ethmoïdale de l'opération et de ne passer au sinus ou aux deux
sinus maxillaires que si l'état général de l'opéré restait
parfaitement satisfaisant, en même temps que les forces
de l'opérateur demeureraient intactes.

Cette règle s'adresse surtout aux chirurgiens qui sont
quelque peu novices dans ce genre d'opérations. On
arrive rapidement en effet, d'une intervention à une
autre, à en abréger la durée, par le fait de l'expérience

et de l'habileté acquises ; mais tant que l'on n'est pas complètement familiarisé avec cette chirurgie très spéciale, il me paraît préférable d'apporter tout le soin et toute la lenteur désirables au curettage de chaque foyer ouvert, quitte à imposer au malade, à quelques jours d'intervalle, l'ennui d'une deuxième séance opératoire complémentaire.

LECON XX

Première étape.

ABCÈS EXTRA-DURAL

Si nous mettons à part l'empyème du sinus maxil- Généralités sur le mécanisme de l'infection intra-crânienne ; laire, que son éloignement de la cavité crânienne réduit à l'impuissance, à l'égard de toute possibilité d'infection de l'encéphale et de ses enveloppes, les diverses suppurations péri-crâniennes, que nous venons de passer successivement en revue, présentent ce trait commun, que leur évolution peut, à un moment donné, avec une fréquence évidemment très variable, suivant les cas, être troublée par l'explosion d'accidents de la plus haute gravité, tenant à la pénétration, à l'intérieur de la cavité crânienne, des germes infectieux primitivement cantonnés dans le foyer extra-crânien.

Cette pénétration peut se faire à travers l'os macros- elle peut se produire à travers la paroi osseuse perforée ou non. copiquement intact, ou à la faveur d'une solution de continuité de la paroi osseuse, consistant, soit en une perforation pathologique, due aux progrès de l'ostéite, soit en une lacune préexistant à la maladie.

Dans le premier cas, l'invasion de l'endo-crâne s'effectue par les capillaires intra-osseux ou par l'une des veinules qui de la cavité suppurante aboutissent à l'un des sinus veineux du crâne.

Voies naturelles pouvant servir à cette infection, en cas d'otorrhée.

L'oreille paraît fournir à cette pénétration des voies spéciales : l'aqueduc de Fallope et, d'après Jansen, le labyrinthe, d'où l'infection pourrait gagner l'endo-crâne par le nerf auditif, la veine auditive, l'aqueduc du vestibule et l'aqueduc du limaçon.

Durée variable de la résistance de la dure-mère à l'infection.

Dans le second cas, la dure-mère dénudée oppose, pendant un temps variable, une barrière à l'infection, mais, tantôt au bout d'un temps fort court, (dans les formes aiguës ou dans les formes chroniques *réchauffées*), tantôt, au contraire, au bout d'un laps de temps considérable, cette membrane s'altère et se laisse imprégner et traverser par les éléments infectieux qu'elle transmet, suivant la région où évoluent les lésions, soit à l'intérieur d'un sinus veineux, soit dans la cavité arachnoïdienne, soit directement dans le parenchyme cérébral, lorsque des adhérences ont eu le temps de se former entre elle et la pie-mère.

Étiologie.

L'étiologie de ces accidents intra-crâniens est soumise à certaines lois générales, dont je dois vous entretenir dès maintenant. C'est ainsi que, du moins pour ce qui a trait aux oreilles, le sexe, l'âge, le côté affecté et la forme du crâne paraissent avoir sur leur degré de fréquence une influence indiscutable, cette fréquence présentant son maximum entre la dixième et la trentième année, et étant, d'après la plupart des statistiques, à peu près double, chez l'homme, de ce qu'elle est chez la femme.

Age.

Sexe.

Côté malade.

· Toutes les statistiques concordent, d'autre part, pour établir une fréquence beaucoup plus grande des mêmes complications dans le cours des otorrhées du côté droit que dans celles du côté gauche.

On a cru noter aussi une prédisposition plus marquée

à l'égard de ces accidents chez les brachycéphales que chez les dolicocéphales.

Enfin on a parfois obsêrvé plusieurs exemples d'infection intra-crânienne, d'origine otique ou nasale, chez divers membres d'une même famille. Lermoyez en a rapporté tout récemment un remarquable exemple, et il explique très rationnellement cette variété d'hérédité par la transmission familiale d'une conformation crânienne spéciale, caractérisée probablement par une largeur anormale des orifices osseux servant au passage des vaisseaux, ou par la présence de déhiscences congénitales, laissant la dure-mère à nu au fond d'une ou de plusieurs des cavités aérées péri-crâniennes.

Le caractère d'acuité ou de chronicité de la suppuration première a aussi son importance dans cette étiologie, les accidents intra-crâniens s'observant incontestablement avec une fréquence plus grande dans le cours des suppurations chroniques que dans les suppurations aiguës ; mais, où ils éclatent le plus volontiers, c'est dans le cours des suppurations chroniques *réchauffées,* à la suite d'une intervention incomplète ou accompagnée d'une désinfection insuffisante du foyer osseux. D'un autre côté, le siège ou la nature des mêmes accidents peuvent varier suivant le caractère aigu ou chronique de l'abcès primitif. C'est ainsi que la méningite paraît s'accommoder mieux du premier cas et l'encéphalite du second : différence qui s'explique facilement par cette considération, que les foyers chroniques arrivant au contact de la dure-mère se prêtent à la formation d'adhérences entre la face profonde de cette membrane et la pie-mère et à la transmission directe des germes infectieux dans le parenchyme cérébral, sans qu'ils puissent se diffuser dans la cavité arachnoïdienne. Pour ce qui est de la pyémie d'origine otorrhéique, j'aurai

bientôt l'occasion de vous montrer qu'elle varie dans
ses manifestations cliniques, dans ses lésions et dans
sa gravité, suivant qu'elle éclate dans le cours d'une
otite aiguë ou d'une otorrhée ancienne.

Influence particulièrement nocive de certaines maladies infectieuses,

Enfin je ne vous rappelle que sommairement ici
(ayant eu l'occasion de vous en entretenir dans les considérations générales de ma première leçon), l'influence
tout particulièrement nocive et, en quelque sorte, préparatoire de l'infection intra-crânienne, exercée par certaines des maladies générales qui ont occasionné la
suppuration première : scarlatine, rougeole, diphtérie,
grippe ; et je ne saurais trop insister sur ce fait, qu'il y
a lieu de tenir compte aussi du génie (comme disaient

de certaines épidémies,

les anciens) de certaines épidémies, s'accusant par une
fréquence exceptionnelle des complications intra-crâniennes et que nous cherchons à expliquer aujourd'hui
par une virulence et une tendance migratrice anormalement accusée des microbes présidant à leur évolution.
Je vous rappelle aussi la prédisposition conférée par le

du diabète,

diabète, pour les fusées intra-crâniennes comme pour
les autres, d'autre part, le danger spécial d'infection

d'opérations incomplètes et non aseptiques,

méningo-encéphalique résultant du séjour prolongé de
corps étrangers dans la cavité tympanique et surtout
de manœuvres maladroites pratiquées, à l'aveugle, par
des mains inexpérimentées, en vue d'en obtenir l'extrac-

du cholestéatome (pour l'oreille.)

tion, et, toujours à propos de l'oreille, le rôle prépondérant joué par le cholestéatome dans la pathogénie de
toutes les variétés d'infection intra-crânienne. Une
autre lésion préparatoire du même danger est représentée par le travail d'hyperostose qui accompagne souvent

Rôle de l'hyperostose accompagnant certaines suppurations péri-crâniennes.

l'évolution des vieux empyèmes péri-crâniens et qui
s'exerçant surtout sur la paroi externe du foyer ou sur
les parois du conduit naturellement indiqué pour son
drainage s'oppose à toute ouverture spontanée de sa

part vers l'extérieur et rend de plus en plus difficile son évacuation par les voies naturelles.

Je veux enfin appeler votre attention sur les rapports presque constants de voisinage qui s'observent entre le siège du foyer péri-crânien primitif et la localisation du foyer intra-crânien, consécutif.

Rapports du voisinage entre les deux foyers : extra-crânien primitif, et intra-crânien se-.conduire.

Ce foyer, une fois formé, pourra évidemment s'étendre plus ou moins loin de son point de départ, autant que la survie du malade ou le retard apporté à l'intervention lui en laisseront le loisir ; mais ce point de départ affecte avec le foyer osseux des rapports de voisinage si étroits, qu'étant connue la situation exacte de ce dernier, la sienne peut être déterminée à l'avance, surtout après qu'une première intervention a fait constater l'existence d'une perforation spontanée de la paroi osseuse, mettant à nu une région bien délimitée de la dure-mère et ayant, suivant toute vraisemblance, servi de porte d'entrée à l'infection plus profonde.

C'est ainsi que l'infection crânienne consécutive à l'empyème frontal ou fronto-ethmoïdal produira tout d'abord des lésions méningées ou encéphaliques ou méningo-encéphaliques de la région antérieure du lobe frontal, que, secondaire à l'empyème sphénoïdal, elle atteindra primitivement les sinus caverneux, puis l'espace sous-arachnoïdien de la région basilaire centrale, que, provoquée par un foyer auriculaire, elle s'attaquera d'abord à l'étage moyen du crâne et à la région du lobe sphénoïdal, lorsque les lésions osseuses prédominent au niveau du tegmen et surtout ont abouti à sa perforation, tandis que la prédominance des lésions, au niveau de la paroi postérieure de l'autre, ayant pour conséquence la dénudation du sinus latéral et de la dure-mère de l'étage postérieur du crâne, aura chance d'aboutir soit à la thrombo-phlébite du sinus en question, soit à l'abcès cérébelleux, soit à la lepto-méningite de la région correspondante de l'endo-crâne, soit à ces trois lésions simultanément ou successivement.

Il résulte de ce qui précède que, dans sa marche du foyer extra-crânien vers l'endo-crâne, l'infection parcourt une série d'étapes successives, dont la première correspond à la face externe de la dure-mère. Son passage à ce niveau peut être tout à fait transitoire, ou, au contraire. représenter une halte prolongée. En outre, dans ce dernier cas, il se peut, qu'à la faveur de la laxité du tissu cellulaire qui double extérieurement cette membrane, il se produise une infiltration purulente qui la décolle de la surface osseuse crânienne, sur une étendue variable. Cette lésion décrite sous les dénominations d'*abcès sous-dural* ou *extra-dural*, ou de *pachy-méningite externe suppurée*, offre un grand intérêt pratique, car, si elle évolue souvent d'une façon latente, reconnue et opérée à temps, elle se termine presque toujours par la guérison, et l'infection intra-crânienne se trouve ainsi enrayée dans sa marche.

L'*abcès extra-dural* peut apparaître dans le cours des suppurations péri-crâniennes aiguës ou chroniques ; mais la plupart des statistiques concordent pour le montrer plus fréquent dans les premières que dans les secondes.

Ainsi Grünert, de Halle, a établi, dans l'important travail publié par lui sur cette question, que, bien que, dans ces dernières années, l'ouverture mastoïdienne ait été pratiquée, à la clinique de Halle, trois fois plus souvent pour des otorrhées chroniques que pour des otites suppurées aiguës, le nombre des abcès extra-duraux découverts dans les cas de cette dernière catégorie avait

été de douze, contre huit observés dans les cas ehro-
niques.

Le même auteur a constaté une fréquence beaucoup
plus grande de cette affection dans le sexe masculin,
dans la proportion de 9 à 1.

Tout en affectant avec le foyer osseux primitif les
rapports de voisinage que je vous ai signalés pour toutes
les lésions intra-crâniennes, en général, l'abcès extra-
dural montre une tendance marquée à se développer de
préférence au voisinage des sinus veineux, particulièrement là où de nombreuses veines intra-osseuses viennent déboucher dans ces vaisseaux. Ceci vous explique
la fréquence beaucoup plus grande de l'abcès extra-dural, d'origine otique, dans l'étage postérieur que dans
l'étage moyen du crâne, le sillon sigmoïde présentant
les conditions anatomiques les plus favorables à son développement. J'ai eu moi-même l'occasion d'observer
l'application de la même loi à la région antérieure du
crâne, à propos d'un cas d'empyème frontal compliqué
de phlegmon de la région adjacente du cuir chevelu, qui
aboutit à la formation d'un foyer de pachy-méningite
suppurée, tout contre le sinus longitudinal supérieur.

Une fois développé, l'abcès extra-dural se limite rarement par des adhérences. Il montre au contraire une
grande facilité de diffusion, passant d'un étage du crâne
à l'autre et ressortant quelquefois à l'extérieur, soit en
perforant la paroi osseuse, notamment là où elle est
mince (écaille du temporal), soit à travers un orifice
naturel de la base, ainsi qu'il advint dans le fait de Rossi,
que je vous ai signalé antérieurement et dans lequel une
collection purulente sous-durale, consécutive à une
mastoïdite de Bezold s'échappait du crâne par le trou
déchiré postérieur. Enfin il peut arriver que l'abcès
sous-dural, sans avoir jamais communiqué, ou après

avoir cessé temporairement de communiquer avec le foyer osseux primitif, se vide secondairement à son intérieur.

Caractères anatomiques.

La physionomie des lésions paraît varier notablement, suivant que la suppuration première est aiguë ou chronique.

Abcès extra-duraux distants du foyer primitif.

Tout d'abord il n'est pas rare que l'abcès lié aux cas aigus soit situé à une certaine distance de foyer primitif, ou que du moins il ne communique pas avec lui. La formation de la collection sous-durale paraît alors sous la dépendance d'une ostéite diffuse, qui peut simultanément se traduire par la formation d'abcès sous-périostiques, à la surface externe de l'os.

J'ai observé, l'an dernier, un remarquable exemple de cette formation de pus sur les deux faces de la paroi crânienne.

Dans ce cas, que j'ai communiqué au dernier Congrès de Portsmouth, il s'agissait d'un empyème frontal exceptionnellement rebelle, qui, après avoir résisté à plusieurs larges interventions successives, avait fini par occasionner un vaste phlegmon du cuir chevelu. Même, après que toutes les parties décollées eurent été largement ouvertes et drainées, il continua de se produire, pendant les semaines suivantes, en divers points du cuir chevelu, autour du foyer primitif, mais sans communication avec lui, une succession de petits abcès sous-périostiques qui furent ouverts et drainés aussitôt que reconnus. A un moment donné la scène changea : une monoplégie crurale apparut, bientôt suivie de l'extension de la paralysie au bras du même côté. L'aggravation des symptômes ayant amené l'ouverture chirurgicale du crâne, au niveau du siège présumé des lésions intracrâniennes, je découvris plusieurs nappes de pus à la surface de la dure-mère, dont une correspondant au siège bien connu du lobule paracentral. Malheureusement l'infection avait déjà gagné l'étape suivante ; car mon intervention ayant été limitée à la surface externe de la dure-mère, les accidents poursuivirent leur marche et avec une rapidité telle, que, dès le lendemain, le malade agonisait.

En général l'abcès extra-dural lié aux cas aigus s'accompagne de lésions osseuses légères, principalement au niveau du foyer primitif. Grünert insiste, dans son travail déjà cité, sur l'insignifiance et le caractère fugace des lésions intra-tympaniques observées par lui en pareil cas. En effet, dans la moitié seulement des douze cas opérés par lui, il avait noté un écoulement purulent par le conduit, lequel cessa d'ailleurs très rapidement. Dans un autre cas, l'otorrhée s'était prolongée davantage, mais elle était tarie au moment de l'intervention, et le tympan était même cicatrisé. Enfin dans deux cas, il n'y eut pas de suppuration d'oreille, à proprement parler, mais un simple catarrhe de la caisse.

Il en est tout autrement dans les cas d'abcès extra-dural consécutifs à l'otorrhée chronique. Ici, en effet, l'os se montre plus ou moins profondément détruit par les progrès de l'ostéite fongueuse ; il est friable, nécrosé par place, laissant la dure-mère dénudée, sur une étendue plus ou moins considérable. La présence de choles téatomes dans le foyer n'est rien moins que rare en pareil cas.

En dehors de dénudations étendues de la dure-mère, le foyer osseux est presque toujours en communication avec l'abcès sous-dural, dans ces formes chroniques, par l'intermédiaire d'un trajet fistuleux, plus ou moins encombré de fongosités.

Insignifiance fréquente des lésions extra-crâniennes dans les cas aigus.

Lésions osseuses profondes dans les formes chroniques.

Communication habituelle entre les deux foyers.

Lésions de la
dure-mère.

De même que les lésions osseuses, celles de la dure-mère varient sensiblement suivant le caractère aigu ou chronique de la suppuration primitive : généralement insignifiante dans le premier cas. et se réduisant tout au plus à quelques fongosités légères de la surface extérieure de cette membrane. elles se présentent au contraire. dans les formes chroniques, sous l'aspect d'épaississements couenneux. d'exsudats fibrineux ou gélatiniformes et de fongosités épaisses, parfois verdâtres. nécrotiques. A un moment donné, la membrane ainsi altérée peut se laisser perforer. transmettant son infection. soit à l'intérieur d'un sinus, soit dans la substance cérébrale. et alors le foyer sous-dural, en même temps qu'il communique par une fistule avec le foyer extra-crânien primitif. est en communication, par un second trajet fistuleux, avec un second foyer plus profond, sinusien. cérébral, ou cérébelleux.

Fistule
dure-mérienne.

Grünert fait remarquer que les dimensions des abcès extra-duraux sont difficiles à déterminer, la dure-mère tendant à se réappliquer contre la paroi crânienne. dès qu'on les a évacués. Toutefois. d'après la quantité de pus écoulée. il croit pouvoir établir que la grandeur des abcès observés par lui variait entre celle d'une noix et celle d'une noisette. J'ajouterai que, dans bien des cas aigus. l'abcès sous-dural se réduit à une simple petite nappe de pus étalée à la surface de la membrane.

Dimensions
variables des
abcès extra-du-
raux.

Symptomato-
logie.

L'un des traits le plus remarquable de la physionomie clinique de l'abcès sous-dural c'est l'insidiosité habituelle de son développement. Il peut, surtout dans les formes chroniques, rester complètement latent, ou se révéler tout au plus par de la céphalalgie, de la fièvre et une altération du teint et des forces s'expliquant mal. sur-

Début habi-
tuellement insi-
dieux.

tout après que le foyer extra-crânien a été dûment ouvert et nettoyé. La fièvre pourrait même complètement
manquer, d'après Grünert, dans les cas où le pus n'est
pas au contact d'un sinus veineux.

En somme, la céphalalgie est le symptôme le plus *Céphalalgie.*
constant de l'affection : elle est généralement unilatérale et peut s'accompagner de vertiges. de nausées et de
vomissements. Elle prédomine parfois en un point correspondant au siège de l'abcès, et dont la pression la
révèle manifestement.

Lorsque la collection sous-durale atteint des dimen- *Signes de compression.*
sions considérables, elle peut occasionner des signes de
compression, telles que le ralentissement du pouls.
symptôme que nous retrouverons, mais avec une importance et une fréquence bien plus considérables, à
propos de la symptomatologie de l'abcès encéphalique.

Enfin, quand il occupe le voisinage des régions mo- *Symptômes de foyer.*
trices, l'abcès peut se manifester par des paralysies croi-
sées, et même par de l'aphasie, s'il siège du côté gauche.

Il est extrêmement remarquable que cette sympto- *Caractères exceptionnellement bruyant de la maladie dans certains cas.*
matologie de l'abcès sous-dural, souvent si obscure et
si insidieuse dans les formes chroniques, même accompagnée de lésions étendues, peut, dans certains cas
aigus, avec des lésions pour ainsi dire insignifiantes,
s'exprimer cliniquement de la façon la plus bruyante :
tel était le cas d'un jeune homme dont j'ai publié antérieurement l'observation et chez qui une simple dénudation limitée de la dure-mère. au fond d'un foyer
otorrhéique insuffisamment curetté. donna lieu à un
accès comateux, accompagné de convulsions épileptiformes généralisées, accidents qui se dissipèrent entièrement à la suite d'une désinfection complète de toutes
les parois du foyer et en particulier de la surface dénudée de la dure-mère. Et pourtant la surface en ques-

tion correspondait à la région inférieure du lobe sphénoïdal et était par conséquent fort éloignée des centres
moteurs corticaux.

Marche. Abandonné à lui-même, l'abcès extra-dural suit une
marche progressive. Il est tout à fait exceptionnel qu'il
guérisse spontanément, à la suite d'une évacuation de
Évacuation son contenu, à travers une perforation de la paroi crâ-
spontanée. nienne, ou dans le foyer osseux primitif. Même à la
suite d'une évacuation semblable, une intervention est
indispensable pour obtenir la désinfection du foyer et
la guérison de la fistule ostéo-durale.

Généralement Mais le plus souvent la situation va en s'aggravant,
aggravation pro-
gressive et ter- soit par le fait de l'augmentation de la compression
minaison par in- intra-crânienne liée au développement et à la diffusion
fection intra-
durale. de la collection purulente, soit par suite du passage de
l'infection à une étape plus profonde, avec ou sans perforation de la dure-mère. Tantôt alors éclateront les
grands accès fébriles précédés de frissons intenses, indiquant le développement d'une thrombo-phlébite sinusienne suppurée, tantôt l'accentuation de la céphalée
et l'adjonction à ce symptôme d'autres manifestations
plus graves telles que vertiges, vomissements bilieux,
raideur de la nuque, somnolence..., révéleront un début
de méningite ou d'encéphalite.

Pronostic. Il résulte de ce qui précède que le pronostic de cette
affection est intimement lié à la rapidité ou à la lenteur
apportée à la reconnaître ou à la combattre. Comme
d'autre part, ainsi que je vous l'ai déjà dit avec quelque
Il dépend de insistance, son évolution est souvent insidieuse, il est
la rapidité ou du
retard de l'in- de la plus grande importance que nous soyons au cou-
tervention. rant des moindres signes permettant d'en soupçonner
l'existence.

Je ne dois pas vous dissimuler qu'avant l'ouverture chirurgicale réclamée par le foyer extracrânien et en dehors de son ouverture spontanée à travers la paroi crânienne, l'abcès extradural ne soit le plus souvent à peu près impossible à diagnostiquer avec quelque certitude. Ce n'est évidemment pas le degré variable de céphalalgie accompagnant son développement qui permettra même généralement de le soupçonner.

J'attacherais volontiers plus de valeur à la constatation d'un point de la surface crânienne, nettement douloureux, à la pression, avec ou sans œdème concomitant, et siégeant au delà des limites connues de la cavité péricrânienne suppurante, par exemple, dans le cas particulier de l'oreille, en arrière de la mastoïde, ou au-dessus du niveau du conduit auditif. Nous avons eu récemment l'occasion d'apprécier l'importance de ce signe, chez un malade de la clinique, le jeune Fend..., qui présenta, pendant les deux jours qui précédèrent l'ouverture attico-mastoïdienne pratiquée chez lui pour une vieille otite réchauffée, une vive sensibilité à la pression de la surface crânienne, immédiatement au-dessus de l'articulation temporo-maxillaire. Or vous vous souvenez que l'opération nous fit découvrir chez lui un vaste abcès sous-dural qui commençait à se vider dans l'oreille moyenne, à travers le tegmen nécrosé.

C'est donc là, tout au moins, un signe de présomption qui a son importance. Dans le cas d'otite aiguë, Grünert considère comme un autre signe de présomption la constatation du pneumocoque dans le pus de l'oreille, ce microbe ayant été invariablement rencontré par lui dans toutes les otites aiguës compliquées de collection extradurale. Mais je ne saurais trop vous le dire : dans l'immense majorité des cas *c'est l'intervention*

Diagnostic. Ses difficultés.

Valeur d'un point douloureux limité de la surface crânienne.

Présence fréquente du pneumocoque dans le pus.

Dans la majorité des cas, l'abcès sous-dural est une découverte opératoire,

LUC. Suppurations de l'oreille moyenne. 24

chirurgicale réclamée par le foyer extra-crânien qui seule
nous met à même de découvrir la collection sous-durale
développée à son voisinage.

Voici comment les choses se passent alors :

Ou bien, après avoir largement ouvert le foyer osseux,
nous voyons, au cours même de l'opération, du pus s'é-
chapper d'une anfractuosité de sa paroi profonde, et en
agissant avec la curette sur ce point, nous découvrons

ou post-.
opératoire.

un trajet fistuleux, conduisant sur la dure-mère décollée,
ou bien cet écoulement de pus échappe à l'opérateur,
au moment même de l'acte opératoire, mais il attire
seulement son attention au premier changement de pan-

Signification
de l'absence de
détente, à la
suite de l'opéra-
tion extra-crâ-
nienne.

sement ou à l'un des pansements ultérieurs.

Mais nous savons que, notamment en cas de suppuration aiguë, la collection extra-durale ne communique
pas toujours avec le foyer osseux. On sera alors amené
à la soupçonner par le fait de l'absence de la détente
que l'on attendait de l'ouverture du foyer extra-crânien,
puis à la découvrir. dans une seconde opération poussée
cette fois jusqu'à la dure-mère, si l'on se conforme aux
principes de chirurgie crânienne, que j'aurai plus d'une
fois l'occasion d'énoncer encore devant vous, et consistant à passer d'une étape à la suivante, quand on voit
les accidents généraux persister, et surtout s'aggraver
à la suite d'une première intervention.

Traitement.
Conduite à te-
nir quand le
foyer extra crâ-
nien communi-
que avec l'abcès
sous-dural.

Je vous ai dit que, dans la majorité des cas, l'abcès
extra-dural communiquait avec le foyer extra-crânien,
soit par une large perforation de la paroi osseuse, laissant la dure-mère dénudée sur une grande surface, soit
par un trajet fistuleux plus ou moins étroit. Cette circonstance facilite singulièrement la tâche de l'opérateur
qui n'a, pour ainsi dire, qu'à se laisser guider par la

lésion osseuse pour pénétrer, du premier foyer ouvert, dans le second. L'os étant souvent nécrosé et friable au niveau de la fistule en question, la curette suffit généralement d'abord pour l'élargir et commencer à mettre à nu la région décollée de la face externe de la dure-mère ; ensuite on se servira avec avantage, soit de la gouge, soit plutôt d'une forte pince coupante. On ne craindra pas de pratiquer ainsi une large brèche permettant d'inspecter et de nettoyer toute l'étendue de la surface infectée de la dure-mère.

La désinfection de cette surface se fera soit avec une solution de sublimé, soit avec de l'eau oxygénée. Si elle se montre hérissée de fongosités, on pourra curetter celles-ci au moyen d'une curette maniée avec douceur, puis toucher la surface saignante avec une solution de chlorure de zinc. *Curettage et désinfection du foyer.*

Il me paraît indiqué ensuite d'appliquer un pansement humide qui sera renouvelé tous les jours. On assiste alors à une élimination rapide des sphacèles superficiels produits par le chlorure de zinc et l'on voit bientôt toute la surface du foyer granuler et la perte de substance osseuse se réparer. *Pansement humide.*

La guérison peut être ainsi très rapidement obtenue. J'ai pu récemment chez mon jeune malade, auquel j'ai fait allusion plus haut et sur lequel j'avais, au cours d'un évidement pétro-mastoïdien, pratiqué l'évacuation d'un abcès sous-dural sus-jacent ou tegmen ; j'ai pu, dis-je, grâce à une bonne désinfection du foyer et à une large ouverture de la paroi postérieure du conduit auditif, fermer la plaie rétro-auriculaire par première intention et opérer le drainage de la totalité du foyer au moyen de gaze humide introduite exclusivement par le conduit. Au bout d'un mois, la cicatrisation était presque complète. *Rapidité habituelle de la guérison.*

Cas spéciaux :   Nous avons maintenant quelques cas particuliers à
considérer.

Abcès péri-   Je vous ai déjà parlé de la fréquence des abcès sous-
sinusien.   duraux, d'origine otique, dans l'étage postérieur du
crâne, au voisinage du sinus latéral. L'ouverture du
foyer amène, dans ce cas, l'opérateur à découvrir ce
tronc veineux qu'il trouve baignant au milieu du pus
de l'abcès extradural. Alors même que la paroi du
sinus se montre fongueuse, si la fièvre, qui ne manque
guère d'accompagner les cas de ce genre, ne présente
pas les grandes oscillations caractéristiques de la pyémie, on fera bien de se contenter provisoirement d'une
simple désinfection qui restera, pour le moment, extra-
veineuse et qui bien souvent suffira pour enrayer la
marche des éléments septiques à travers la paroi du
vaisseau ; mais le malade devra être surveillé de très
près, et l'on se tiendra prêt à franchir l'étape respectée
jusque-là et à ouvrir le sinus, suivant la méthode que
j'aurai à vous décrire ultérieurement, dans le cas où
le tableau clinique viendrait à se dessiner dans le sens
de la pyémie.

Abcès sous-   Enfin il peut arriver que l'on soit amené à soupçon-
dural ne com-
muniquant pas   ner l'existence d'un foyer intracrânien, à la suite d'une
avec le foyer in-
tracrânien.   première intervention limitée au foyer extracrânien,
en raison de l'absence d'une détente conférée par cette
intervention, et sans que l'inspection de la paroi profonde du foyer ait permis d'y découvrir soit une dénudation de la dure-mère, soit une fistule livrant passage
à du pus : alors, tout en ayant la conviction qu'il existe
un foyer plus profond, l'on ne peut préciser à l'avance
s'il occupe la face externe de la dure-mère ou si l'infection a déjà franchi la barrière représentée par cette
membrane. Le devoir qui s'impose, dans ces circonstances, est évidemment de découvrir la dure-mère là

où prédominent les lésions osseuses. Dans le cas particulier d'un foyer auriculaire, il sera sage de suivre le
conseil de Bergmann, consistant à étendre la brèche
osseuse jusqu'au-dessus du conduit auditif, de façon à
pouvoir, en soulevant la dure-mère qui recouvre le bord
supérieur du rocher, inspecter la face antérieure et la
face postérieure de cet os, c'est-à-dire les étages moyen
et postérieur du crâne et découvrir toute collection purulente qui occuperait l'un ou l'autre.

Cette collection une fois évacuée, et le foyer extra-
dural bien désinfecté, on s'en tiendra là pour cette première séance. On ne serait effectivement autorisé à
franchir la limite de la dure-mère et à passer à l'étape
suivante, bien plus grave dans ses conséquences, que si,
en présence de manifestations intracrâniennes alar-
mantes, l'on n'avait pas trouvé, entre l'os et la dure-
mère, la collection présumée, ou si, cette collection
une fois découverte et évacuée, les accidents ne
montraient aucune atténuation.

LEÇON XXI

THROMBO-PHLÉBITE DES SINUS

Logés dans un dédoublement des feuillets de la dure-mère, les sinus veineux du crâne représentent la deuxième étape que l'infection, marchant du foyer extra-crânien vers la profondeur, peut rencontrer sur sa route.

Sans vouloir vous donner ici une description approfondie de l'anatomie de ces vaisseaux, je crois devoir vous rappeler quelques particularités de leur trajet, de leurs communications et de leurs anastomoses, indispensables pour la facile compréhension de la pathogénie des symptômes et des complications de leur infection.

La forme de ces vaisseaux est variable suivant la région : triangulaire au niveau du sinus longitudinal supérieur, la coupe en est elliptique et comme aplatie latéralement, au niveau des sinus latéraux ; enfin le sinus caverneux est presque régulièrement arrondi.

Je dois vous faire remarquer que le feuillet profond de la dure-mère et les centres nerveux sous-jacents forment un plan suffisamment résistant pour que le sinus, une fois dénudé sur une certaine longueur, puisse être facilement aplati avec la pulpe du doigt, ou au moyen d'un petit tampon serré, au point que la circulation soit complètement arrêtée à son intérieur. D'autre part, l'ab-

sence de valvules au dedans de ces vaisseaux permet
au sang de se laisser chasser, dans ces conditions, par
la pression du doigt, dans les deux directions opposées
et de refluer ensuite. J'aurai ultérieurement l'occasion
de vous montrer les importantes applications pratiques
qui ont été tirées de ces particularités anatomiques.

Au niveau de la protubérance occipitale interne plusieurs des plus importants de ces sinus semblent con-
verger en un confluent commun désigné sous le nom
de pressoir d'Hérophile. En réalité, il n'en est pas
exactement ainsi : le sinus latéral droit, plus volumineux que le gauche se continue, presque à plein canal.
avec le longitudinal supérieur, tandis que le latéral
gauche continue le sinus droit ; il est rare, d'autre part,
que le sinus latéral d'un côté se continue, à plein canal, avec son homonyme du côté opposé. Généralement ces deux vaisseaux sont simplement unis, à leur
origine, par une branche de faible calibre.

Vous entrevoyez déjà les conséquences pathologiques de ces dispositions ; la thrombo-phlébite du sinus
latéral du côté droit aura moins de tendance à se propager à celui du côté gauche qu'au sinus longitudinal
supérieur, et la thrombose du latéral gauche s'étendra
plutôt au sinus droit impair.

Du pressoir d'Hérophile les sinus latéraux se dirigent
par un trajet sinueux vers le trou déchiré postérieur,
où chacun d'eux se continue avec la veine jugulaire
interne correspondante. Au moment où il atteint la
face postérieure du rocher, le sinus latéral, d'abord
dirigé d'arrière en avant, descend verticalement, en
formant un coude ou genoux, puis il se dirige en dedans vers le trou déchiré. Dans cette partie descendante le sinus répond étroitement, par sa paroi antérieure à la paroi postérieure de l'antre mastoïdien, et il

se trouve par conséquent directement exposé à l'infection émanant des foyers auriculaires, après que la paroi osseuse en question a été détruite par les progrès de l'ostéite. En outre, à ce même niveau, le sinus répond par sa face postérieure au cervelet, rapport qui nous explique la transmission fréquente de l'infection sinusienne au tissu cérébelleux.

et avec le cervelet.

Au niveau de son coude, le sinus latéral reçoit le sinus pétreux supérieur qui communique à son origine avec le sinus caverneux, tandis que le sinus pétreux inférieur, né également du sinus caverneux, débouche, non dans le sinus latéral, mais dans la veine jugulaire interne, immédiatement au-dessous du trou déchiré.

Sinus pétreux.

Tandis que le sinus latéral se termine dans la veine jugulaire, le sinus caverneux continue dans le crâne la veine ophtalmique. Il en résulte que tout arrêt de la circulation dans ce dernier sinus entraîne des troubles circulatoires dans le contenu de l'orbite, les paupières et la partie voisine du front.

Sinus caverneux.

De même que, en cas de foyer auriculaire, le sinus latéral peut être infecté, par suite de son contact avec la paroi postérieure de l'antre mastoïdien, de même les rapports du sinus caverneux avec la paroi supérieure de l'antre sphénoïdal l'exposent à l'infection, en cas d'empyème de cette cavité ; mais le sinus caverneux peut, en outre, être infecté, en cas de suppuration auriculaire, soit par une extension de la phlébite du sinus latéral, par l'intermédiaire des sinus pétreux, soit par suite d'une phlébite des veines de la paroi interne et inférieure de la caisse, communiquant avec lui par le plexus carotidien.

Leurs rapports avec l'antre sphénoïdal.

De son côté, le sinus pétreux inférieur, dans lequel débouchent les veines labyrinthiques, peut subir par cette voie l'infection d'origine auriculaire.

Telles sont les principales voies d'accès de l'infection

d'origine extracrânienne, dans le système veineux intracrânien. Mais vous verrez bientôt que la phlébite thrombosante, une fois développée sur un point de ce territoire veineux, s'étend de proche en proche dans les deux directions opposées et peut envahir progressivement les troncs contigus.

Je dois enfin vous rappeler l'existence des voies anastomotiques dont les unes relient entre eux des points plus ou moins distants du système veineux intracrânien, tandis que les autres permettent le reflux du sang, des sinus intracrâniens dans les veines extracrâniennes, et réciproquement.

Voies anastomotiques reliant les sinus entre eux,

Dans la première catégorie rentrent : le sinus coronaire qui unit le sinus caverneux d'un côté à celui du côté opposé ; la grande veine anastomotique de Trolard qui relie le sinus pétreux supérieur au sinus longitudinal supérieur ; enfin les sinus occipitaux postérieurs qui vont chacun d'une extrémité à l'autre du sinus latéral correspondant.

Parmi les vaisseaux anastomotiques de la seconde catégorie je vous citerai : la veine mastoïdienne qui, partie du sinus latéral, vers sa portion moyenne, traverse la paroi crânienne au niveau de la partie postérieure de la région mastoïdienne, et va se jeter dans la veine occipitale ; la veine condylienne qui unit le sinus latéral aux plexus périvertébraux, etc. Mais les principales, sans contredit, des voies anastomotiques en question sont représentées par les lacs sanguins qui, situés de chaque côté du sinus longitudinal supérieur, communiquent largement, d'une part avec lui et, d'autre part, avec les veines du diploé crânien.

ou avec les veines extracrâniennes.

Ces voies de communication nous expliquent les éléments de compensation que trouve en elles le sang arrêté dans son cours normal.

Ce phénomène de reflux du sang intra-crânien dans
les veines péri-crâniennes a été bien observé dernièrement par Lermoyez au niveau des veines du cuir chevelu, dans un cas de thrombo-phlébite du sinus longitudinal supérieur et l'a amené à présenter ce phénomène
comme un signe pathognomonique de cette localisation de la thrombose sinusienne intra-crânienne.

Étiologie. Il résulte de ce qui précède que, parmi les cavités
péri-crâniennes il en est deux dont la suppuration peut
Cavités péri-
crâniennes pou-
vaut transmet-
tre directement
leur infection au
système veineux
intra-crânien. aboutir directement à la production d'une phlébite sinusienne, par suite de leurs rapports anatomiques étroits
avec un des sinus veineux que je viens de vous décrire.
Ces cavités sont : l'antre mastoïdien, voisin du sinus
latéral, et le sinus sphénoïdal voisin du sinus caverneux ; mais l'infection du sinus latéral, d'origine otique, est bien plus fréquemment observée que celle du
sinus caverneux d'origine sphénoïdale ; aussi sera-t-il
surtout question, dans cette leçon, de la thrombo-phlébite du sinus latéral et ne vous parlerai-je de celle du
sinus caverneux que pour vous signaler les symptômes
spéciaux auxquels donne lieu cette localisation particulière de l'infection veineuse intra-crânienne.

Au reste, si la phlébite caverneuse primitive est
propre à la pathologie du sinus sphénoïdal, nous l'observons bien plus souvent encore, comme complication
indirecte des otorrhées dans le cours desquelles elle
peut survenir, par le fait de l'extension au sinus caverneux d'une phlébite développée primitivement dans le
sinus latéral, ou dans le sinus pétreux inférieur.

Fréquence gé-
nérale de la
phlébite sinu-
sienne. Considérée au point de vue de la mortalité générale,
cette complication des otites n'est rien moins que né-
gligeable. Le Dr Ballance a cru pouvoir conclure de ses

recherches dans les hôpitaux de Londres, qu'il meurt en moyenne une personne par semaine, dans cette ville, par le fait de cette affection.

Un autre médecin attaché à un des grands hôpitaux de la même ville a compté, sur cent autopsies, deux cas de mort par complication intra-crânienne d'otites suppurées, et, d'après sa statistique, sur 57 cas de ces complications, il y en aurait eu 22 de phlébite suppurée du sinus latéral.

La statistique donnée par Otto Kœrner est un peu différente ; nous y voyons figurer 41 cas de phlébite sinusienne contre 43 d'abcès cérébral et 31 de méningite.

L'affection peut être observée à tout âge ; elle est au moins aussi fréquente chez l'enfant que chez l'adulte. Je l'ai, pour mon compte, exclusivement observée dans le jeune âge.

Influence de l'âge,

De même que les autres complications intra-crâniennes, celle-ci s'observe avec une fréquence beaucoup plus grande à droite qu'à gauche, et chez l'homme que chez la femme.

du côté.

On serait tenté d'admettre théoriquement qu'une thrombo-phlébite puisse se développer dans le sinus latéral, consécutivement à la blessure accidentelle de ce vaisseau, mais l'expérience a montré que cette occurrence est tout à fait exceptionnelle.

Rareté de la phlébite sinusienne d'origine traumatique.

Je crois pourtant en avoir observé un cas, que j'ai publié en commun avec mon ami le Dr Jacquin (de Reims), il y a deux ans [1], et qui se termina par la mort, malgré l'ouverture et le nettoyage du vaisseau infecté. Au contraire, dans le cas publié par le Dr Hofmann (de Dresde), la blessure du sinus n'aboutit qu'à une thrombose non infectieuse, qui s'étendit à d'autres sinus et à la veine jugulaire. Il paraît d'ailleurs résulter des expériences d'Éberth et de Shimmelbusch, que la thrombo-phlébite suppurée est difficile à reproduire artificiellement. Il semble que le contact prolongé du pus avec la paroi du sinus soit indispensable pour son développement. En fait, dans le cas cité plus haut, que j'observai avec le Dr Jacquin, la plaie du sinus était demeurée plus de 8 jours en contact avec un tampon non renouvelé, dans un foyer incomplètement désinfecté.

C'est ainsi que les choses paraissent se passer dans les conditions habituelles du développement de la thrombo-phlébite du sinus latéral.

Rareté de ces accidents dans l'otite aiguë.

Il est tout à fait exceptionnel qu'elle se montre dans le cours des otites aiguës. Presque toujours il s'agit de vieux foyers otorrhéiques, ayant détruit l'os profondément et ayant même le plus souvent abouti à la dénudation du sinus veineux, qui est resté ainsi, pendant des semaines ou des mois, baignant au milieu d'un pus plus ou moins septique. Si fréquent qu'il soit, ce contact préalable du sinus avec le pus n'est pas absolument constant : on peut alors admettre que le sinus latéral s'infecte par l'extension d'une phlébite développée au niveau des veines labyrinthiques, puis dans le sinus pétreux inférieur. Il est également admissible que l'infection atteignant d'abord les veines de la paroi intérieure de la caisse s'étende de là au sinus caverneux, par l'intermédiaire du plexus carotidien, en respectant le sinus latéral. Il n'est pas impossible que ce mécanisme ait présidé à la pathogénie d'un cas que j'observai il y a quelques années chez un tout jeune enfant qui, dans le cours d'une suppuration grippale de l'oreille droite, présenta tous les signes classiques d'une thrombo-phlébite du sinus caverneux droit, puis du gauche, et chez lequel la ponction du sinus latéral du côté droit donna du sang liquide. Je reconnais d'ailleurs qu'en

Habituellement contact préalable du sinus avec le pus otique.

l'absence du contrôle d'une autopsie, il est tout aussi admissible qu'il se soit agi là d'une thrombo-phlébite limitée d'abord au golfe de la veine jugulaire et qui s'étendit au sinus caverneux par le sinus pétreux inférieur, en respectant la plus grande partie du sinus latéral.

Je ne veux pas quitter ce chapitre d'étiologie sans appeler votre attention sur le rôle prépondérant que paraît jouer le cholestéatome de l'oreille dans le développement de l'infection sinusienne. Dans ma leçon consacrée à cette lésion spéciale, je vous ai déjà parlé de la prédisposition nocive qu'elle constitue à l'égard de l'infection intracrânienne ; mais c'est tout partienlièrement en faveur de la phlébite sinusienne que cette influence fâcheuse paraît s'exercer. *Rôle du cholestéatome.*

Étant donnés les rapports étroits de la portion descendante du sinus latéral avec la paroi postérieure de l'antre mastoïdien, il nous est facile de comprendre que la thrombo-phlébite d'origine otique débute le plus ordinairement à ce niveau. Mais ce point de départ n'est pas constant, comme on l'a cru trop longtemps. Leutert (de Halle) a eu le mérite de montrer, dans ces derniers temps que, dans bon nombre de cas, la thrombose se développait d'abord au niveau du golfe de la veine jugulaire, à la faveur de lésions osseuses du plancher de la caisse, et pouvait même respecter la plus grande partie du sinus latéral pendant toute la durée de l'évolution des accidents pyémiques. *Anatomie pathologique. Localisation initiale de la phlébite.*

Quel que soit le point du vaisseau veineux d'abord contaminé, il se produit à son intérieur, à la suite de l'infiltration septique de ses parois, des modifications auxquelles je dois m'arrêter. Ces modifications consistent dans la production d'une endo-phlébite qui a pour *Modifications à l'intérieur du vaisseau. Endo-phlébite coagulante.*

effet d'amener la coagulation du sang à son niveau.

Elle est obli-térante ou reste pariétale. Cette coagulation gagnant peu à peu le centre du vaisseau aboutit généralement à son oblitération et à la suspension de la circulation à son intérieur ; mais il importe que vous sachiez qu'il n'en est pas toujours ainsi : c'est encore là un mérite de l'auteur que je viens de vous citer d'avoir établi sur des faits bien observés que la thrombose peut demeurer pariétale et ne pas amener l'occlusion du vaisseau, mais qu'elle n'en est pas moins infectieuse et que, tout aussi bien que la thrombose oblitérante, elle peut aboutir à la pyémie, par le transport dans la circulation des particules septiques détachées de la couche de caillots sans cesse balayée par le sang.

Modifications du thrombus. Dans la majorité des cas toutefois la thrombo-phlébite est oblitérante. Une fois formé, le thrombus subit une série de modifications intéressantes à connaître. Il se décolore, prend l'aspect fibreux et lamelleux, et adhère plus ou moins à la paroi du vaisseau, tandis que ses extrémités plus récemment formées, par suite de *Sa transforma-tion puriforme.* l'extension progressive de la thrombose dans les deux directions opposées, sont encore cruoriques et présentent une forme effilée. A une phase plus avancée de son évolution, la thrombose subit la transformation puriforme. Ce processus se dessine d'abord au niveau de sa portion centrale, la première formée, et s'étend progressivement, aboutissant peu à peu à la formation d'un véritable abcès intra-veineux.

Son extension, de proche en proche, dans les deux directions opposées. Pendant qu'il suppure à sa partie centrale, le thrombus continue de s'étendre à ses deux extrémités, autant que la survie le lui permet. C'est ainsi que, née, par exemple, à la partie descendante du sinus latéral, la thrombose s'étend, d'une part, dans la direction du courant sanguin, jusque dans la veine jugulaire, pénétrant même parfois, chemin faisant, dans les rameaux tributaires, tels que le sinus pétreux inférieur ou la veine faciale; d'autre part, remonte vers le pressoir d'Hérophyle pour gagner de là, dans certains cas exceptionnels, suivant le côté atteint, soit le sinus longitudinal supérieur, soit le sinus droit.

Indépendamment des altérations précédentes, caractérisant la thrombo-phlébite sinusienne, à proprement parler, il en est d'autres qui leur servent d'accompagnement habituel et que je dois maintenant vous signaler. Parmi ces lésions accessoires, les unes ont précédé et préparé le développement de la phlébite sinusienne; tandis que les autres se sont développées secondairement à elles, soit par voisinage, soit par le mécanisme de la métastase.

Dans la première catégorie rentrent les lésions osseuses et dure-mériennes, dont je vous ai déjà sommairement parlé, à propos de l'étiologie de ces accidents : ostéite fongueuse, accompagnée souvent de masses cholestéatomateuses qui pénètrent parfois jusque dans l'intérieur du sinus; abcès extra-dural, au milieu duquel baigne le sinus dissimulé sous les abondantes fongosités, développées sur ses parois et sur les parties avoisinantes de la dure-mère.

Lésions osseuses ayant précédé la phlébite.

Comme lésions secondaires et de voisinage je dois vous mentionner la lepto-méningite, l'abcès encéphalique, tout particulièrement fréquent dans la région antérieure du cervelet, en cas de phlébite de la portion descendante du sinus latéral, que vous savez lui être contiguë : d'autre part l'altération inflammatoire des troncs nerveux voisins du sinus thrombosé; enfin les adénites cervicales ou les phlegmons profonds du cou, qui accompagnent si souvent l'extension de la thrombo-phlébite à la veine jugulaire.

Lésions secondaires de voisinage.

Lésions secon-
daires,à distance,
ou métastatiques.

Fréquence des
métastases pul-
monaires.

Autres locali-
sations métasta-
tiques.

Les lésions secondaires métastatiques, consécutives au transport, dans le torrent sanguin, des particules septiques, détachées du thrombus, notamment sur les points où il fait saillie dans une branche latérale, présentent, dans l'espèce, un siège de prédilection absolument constant qui est le poumon. Cette localisation est, en effet, à elle seule, beaucoup plus fréquente que toutes les autres réunies. Cette particularité s'explique d'ailleurs parfaitement par ce fait, que le réseau capillaire des poumons se trouve le premier sur la route des fragments détachés des parois du sinus. L'infarctus produit, en pareil cas, est presque toujours septique et aboutit, par conséquent, à un abcès, et comme il s'agit dans ces circonstances d'embolies multiples, il en résulte la formation de petits abcès extrêmement nombreux, farcissant littéralement le parenchyme pulmonaire, notamment au niveau de ses lobes inférieurs. Il n'est pas rare qu'un ou plusieurs de ces abcès les plus superficiellement placés se rompent, en donnant lieu à la formation d'un pyo-pneumo-thorax. Après la localisation pulmonaire des métastases, celles qui la suivent, de fort loin d'ailleurs, dans l'ordre de fréquence, sont représentées par les bourses muqueuses et séreuses, les gaines tendineuses, les articulations, le tissu cellulaire sous-cutané, et les muscles, localisations que nous retrouverons, mais au premier rang de fréquence, en étudiant les métastases de la pyémie otique, sans thrombo-sinusite. Beaucoup plus rares sont les embolies viscérales dans le rein, la rate, le foie ; enfin je dois vous signaler encore, comme des localisations rares, les abcès encéphaliques métastiques, développés dans l'hémisphère cérébral du côté opposé et aussi le fait observé par Jansen dans lequel, après une intervention fort bien exécutée par le sinus, la mort fut causée par

asphyxie à la suite du développement d'un abcès la-
ryngé.

La symptomatologie de la thrombo-phlébite intra-
crânienne est essentiellement complexe. Elle est en
effet le produit de plusieurs agents : l'infection du sang,
l'irritation, ou la compression, ou encore l'inflammation
de voisinage des centres nerveux ; d'autre part, les
troubles de circulation veineuse, enfin les lésions métastatiques, pulmonaires et autres.

*Symptomato-
logie.*

J'ajouterai que l'on observe de grandes différences
symptomatiques, d'un sujet à un autre, et que le tableau clinique varie chez le même sujet, suivant la
phase des accidents. Aussi, pour la simplification de la
description, je choisirai comme type la phlébite du
sinus latéral, avec sa modalité clinique la plus habituelle, et je passerai successivement en revue les trois
phases que l'infection est susceptible de présenter,
lorsque son évolution n'est entravée ni par la mort ni
par une intervention hâtive.

Le début des accidents est en général brusque et
bruyant. Dans le cours d'une otorrhée qui évoluait
depuis des années sans douleur et sans fièvre, éclate
soudainement une douleur de tête ressentie plus particulièrement à la partie la plus reculée de la région
mastoïdienne et souvent accompagnée de vomissements.
En même temps, la fièvre s'allume, affectant, dès le début, des allures absolument significatives. Ces allures
sont celles de la fièvre palustre et de la pyémie : frissons
intenses, pendant lesquels la température s'élève aux
chiffres élevés de 40 à 41 degrés, suivis d'une sensation de chaleur intense, puis de sueurs profuses et enfin
d'une descente rapide de la température au chiffre nor-

*Début généra-
lement brus-
que.*

Douleur.

Fièvre.

*Ses caractères
spéciaux.*

*Généralement;
type intermit-
tent.*

LUC. Suppurations de l'oreille moyenne.   25

mal, en sorte qu'il peut y avoir un écart de 3 à 4 degrés entre les chiffres thermiques relevés à diverses heures de la même journée. Ces accès se renouvellent de la façon la plus variable, tantôt avec une certaine apparence de périodicité, tantôt de la façon la plus irrégulière, à n'importe quelle heure de la journée, se répétant parfois dans l'espace d'un même nychthémère, ou, au contraire, laissant plusieurs jours d'intervalle

État général. entre eux. Dans leur intervalle, les forces et l'état général du malade paraissent plus ou moins gravement atteints ; le teint se montre terreux, puis subictérique, l'expression du visage est abattue et languissante, et de bonne heure se dessine un amaigrissement qui va s'accusant de plus en plus avec les progrès de l'infection. En même temps, l'atteinte portée aux fonctions digestives se traduit par l'aspect de la langue, blanche et visqueuse, plus tard sèche et comme rôtie, par l'inappétence absolue, l'état nauséeux habituel, la continua-

Troubles digestifs. tion des vomissements, la diarrhée, les progrès de l'ictère, etc. D'autre part, l'exploration de la rate manque rarement de révéler un notable accroissement de ses dimensions.

Intégrité intellectuelle prolongée. Cependant, malgré la déperdition des forces et en l'absence d'une complication méningo-encéphalique, les fonctions intellectuelles demeurent généralement intactes, et cette intégrité peut se maintenir jusqu'à l'approche du dénouement mortel.

Fièvre à type rémittent et à caractère souvent typhoïde. Tel est le mode de début le plus habituellement observé ; mais je tiens à vous signaler immédiatement la possibilité et même la non-rareté d'allures tout à fait différentes de la fièvre qui, au lieu d'affecter le type intermittent, se montre à peu près continue, la température se maintenant aux environs de 39 ou 40 degrés, avec des oscillations de un degré au plus. Cette forme

s'observe plus particulièrement chez l'enfant, mais on peut également la rencontrer chez l'adulte. Elle peut s'accompagner d'un état typhoïde et d'autres manifestations telles que l'apparition de taches rosées, ce qui vous explique les confusions commises plus d'une fois entre cette forme clinique de l'infection sinusienne et la dothiénentérie.

Dans les cas exceptionnels où la thrombose demeure exclusivement pariétale, la symptomatologie de l'affection peut se borner à ces manifestations fébriles et n'avoir d'autre expression locale qu'une sensibilité plus ou moins marquée à la pression, au niveau de la région la plus reculée de la surface mastoïdienne, jusqu'au jour où éclatent les premières manifestations métastatiques. Mais, dans la majorité des cas, la thrombose aboutissant à l'oblitération du sinus entraîne des troubles de circulation veineuse, qui peuvent se traduire par des manifestations extérieures, surtout si la thrombose s'étend à la veine jugulaire et aux veines émissaires. Griesinger a signalé le gonflement œdémateux, à la partie postérieure de l'apophyse mastoïde, comme un signe de la thrombose de la veine mastoïdienne ; malheureusement l'expérience a montré que la valeur de ce signe était des plus relatives. Tout dernièrement Lermoyez en a noté l'absence dans un cas où l'opération avait nettement permis de noter l'existence de la lésion en question. L'extension de la thrombophlébite à la jugulaire interne est en général plus facile à noter cliniquement ; elle s'accuse habituellement, en effet, par la présence, dans la profondeur du cou, sur le trajet connu de la veine, d'un gros cordon induré et douloureux à la pression. Du fait de cette localisation ou de l'adénite de voisinage qui l'accompagne, le malade éprouve souvent un endolorissement profond de la

Troubles de circulation veineuse.

Signes au niveau des jugulaires.

moitié correspondante du cou, qui lui fait immobiliser
la tête, en la maintenant inclinée vers l'épaule du même
côté. L'arrêt du sang dans la jugulaire interne peut encore s'accuser par certaines modifications, au niveau
de la jugulaire externe. Ces modifications varient suivant que la thrombose n'occupe que l'extrémité supérieure de la jugulaire interne, ou s'est étendue, au contraire, jusqu'à la base du cou. Dans le premier cas, la
jugulaire externe trouvant une facilité anormale à éva-
euer son contenu dans le bout inférieur de la jugulaire
interne, se montre plus affaissée que du côté sain ;
elle se montre, au contraire, anormalement turgescente,
sinon thrombosée elle-même, lorsque la thrombose de
la jugulaire interne occupe le point de son embouchure
avec ce vaisseau.

Signe de Voss.   D'après le Dr Voss (de Riga), l'ausculation profonde
du cou permettrait de confirmer la valeur des signes
précédents, en révélant la disparition du bruit de souffle
veineux profond, du côté malade, comparativement au
côté sain, où il continue d'être perçu.

Signes d'exten-   En même temps qu'elle s'étend vers la jugulaire,
sion à d'autres
sinus.   nous avons vu que la thrombose infectieuse pouvait
s'étendre à d'autres sinus, en remontant le cours normal du sang. Le plus souvent c'est vers le sinus caverneux que se fait cette extension, par l'intermédiaire
des sinus pétreux. Grâce aux rapports étroits du sinus
caverneux avec la circulation veineuse de l'orbite et
des parties avoisinantes de la face, dont il représente
Phlébite   le réceptacle, cette nouvelle localisation de la thrombose
caverneuse.   intracrânienne se traduit par des manifestations objectives, très nettes, consistant en un certain degré d'exoph-
talmie, accompagné d'œdème des paupières et de la
partie inférieure du front, et comme le sinus caverneux
d'un côté communique largement avec celui du côté

opposé, il n'est pas rare de voir, à quelques jours de distance, les mêmes signes se reproduire sur l'œil de l'autre côté, par suite de l'extension de la thrombose d'un sinus caverneux à l'autre.

Nous avons vu précédemment les raisons anatomiques qui rendent difficile l'extension de la thrombose, du sinus latéral d'un côté à celui du côté opposé; aussi ce passage a-t-il été rarement observé. En revanche, l'abouchement direct du sinus longitudinal supérieur dans le sinus latéral droit nous rend compte de la moindre rareté de l'extension de la thrombose de l'un de ces vaisseaux dans l'autre. Dans le cas auquel j'ai fait allusion tout à l'heure, Lermoyez a observé un remarquable exemple de cette complication de la thrombophlébite latérale qui fut contrôlée par l'autopsie, mais qui avait pu être diagnostiquée, grâce à la constatation d'un signe objectif que notre collègue considère comme pathognomonique : il s'agit d'une turgescence considérable des veines du cuir chevelu, résultant de ce que, les veines encéphaliques ne pouvant se vider dans le sinus médian thrombosé, le sang dont elles sont chargées reflue en masse dans les veines du cuir chevelu, par l'intermédiaire des lacs sanguins et des veines du diploé. Dans ces conditions, lorsque la tête a été rasée, cette turgescence veineuse généralisée lui donnerait, suivant l'expression imagée de notre collègue, l'aspect d'une tête de Méduse.

Il me reste, pour terminer cette nomenclature des symptômes du voisinage de la thrombo-phlébite intracrânienne, à vous signaler les troubles résultant de la compression ou de l'irritation des nerfs voisins du sinus enflammé.

Des trois nerfs qui côtoient la jugulaire interne, à son origine, au niveau du trou déchiré postérieur, le plus

Phlébite longitudinale supérieure.

Signe de Lermoyez.

Signes fournis par l'irritation des nerfs voisins.

fréquemment intéressé dans ces circonstances paraît être le pneumogastrique; on trouve en effet, mentionnés dans plusieurs observations, certains désordres tels que : dyspnée, troubles vocaux, ralentissement du pouls, attribuables à son irritation ou à sa compression.

De son côté, la thrombo-phlébite du sinus caverneux s'accompagne fréquemment de symptômes attribuables à l'inflammation concomitante ou à la compression de l'un ou l'autre des quatre nerfs qui cheminent, comme vous le savez, dans un dédoublement de la paroi externe de ce vaisseau.

Telle est évidemment la pathogénie des douleurs névralgiformes observées, en pareil cas, dans l'œil ou à son pourtour, et attribuables à l'irritation du nerf ophtalmique ; nous trouvons également dans ces rapports anatomiques l'explication des paralysies oculaires, fréquemment observées dans les mêmes circonstances.

Résultats de l'examen du fond de l'œil. Enfin je ne puis quitter cette question des troubles nerveux et circulatoires associés à l'évolution de la thrombo-phlébite intracrânienne,' sans insister sur l'importance de l'examen du fond de l'œil, dans le cours des accidents en question, soit qu'il s'agisse d'une thrombose caverneuse, entravant directement la circulation veineuse de la région, auquel cas les veines rétiniennes se montrent à l'ophtalmoscope anormalement tortueuses et turgescentes, soit que la thrombose occupe un siège beaucoup plus éloigné de l'appareil oculaire, le sinus latéral, par exemple, et amène alors une modification de l'aspect du fond de l'œil par la production d'un degré variable de névrite optique, consécutivement au trouble de la circulation intracrânienne.

Symptomatologie des accidents métastatiques. Au bout d'un temps très variable, à partir du début des accidents, se montre une nouvelle catégorie de symptômes, résultant du transport dans le torrent circulatoire et de l'arrêt, sur des points divers de l'organisme, des particules infectieuses détachées du vaisseau thrombosé. Ainsi que je vous l'ai dit, le poumon représente le siège de prédilection de ces embolies septiques ; mais, sauf dans le cas où l'un des abcès miliaires développés dans ces circonstances crève à la surface du poumon, en produisant un pneumo-thorax, l'apparition des lésions en question, comme d'ailleurs celle de la plupart des métastases de cet ordre, est en général éminemment insidieuse. Exceptionnellement elles se révèleront par un peu de dyspnée ou par de l'expectoration purulente ou sanguinolente. Le plus souvent, c'est tout au plus si elles se traduiront à l'auscultation par la présence de râles humides, au niveau des lobes inférieurs.

Leur caractère habituellement insidieux.

Je n'insiste pas ici sur les symptômes des autres métastases susceptibles de se produire dans les mêmes circonstances, mais avec une fréquence bien moindre, sur les points les plus divers de l'économie. En raison même de leur extrême diversité de siège, ces lésions se prêtent mal à une description d'ensemble. Je vous rappelle seulement leur siège le plus habituel : au niveau des tissus articulaires et surtout péri-articulaires, et j'insiste encore sur l'insidiosité de leur formation entraînant pour nous l'obligation de les rechercher systématiquement par un examen méthodique et fréquent des organes et des membres.

Il importe, d'autre part, que vous sachiez que ces métastases ne sont pas du tout constantes dans l'évolution de la thrombose sinusite intracrânienne. Il n'est pas rare qu'elles manquent complètement, soit par suite d'une survie insuffisante du malade, soit par le fait d'une intervention chirurgicale précoce qui ne leur laissent pas le temps de se produire.

Il semble, en outre, que les accidents métastatiques n'aient pas la même tendance à se montrer, suivant les divers sujets, et cette considération a amené certains auteurs à distinguer, à ce point de vue, deux formes cliniques différentes : la forme pyémique, à proprement parler, à marche relativement lente, caractérisée par les grandes oscillations thermiques et n'aboutissant que lentement à la mort, après plusieurs semaines de maladie, par le fait des complications métastatiques ; d'un autre côté, la forme cérébrale ou oblitérante, caractérisée par sa fièvre continue et les progrès ininterrompus de la thrombose, aboutissant au coma et à la mort, par arrêt de la circulation intracrânienne.

Marche variable des accidents suivant la production ou l'absence des métastases.

La durée des accidents est donc très variable ; les malades de la dernière catégorie peuvent succomber dans l'espace d'une semaine ; on voit au contraire des cas de la première variété n'aboutir au même dénouement qu'après des semaines et même des mois d'une évolution traînante, pendant lesquels se succèdent les accidents métastatiques les plus variés.

Durée également variable.

La mort qui, en dehors d'une intervention suffisamment radicale et hâtive, peut être considérée comme l'inévitable aboutissant des accidents, se produit par des mécanismes variés : dans la majorité des cas, ainsi que je vous l'ai dit plus haut, elle est le résultat, soit des progrès de l'œdème cérébral, soit des accidents métastatiques, et, dans ce dernier cas, elle est le plus souvent consécutive à la formation d'un pyo-pneumothorax ; mais plus fréquemment encore le dénouement fatal est hâté par l'extension de l'infection à l'encéphale ou à l'espace sous-arachnoïdien et, dans le cas particulier de la thrombose phlébite du sinus latéral, je vous rappelle une fois de plus la concomitance si remarquablement fréquente de cette localisation avec l'abcès cérébelleux.

Mécanismes variés de la terminaison fatale.

D'autre part, il n'est pas rare de voir certains mala-des succomber sans avoir présenté d'accidents métasta-tiques, à proprement parler, mais avec les apparences d'une sorte d'empoisonnement septicémique caracté-risé par des hémorragies diffuses et multiples, de l'anu-rie, une dyspnée croissante, sans lésions appréciables des poumons... etc., etc. Enfin, comme modes de mort exceptionnels, je vous citerai les hémorragies sinu-siennes, la paralysie du vague, et je vous rappellerai le cas exceptionnel du malade de Jansen qui, emporté inopinément par un abcès métastatique du larynx, ne put bénéficier de l'opération qui venait d'être pratiquée sur son sinus thrombosé.

Forme septicémique.

Cette leçon me paraissant plus que suffisamment remplie par ce que je viens de vous dire relativement à la pathogénie, aux lésions et aux manifestations cli-niques de la thrombo-phlébite sinusienne, je crois devoir reporter dans la leçon suivante tout ce qui a trait au diagnostic et au traitement des mêmes accidents.

LEÇON XXII

THROMBO-PHLÉBITE DES SINUS

(*Diagnostic et traitement*)

Il y a douze ans à peine, avant qu'Arbuthnot Lane eût, pour la première fois, pratiqué l'ouverture chirurgicale du sinus latéral, dans un cas de thrombo-phlébite de ce vaisseau, on pouvait dire que la constatation des signes confirmés de cette affection, chez un malade,

Influence de la précocité du diagnostic et de l'intervention sur le pronostic de la phlébite sinusienne.

équivalait à un arrêt de mort pour lui. Il n'en est plus de même aujourd'hui, depuis que les progrès de la chirurgie crânienne nous ont mis à même de lutter le plus souvent victorieusement contre les accidents en question. Mais le succès de l'opération, presque assuré quand nous pouvons intervenir dès le début des manifestations pyohémiques, devient d'autant plus douteux qu'elle est davantage différée. En d'autres termes, le sort du malade est étroitement lié à la précocité du diagnostic, entraînant celle de l'intervention.

Solidarité du diagnostic et du traitement.

Diagnostic et traitement sont donc ici, plus que dans toute autre question de pathologie, étroitement liés l'un à l'autre. Ils le sont d'autant plus que le diagnostic de la thrombo-phlébite sinusienne n'est bien souvent qu'une simple présomption avant l'ouverture crânienne, et que nous n'arrivons à le compléter et à le transformer en certitude qu'au cours de l'intervention qui nous met directement en présence du vaisseau suspect.

Vous comprenez maintenant pourquoi j'ai tenu à traiter dans une même leçon ces deux questions vraiment inséparables l'une de l'autre.

Lorsque, dans le cours d'une otorrhée chronique, éclatent les grands accès fébriles, si caractéristiques, que je vous ai décrits dans ma précédente leçon, le soupçon d'un début de phlébite sinusienne doit se présenter immédiatement à l'esprit du médecin, surtout si ces manifestations fébriles s'accompagnent de phénomènes douloureux, à l'apophyse mastoïde. Dans le cas contraire, on ne s'arrêterait à l'hypothèse d'une infection sinusienne, qu'après s'être assuré que le malade n'est pas sous le coup d'accidents paludéens, et aussi après avoir songé à la possibilité d'un début d'érysipèle ; je vous ai, en effet, appris précédemment, par des faits empruntés à ma pratique, que cette affection éclatant dans le cours d'une otite aiguë ou chronique, s'annonce souvent uniquement par de grands frissons, à retour irrégulier, susceptibles de faire craindre un commencement de pyémie, jusqu'au jour ou apparaît, au niveau du pavillon de l'oreille, la rougeur caractéristique. Une fois les deux hypothèses précédentes éliminées, l'apparition d'une fièvre à caractère nettement pyémique, constitue une très forte présomption en faveur de la thrombophlébite suppurée, et l'ouverture mastoïdienne accompagnée de la découverte du sinus se trouve, de ce fait, indiquée, pour peu qu'une exploration minutieuse de la région rétro-auriculaire y révèle de la sensibilité à la pression, avec ou sans gonflement concomitant. Ces signes locaux ne sont même pas indispensables pour justifier l'intervention en question, si l'on a affaire à une otorrhée chronique, excluant l'hypothèse d'une

Nécessité d'exclure les autres causes possibles de grands accès fébriles intermittents. Malaria. Erysipèle.

Valeur de signes locaux rétro-auriculaires et d'une otorrhée coexistant avec les accidents fébriles.

pyémie bénigne et si les accès fébriles se répètent, laissant l'état général gravement affecté dans leur intervalle.

En cas de
forme rémit-
tente, confusion
possible avec une
fièvre typhoïde.

Mais nous savons que la fièvre symptomatique de la
phlébite sinusienne ne présente pas toujours, notamment chez les enfants, le type intermittent, qu'elle peut
être, au contraire, continue et s'accompagner de troubles
digestifs et d'un état de stupeur parfaitement capables
de simuler une fièvre typhoïde. Que de fois cette erreur
n'a-t-elle pas été commise par des médecins qui avaient
méconnu, soit l'existence de l'otorrhée, soit sa signification! Aujourd'hui; nous possédons heureusement
dans la belle découverte de Widal (l'épreuve de l'examen
du sang mélangé de quelques gouttes de bouillon de
culture de bacilles d'Éberth), un merveilleux moyen
d'éviter l'erreur en question, pourvu toutefois que l'on
songe à la possibilité de la commettre.

Renseigne-
ments fournis par
l'examen direct
du sinus mis à
nu.

Après élimination de la malaria, de l'érysipèle et de
la fièvre typhoïde, et après un examen négatif des divers
organes et notamment de l'appareil pulmonaire, dont
un état phlegmasique pourrait avoir occasionné la fièvre,
la découverte du sinus latéral est formellement indiquée,
dans les circonstances que j'ai supposées. Ce premier
temps opératoire se trouve parfois tout pratiqué, lorsque
les accidents fébriles éclatent secondairement à un évidement mastoïdien, au cours duquel on a trouvé le
sinus latéral dénudé, par le fait des progrès de l'ostéite,
et en contact avec le pus du foyer osseux. Une fois le
sinus découvert, si sa consistance est normale à la palpation, si surtout sa ponction pratiquée, au moyen d'une

Ponction ex-
ploratrice du si-
nus.

seringue de Pravaz, avec toute l'asepsie possible, n'amène
que du sang liquide, il sera rationnel de s'arrêter là et
de se contenter provisoirement d'une désinfection parfaite du foyer osseux et de la paroi externe du sinus. Il

n'est pas rare que cette suppression de la source première de l'infection suffise complètement pour enrayer
l'infection secondaire du sinus, à ses débuts, et que l'on
assiste, les jours suivants, à la disparition de la fièvre
et des autres symptômes alarmants. Quand, au contraire,
ces mêmes symptômes persistent, en dépit de la désinfection extrasinusienne, il est formellement indiqué de
faire un pas de plus et de procéder sans hésitation à
l'ouverture du sinus, même alors que la ponction du   Ouverture du
vaisseau en aurait retiré du sang liquide. Nous savons   sinus.
en effet aujourd'hui, depuis les travaux de Leutert, que
le résultat de la ponction sinusienne n'a de valeur que
quand il est négatif, la thrombose pouvant être uniquement pariétale, ou débuter et rester longtemps localisée
au niveau du golfe de la veine jugulaire interne. Mais
ici un problème se pose à l'opérateur, des plus délicats
à résoudre ; car il s'en faut que tous les auteurs qui ont   Doit-elle être
écrit sur la question soient d'accord à ce propos. Ce   toujours précé-
                                                         dée de la ligature
problème est le suivant : l'ouverture du sinus doit-elle de la jugulaire?
être, ou non, accompagnée de la ligature de la jugulaire
et dans le premier cas, cette ligature doit-elle précéder
ou suivre l'ouverture sinusienne ? Relativement à ce
dernier point, il me semble qu'il ne saurait y avoir de
doute : du moment que l'on fait tant que lier la jugulaire, mieux vaut pratiquer cette opération avant l'ouverture du sinus, de façon que le malade en tire tout le
bénéfice possible, et échappe notamment au danger du
transport, dans la veine, de fragments infectieux détachés du thrombus, au moment du curettage du sinus.
Mais c'est au sujet de l'opportunité de cette ligature dans
tous les cas d'ouverture sinusienne que les avis sont
partagés. La plupart des auteurs sont partisans de la
ligature veineuse constante ; au contraire Brieger (de
Breslau) qui s'est fait, dans un récent article très docu-

menté, l'avocat de la cause opposée, est d'avis de réserver l'opération cervicale supplémentaire aux cas spéciaux caractérisés par des signes nets d'extension de la
thrombose sinusienne à la jugulaire. Dans ces cas, en
effet, la désinfection de la veine s'imposant d'une façon
absolue nécessite la ligature de ce vaisseau, comme
opération préliminaire; au contraire, dans les cas où
toute l'étendue du thrombus peut être atteinte par la
brèche crânienne, Brieger considère la ligature de la
jugulaire comme inutile et même comme dangereuse,
en ce sens qu'elle a pour conséquence, d'une part, la
formation d'un thrombus infectable secondairement, là
où il n'en existait pas auparavant, et d'autre part, le
reflux, vers les veines cérébrales et rachidiennes, des
éléments septiques, auxquels on a barré la route vers
le cou ; et il ajoute ·avoir observé des faits de suppuration sous-arachnoïdienne consécutive à la ligature de
la jugulaire et qu'il explique par ce mécanisme.

Cette argumentation n'est évidemment pas sans valeur ; mais elle paraît avoir jusqu'ici contre elle les statistiques qui donnent un chiffre plus élevé de survies,
à la suite des ouvertures sinusiennes, accompagnées de
la ligature de la jugulaire.

J'ai, quant à moi, observé, il y a deux ans, un fait
qui me porterait à croire à l'inefficacité de l'intervention
limitée au sinus. Il s'agissait d'une petite fille qui présenta des signes indiscutables de phlébite sinusienne,
à la suite de la blessure du vaisseau, au cours d'un évidement pétro-mastoïdien ; quand je l'opérai, huit jours
environ après le début des accidents, il n'existait chez ·
elle, ni extension de la thrombose à la jugulaire, ni
signes d'accidents métastatiques ou de complications mé-
ningo-cérébrales. Dans ces conditions, je crus devoir
me borner à l'ouverture et au nettoyage de toute la por-

tion infectée du sinus ; en fait, ce programme fut réalisé aussi complètement que possible : le sinus fut ouvert et débarrassé du pus et de tous les caillots qu'il contenait, jusqu'à ce qu'une hémorragie se produisît aux deux extrémités de la partie infectée. N'avais-je pas toute raison de compter sur le succès d'une opération qui, au point de vue du radicalisme, n'avait laissé absolument rien à désirer? Et pourtant, presque immédiatement après l'intervention, les frissons accompagnés des plus hautes élévations thermiques reparaissaient, et les accidents pyémiques se poursuivaient, aboutissant, en quelques jours, au dénouement fatal.

Je vous avoue donc ne plus me sentir disposé à intervenir sur le sinus infecté, sans avoir pratiqué préalablement la ligature de la jugulaire.

La double opération ne devra évidemment pas être entreprise sans un examen soigneux et minutieux des régions crânienne et cervicale, tendant à renseigner l'opérateur, dans la mesure du possible, sur les limites de la région veineuse thrombosée ; en effet, certaines des particularités ainsi relevées peuvent le renseigner relativement aux limites probables de l'intervention, tandis que d'autres constituent de véritables contre-indications opératoires. Comme signes de cette dernière catégorie, je vous rappellerai la turgescence générale des veines du cuir chevelu dénotant, comme l'a montré Lermoyez, la thrombose du sinus longitudinal supérieur, d'autre part la constatation par la palpation du cou, d'un cordon induré, profond, s'étendant inférieurement jusque derrière la clavicule, et indiquant l'extension de la thrombose de la jugulaire dans le thorax, au-delà, par conséquent, des moyens d'action de la chirurgie. Pourtant cette dernière constattaion, tout en rendant la situation extrêmement grave, n'équivaut pas encore à un

Détermination pré-opératoire de l'étendue de la région veineuse thrombosée.

arrêt de mort : il existe en effet plus d'un exemple connu
dans lequel, bien que la ligature jetée sur la jugulaire,
aussi bas que possible, n'ait pu atteindre la limite inférieure du thrombus, la guérison fut obtenue ; d'où l'on
peut conclure que l'extrémité inférieure du caillot n'a-
vait pas encore eu le temps de s'infecter.

J'en dirai autant des signes d'extension de la thrombose au sinus caverneux, une observation de Brieger
permettant de supposer que le thrombus de ce vaisseau
puisse être mobilisé et expulsé au moment de l'ouverture
du sinus latéral.

On serait donc, dans une certaine mesure, autorisé
à intervenir encore dans ces conditions où le malade
est irrévocablement perdu, si on laisse les accidents
suivre leur cours.

J'arrive aux détails d'exécution de l'opération.

Technique de
l'opération radi-
cale sur le sinus
et la jugulaire. La ligature de la jugulaire se présente dans deux circonstances diverses, suivant que la veine est, ou non,
thrombosée. Dans le cas où le vaisseau est sain, on le
liera de préférence, au niveau du bord supérieur du
cartilage thyroïde, immédiatement au-dessus de l'embouchure du tronc thyro-linguo-facial, de façon à éviter l'infection secondaire de ce vaisseau. Dans ces conditions, on découvre assez facilement la veine, grâce au
sang qui la distend sous le bord du sterno-cléido-mastoïdien, après avoir déchiré sa gaine avec la sonde can-
1° Ligature
de la jugulaire
saine, nelée. On la sépare soigneusement de l'artère carotide
et du nerf vague et l'on place sur elle deux ligatures
au catgut, entre lesquelles on la sectionne. On peut
ensuite réunir la plaie cervicale par première intention,
en ayant soin toutefois de maintenir, au dehors de la
plaie, un bout de catgut ayant servi à la ligature supérieure, et qu'on aura laissé long, à dessein, afin de
pouvoir au besoin retrouver le bout supérieur du vais-

seau, pour le cas où l'on croirait devoir l'utiliser ultérieurement, en vue de pratiquer des lavages de bas en
haut, dans le sinus ouvert.

Lorsque l'on procède à la ligature de la veine envahie   ou thrombosée.
par la thrombose, on n'a plus l'embarras du choix pour
le point où la ligature devra être placée de préférence.
Il importe en effet qu'elle soit sous-jacente à l'extrémité
inférieure du thrombus. C'est ainsi que l'on peut être
amené à pratiquer cette ligature, tout à fait à la partie
inférieure du cou, derrière la clavicule, et même sur le
tronc veineux brachio-céphalique. En outre, dans ces
conditions, l'opération peut présenter des difficultés
beaucoup plus grandes que dans le cas de veine jugulaire intacte. Souvent alors, en effet, ce vaisseau se dissimule sous des ganglions lymphatiques engorgés ou
même suppurés. La veine elle-même peut être transformée en un mince cordon vide de sang, fort difficile à
reconnaître et à isoler des tissus voisins auxquels il
adhère plus ou moins étroitement.

Indépendamment de la ligature jetée sur la veine, au-   Ligatures vei-
dessous de la limite inférieure du thrombus, on s'ac-   neuses supplé-
corde généralement aujourd'hui sur l'utilité d'en appli-   mentaires.
quer une seconde sur l'extrémité supérieure de la veine,
aussi près que possible de sa sortie du crâne, et même
une troisième sur le tronc thyro-linguo-facial, en vue
d'extraire ensuite toute la longueur du vaisseau comprise
entre ces ligatures ; on évite ainsi les accidents de suppuration cervicale consécutifs au séjour, dans la profondeur du cou, d'un foyer veineux septique. Grâce à cette
mesure, la plaie peut être suturée sur la presque totalité
de sa longueur.

J'aborde maintenant la description de la seconde phase   2° Ouverture
la plus délicate et aussi la plus importante de l'opéra-   et désinfection du
tion : l'ouverture et la désinfection du sinus.   sinus.

LUC. Suppurations de l'oreille moyenne.   26

La voie la plus simple et, en même temps, la plus
rationnelle, pour la découverte chirurgicale du sinus latéral, est incontestablement l'ouverture de l'antre mastoïdien suivie de l'extension de la brèche osseuse en
arrière, jusqu'au sillon sigmoïde. Il est en effet indiqué
de faire précéder l'opération sinusienne de l'ouverture
et de la désinfection du foyer auriculaire, point de départ
de la phlébite. Souvent d'ailleurs, ainsi que je vous l'ai
déjà dit à plusieurs reprises, on trouve, à l'ouverture
de l'antre, le sinus dénudé, par le fait des progrès des-
tructifs de l'ostéite. Il est même des cas où le vaisseau
se montre, non seulement baigné par le pus ambiant,
mais en communication avec ce pus par une perforation
de sa paroi, ou pénétré par des masses choléastomateuses.
En dehors de ces cas particuliers, où le sinus se présente de lui-même à l'opérateur, dès l'ouverture du
foyer auriculaire, on procédera prudemment à sa recherche par une succession de coups de gouge appliqués
sur le bord postérieur de la brèche osseuse mastoïdienne,
et l'on ne tardera pas à mettre sa paroi au jour. Souvent
celle-ci se dissimule sous d'abondantes fongosités, et ce
n'est qu'après un curettage pratiqué avec toute la douceur indiquée en pareil cas, que l'on arrive à la bien
mettre en évidence. Une fois le sinus découvert, on
n'hésitera pas à agrandir largement la brèche faite au
sillon sigmoïde, de façon à mettre le vaisseau à nu,
sur une longueur de plusieurs centimètres, en se servant, soit de la gouge et du protecteur de Stacke, soit
(de préférence) d'une pince coupante à larges mors. Il
y a à cela plusieurs raisons : d'abord ce n'est qu'après
avoir découvert le sinus, sur une certaine longueur,
que l'on pourra présumer le siège de la partie thrombosée, par la comparaison de la région infectée avec la
région encore respectée, et que l'on aura chance de

tomber sur le siège du thrombus ; d'autre part, si, après ouverture du sinus, une hémorragie se produit, rien n'est plus simple que de la maîtriser, quand on dispose d'une bonne longueur de vaisseau, pour y exercer une compression, en amont ou en aval de l'ouverture pratiquée.

L'aspect et la consistance du sinus dénudé varient considérablement suivant les différents cas : tantôt le vaisseau se montre comme diminué de volume, ratatiné, jaunâtre ou verdâtre, ou de teinte feuille morte ; il ne présente aucune pulsation et sa consistance est dure ou plutôt pâteuse, comme s'il avait été injecté avec du suif ; il a perdu sa rénitence et son élasticité normales. Dans ces cas, la ponction du sinus est négative, ou ramène du pus ou du liquide louche, dans lequel le microscope révèle des leucocytes et des microbes variables. Dans d'autres cas, au contraire, tant au point de vue de l'aspect que de la consistance, le vaisseau se montre absolument normal, et la ponction y dénote la présence de sang liquide. Or il n'est plus permis aujourd'hui de conclure de ces dernières constatations à l'absence de thrombo-phlébite sinusienne : la thrombose peut en effet être pariétale, ou siéger au niveau du golfe de la jugulaire.

Dans un travail tout récent, le Dr Whiting (de New-York), a proposé un ingénieux moyen de diagnostiquer ce dernier siège du thrombus : le sinus ayant été dénudé sur une bonne longueur, suivant le principe que j'ai émis plus haut, les deux index sont appliqués sur l'extrémité de la partie dénudée la plus voisine du trou déchiré postérieur, l'un contre l'autre et avec une pression suffisante pour en effacer la lumière ; après quoi, l'un des doigts restant en place, l'autre, toujours pressant sur le vaisseau, remonte le long de son trajet, jusqu'à la limite opposée de la dénudation, puis le premier doigt est enlevé. A ce moment, si la circulation

Aspects divers du sinus dénudé.

Résultats variables et parfois trompeurs de la ponction.

Diagnostic de la thrombose du golfe de la jugulaire Signe de Whiting.

n'est pas interrompue, dans la partie inférieure du sinus
et dans la jugulaire, on verra la paroi du vaisseau affaissée à la suite de la compression digitale se distendre à
nouveau par le fait du reflux du sang de la jugulaire ;
si au contraire il y a thrombose du golfe de la veine, le
sinus restera affaissé.

Dans tous les cas d'ailleurs, en présence des manifestations nettement pyémiques décrites plus haut,
l'ouverture du sinus s'impose ; car, en admettant une
thrombose pariétale, on pourra espérer le détachement
des caillots infectieux et leur expulsion par le fait de la
saignée sinusienne.

Quelques précautions sont de rigueur, avant de procéder à l'ouverture du vaisseau.

Précautions
devant précéder
l'ouverture du
sinus.

D'abord il sera prudent de donner à la tête de l'opéré
une position déclive, afin de diminuer les chances de
syncope et de pénétration de l'air dans le sinus, en assurant une tension suffisante dans le système veineux
intracrânien. On aura préparé d'autre part plusieurs
petits carrés de gaze stérilisée, pliés huit ou dix fois sur
eux-mêmes, fortement serrés et tout prêts à être employés pour l'hémostase. Enfin il sera d'une prudence
élémentaire d'avoir à sa disposition les appareils nécessaires pour pratiquer, au cas échéant, soit des injections
sous-cutanées de sérum, soit même des injections intraveineuses d'eau salée, à une température supérieure à 40°.

Deux cas sont à considérer : par l'examen préalable
du sinus et par sa ponction on a reconnu qu'il était
thrombosé, ou qu'il renfermait du sang liquide.

Dans les deux hypothèses, on emploiera le minimum
possible de longueur de bistouri pour inciser la paroi
sinusienne, de façon à éviter la lésion de la paroi profonde, qui pourrait avoir pour conséquence l'infection
de la partie sous-jacente de l'encéphale ; on pourra

même, après avoir ponctionné prudemment le vaisseau, compléter l'incision, en se servant d'une sonde
cannelée.

En cas de thrombose présumée du sinus, on attaquera de préférence sa paroi au point où une teinte
jaunâtre fait présumer la présence d'une collection
purulente constituée. Si cette prévision se réalise à
l'ouverture du vaisseau, on trouve son intérieur occupé,
sur une longueur variable, par un véritable abcès intra-
veineux. Après évacuation du pus et nettoyage, avec
une solution de sublimé, de la portion du sinus occupée
par lui, on procédera au curettage du thrombus, successivement vers son extrémité centrale et vers son
extrémité distale. Celui-ci se présente avec des caractères qui varient, au fur et à mesure que l'on s'éloigne
du siège de l'abcès décrit plus haut : au voisinage de ce
dernier, il se montre sous l'aspect d'un tissu lamelleux
friable, jaunâtre ou grisâtre, dans lequel le microscope
révèle la présence de leucocytes et souvent des mêmes
espèces microbiennes que dans le pus voisin. Ce caillot
décoloré et généralement septique est tantôt adhérent à
la paroi sinusienne, tantôt libre et comme recroquevillé
à l'intérieur du vaisseau.

Cette partie du thrombus doit être très soigneusement
extraite à la curette, en raison même des éléments infectieux qu'elle renferme presque toujours, mais avec une
douceur toute particulière, au niveau de la paroi profonde, afin d'en éviter la perforation, ainsi que l'infection des tissus sous-jacents. Il est bon que l'action de la
curette alterne avec des lavages du foyer au moyen d'une
solution faible de sublimé ou avec de l'eau oxygénée :
on poursuivra ensuite le nettoyage du thrombus, en
commençant de préférence par le bout central, c'est-à-
dire le plus voisin du trou déchiré, l'hémorragie étant,

Ouverture et curettage du sinus thrombosé.

de ce côté, plus facile à maîtriser, surtout après ligature
de la jugulaire.

Il est fréquent, qu'au cours de cette dissection, on
s'aperçoive que la dénudation du sinus est insuffisante
pour permettre d'atteindre la limite du thrombus. On en
est quitte pour agrandir la brèche osseuse et dénuder
le vaisseau sur une nouvelle longueur. Cependant, au
fur et à mesure que l'on s'approche de l'extrémité du
caillot, celui-ci se montre plus rouge, plus humide, et
l'on doit s'attendre à voir, d'un moment à l'autre, se
produire l'hémorragie prévue. Au moment où elle a
lieu, on peut la laisser se continuer pendant deux
ou trois secondes, de façon à lui permettre d'entraîner

Technique
de l'hémostase. les caillots qui auraient pu échapper à la curette. On la
maîtrise facilement alors, d'abord provisoirement avec
la pulpe de l'index, puis au moyen d'un tampon mince
et serré de gaze stérilisée ou iodoformée, que l'on insinue dans l'intérieur même du sinus, dans la direction
du golfe de la jugulaire : on n'a guère à craindre, en
effet, le retour de l'hémorragie, de ce côté, au moment
où l'on retirera le tampon. On passe ensuite à l'extrémité opposée ou distale du thrombus.

Là, on retrouve les mêmes gradations de nuances du
caillot que précédemment, mais l'on s'attendra à une
plus copieuse hémorragie dans la direction du pressoir
d'Hérophile. Lorsqu'elle se produira, on l'arrêtera immédiatement par l'application, sur la partie la plus éloignée du vaisseau, d'un des petits carrés épais et serrés
de gaze qui ont dû être préparés à l'avance. Ce tampon
sera appliqué sur le vaisseau et non glissé à son intérieur ; sinon on s'exposerait au retour de l'hémorragie,
au moment de son extraction. On assurera généralement sans difficultés une hémostase durable, en accumulant, au-dessus du premier carré de gaze, une succession

d'autres tampons fortement serrés les uns contre les
autres, et en terminant le pansement par plusieurs
gâteaux d'ouate et une bande de crêpe élastique également
bien serré.

Dans les cas exceptionnels ou l'on éprouve de sérieuses
difficultés à arrêter l'hémorragie, Whiting conseille,
comme un moyen héroïque, de suturer temporairement
la plaie au-dessous d'une couche de tampons appliqués
directement sur le sinus et bien serrés ; au bout de deux
jours, les points de suture sont enlevés, la plaie est ré-
ouverte et les tampons peuvent être extraits sans retour
de l'hémorragie.

Il me reste à vous parler des soins post-opératoires. Soins
La date de la levée du premier pansement sera subor- post-opératoires.
donnée aux résultats de l'exploration thermométrique
qui devra être renouvelée plusieurs fois par jour, en
même temps que l'on s'enquerra soigneusement si le
malade a eu des frissons et quelle a été sa température
centrale à ce moment. En l'absence de fièvre, le pansement pourra être laissé en place, trois ou quatre jours ;
au contraire, s'il se produisait une élévation sérieuse
de la température, on n'hésiterait pas à lever immédiatement le pansement, quitte à aller au-devant d'une
nouvelle hémorragie qui serait d'ailleurs aussi facilement maîtrisée que les précédentes.

Dans le cas de persistance des accidents pyémiques,
si la veine jugulaire avait été trouvée thrombosée à sa
partie supérieure, il me paraîtrait indiqué de pratiquer
quelques lavages avec une solution tiède de sublimé à
1 pour 5,000 par le segment supérieur de la veine et le
bout contigu du sinus. Généralement, jusqu'ici, ces
lavages ont été exécutés de la veine vers le sinus ; Whiting
voit dans cette façon de procéder un danger d'infection
de l'espace sous-arachnoïdien, par rupture des parois du

sinus, et il conseille de pratiquer le lavage du sinus
vers la veine.

En vous décrivant le manuel opératoire de l'ouverture et du curettage du sinus, j'ai supposé le cas où ce
vaisseau était thrombosé, au niveau du sillon sigmoïde.
L'hypothèse contraire implique des précautions et une
façon de procéder un peu spéciales.

Ouverture du
sinus non throm-
bosé.
On sait, dans ce cas, d'une façon plus ou moins certaine
que l'ouverture du vaisseau donnera immédiatement du
sang ; et ce que l'on se propose alors c'est, ou bien
d'obtenir l'expulsion de caillots pariétaux, par le fait
même de l'issue violente du sang ; ou bien, dans le cas
où l'hémorragie ne se produit que par le bout postérieur, de la contenir de ce côté et d'atteindre avec la
curette le thrombus présumé au niveau du golfe de la
veine jugulaire. Il sera donc indiqué, dans ces conditions, de découvrir le sinus le plus bas possible, jusqu'au
voisinage du trou déchiré, et d'autre part, de compri-
mer préventivement l'extrémité postérieure du sinus
dénudé, avant d'en pratiquer l'ouverture.

Traitement des
accidents métas-
tatiques.
Après que le chirurgien aura terminé sa tâche sur le
territoire de la veine infectée, il pourra avoir à intervenir encore ultérieurement pour ouvrir et nettoyer sans
retard les foyers métastatiques qui, même après que le
foyer crânio-cervical a été dûment désinfecté, peuvent
encore, pendant de longues semaines, se produire et se
succéder sur les régions les plus diverses du corps. Il
importe en effet de supprimer le plus promptement possible ces lésions provenant de l'accumulation de germes
infectieux dans le sang avant l'opération, et dont l'économie ne peut se débarrasser que progressivement,
d'autant plus que non opérés hâtivement, elles peuvent
devenir à leur tour les points de départ d'autres infections secondaires.

J'en ai fini avec cette question du traitement de la thrombo-phlébite intracrânienne, traitement presque exclusivement chirurgical, comme vous le voyez.

Il s'agit là évidemment d'un des points les plus intéressants de l'otologie et de la chirurgie crânienne. Nous pouvons même dire que la cure de cette redoutable complication des otorrhées par le curettage intrasinusien, combiné ou non avec la ligature de la jugulaire, représente l'une des plus belles conquêtes de la chirurgie, dans ces dernières années.

Déjà la statistique présentée par Körner dans son travail qui date de cinq ans donnait un total de 13 guérisons sur 20 opérés, avec cette particularité que 12 de ces cas, dans lesquels la ligature de la jugulaire avait été pratiquée, comptaient 9 des guérisons. Nul doute que la proportion des succès opératoires ne se soit élevée depuis que la technique s'est perfectionnée, depuis aussi que la pratique de la ligature de la jugulaire s'est généralisée, mais depuis surtout que le diagnostic et l'intervention sont devenus plus précoces. Tous les opérateurs qui ont une expérience suffisante sur la matière sont en effet unanimes pour proclamer que l'opération a les plus grandes chances d'être suivie de succès, quand on peut la pratiquer presque dès le début des accidents. Ses chances diminuent, au contraire, singulièrement, au fur et à mesure que l'on s'éloigne de cette période initiale où l'état général n'est pas trop altéré, où la thrombose est limitée au seul sinus latéral, où notamment la veine jugulaire se montre intacte et où surtout les manifestations métastatiques n'ont pas encore fait leur apparition. Mais vraiment il est devenu fort difficile aujourd'hui, depuis la publication de certaines guérisons inespérées, de déterminer à quels indices on peut reconnaître la limite des ressources de la chirurgie. La

constatation de manifestations métastatiques dans les
poumons pas plus que celle de l'extension du thrombus
à toute la longueur de la jugulaire ne peuvent plus, en
effet, être considérés comme équivalent à des arrêts de
mort, depuis que Parkin (de Londres), Eulenstein (de
Francfort) et Whiting (de New-York) ont réussi à enrayer les accidents pyémiques, malgré l'existence de l'une
ou l'autre de ces complications, ou même des deux simultanément, comme chez le malade d'Eulenstein qui
guérit après avoir expectoré des crachats sanguinolents
et après avoir subi la ligature de la jugulaire, tout près
de son embouchure dans le tronc innominé, déjà occupé
par l'extrémité cruorique du thrombus.

De pareils faits, tout exceptionnels qu'ils soient,
constituent évidemment pour nous de puissants encon-
ragements, étant donné que nous serons le plus souvent
à même d'intervenir à une phase moins avancée des
accidents et par conséquent avec plus de chances de
succès ; et d'ailleurs, quelque défavorables que soient
les circonstances dans lesquelles nous serons appelés
auprès d'un malade présentant des signes indiscutables
de phlébite sinusienne, nous devrons être soutenus,
dans la décision à prendre, par la pensée, qu'en dehors
de l'intervention, il est irrévocablement voué à la mort.

LEÇON XXIII

LA PYÉMIE, D'ORIGINE AURICULAIRE, SANS THROMBO-SINUSITE

Jusqu'à une époque peu éloignée, le syndrome cli- Délimitation du sujet.
nique caractérisé par les frissons à retour irrégulier et
les grandes élévations thermiques alternant avec des
périodes d'apyrexie complète, et ultérieurement par la
formation d'abcès métastatiques survenant dans le cours
d'une otite suppurée, avait été considéré comme lié à
la suppuration d'un des sinus veineux voisins du foyer
auriculaire et le plus ordinairement du sinus latéral.

Otto Kœrner, de Francfort-sur-Mein, a, plus que
tout autre auteur, contribué à élargir cette conception,
en montrant qu'à côté des accidents pyémiques, liés à
une thrombo-sinusite suppurée, il y a lieu d'admettre
une autre forme de pyémie, également d'origine auriculaire, mais non accompagnée de suppuration sinusienne.
C'est à cette forme spéciale que je désire consacrer ma
leçon d'aujourd'hui.

Avant d'aborder la description détaillée de l'affection
en question, permettez-moi de vous en rapporter sommairement 2 remarquables exemples empruntés à ma
pratique personnelle. Ces 2 observations seront d'autant plus instructives pour vous, que, tout en étant
typiques et tout en répondant à la description aujour-
d'hui classique de Körner, elles se distinguent l'une de

l'autre par certaines différences symptomatiques très nettes.

Relation de deux exemples typiques des accidents en question.
La première observation est celle d'un jeune garçon de 10 ans, Robert P...

Je regrette de ne pouvoir y joindre la feuille de température qui fut malheureusement égarée ; mais j'en possède les points essentiels qui m'ont été obligeamment communiqués par mon ami le Dr Béclère, à qui je dois d'avoir pu observer ce cas intéressant.

Le jeune malade en question était sujet à des attaques d'angine couenneuse commune à streptocoques. A la suite d'une de ces angines s'était déclarée antérieurement une néphrite aiguë terminée d'ailleurs par la guérison.

En février 1892, au cours d'une angine semblable, l'enfant fut pris d'une otite moyenne aiguë double.

Le 21 février, sur la demande du Dr Béclère, je pratiquai la paracentèse tympanique à droite, et 6 jours après à gauche.

Pansements consécutifs avec gaze au sublimé et administration de douches d'air.

Ecoulement de liquide trouble d'abord qui devient ensuite nettement purulent. Après quelques jours de rémission consécutifs à cette double intervention, apparition de grands frissons survenant très irrégulièrement, tantôt tous les jours, tantôt tous les 2 ou 3 jours, accompagnés d'une élévation thermique à 40° et au-dessus, et suivis d'une période de chaleur, puis de sueur, et rappelant absolument la physionomie des accès de fièvre palustre.

Dans l'intervalle des accès la température était normale.

En outre, chaque accès était immédiatement suivi de manifestations douloureuses, au niveau des articulations des membres, principalement au siège des gaines tendineuses.

Aux membres inférieurs, l'endolorissement s'accompagnait de gonflement et de rougeur.

Le Dr Netter appelé en consultation, le 7 février, fit un examen bactériologique du pus de l'oreille et y trouva seulement des streptocoques, dont l'extrême virulence fut établie par l'inoculation à une souris qui mourut 24 heures après.

Le 11 mars, apparition d'une collection purulente sur le dos du pied gauche. Cet abcès est ouvert le lendemain par le Pʳ Duplay. Il s'en écoula du pus phlegmoneux contenant seulement des streptocoques.

Quelques jours plus tard, apparition, au mollet et au talon du même membre, d'un gonflement, avec rougeur de la peau et sensibilité à la pression. Cet ensemble de signes fait craindre un nouveau foyer suppuré ; mais cette crainte ne se réalise pas : la résorption se produit spontanément.

Cependant les accès de fièvre se répètent, l'enfant maigrit et s'affaiblit d'une façon inquiétante. Nous ne constatons pas d'albumine dans ses urines.

A aucun moment de l'évolution de ces accidents, on n'observe le moindre signe mastoïdien pouvant légitimer une intervention de ce côté. Aussi le traitement local consiste-t-il simplement en une antisepsie aussi rigoureuse que possible des oreilles moyennes réalisée par des lavages. avec de la liqueur de Van Swieten diluée. Ces lavages sont répétés 2 fois par jour et pratiqués tant par les conduits auditifs que par les trompes d'Eustache. Dans l'intervalle des lavages le drainage des oreilles est assuré au moyen de gaze hydrophile.

Sulfate de quinine et salicylate de soude à l'intérieur.

Sous l'influence du traitement local, les streptocoques semblent perdre de leur virulence, comme en témoigne une nouvelle inoculation pratiquée à une souris et qui n'est pas suivie de mort.

Le 11 avril, un nouvel abcès est incisé au mollet.

Depuis le commencement de ce mois, les élévations thermiques sont devenues plus faibles et plus rares.

Le 16 avril, les oreilles ne coulent plus ; toute trace de fièvre a disparu et l'enfant considéré comme convalescent est envoyé à Versailles ; mais son complet rétablissement ne se produit qu'à la longue. Il présente en effet, à la suite de ses manifestations articulaires et péri-articulaires, une atrophie

musculaire très prononcée des membres inférieurs qui ne
cède que très lentement à l'emploi du massage, de l'électrisation, etc., etc.

Ce n'est qu'à la fin de l'année, les troubles de la marche
ayant disparu, et les membres inférieurs ayant recouvré leur
fonctionnement normal, que la guérison peut être considérée
comme complète.

Vous remarquerez que, dans l'observation que je
viens de vous résumer, l'ensemble symptomatique fut
constitué par deux ordres de phénomènes : les accès de
fièvre avec leur physionomie caractéristique et les abcès
métastatiques. Dans le second fait, dont je vais vous
entretenir maintenant, tout s'est borné aux manifestations fébriles, ou du moins les phénomènes métastatiques n'y ont figuré qu'au second plan et sous une
forme considérablement atténuée.

Il s'agit encore d'un jeune garçon, Edouard G..., âgé de
8 ans et demi, qui fut pris d'une otite suppurée, le 29 janvier de cette année, au quinzième jour d'une rougeole accompagnée d'une élévation thermique supérieure à celle qu'on
observe généralement dans le cours de cette maladie éruptive,
ainsi que vous pourrez en juger par le tracé thermique que
je fais passer sous vos yeux (fig. 23). Vous y voyez, en
effet, la température axillaire atteindre 40°, le jour de l'éruption,
s'élever le lendemain à 40°,4 et le surlendemain à 40°,7, puis,
après avoir oscillé, quelques jours, aux environs de 39°, remonter à 40° le 1er février, jour où la perforation spontanée
du tympan livrait passage à un écoulement de liquide d'apparence séreuse. La température oscille alors, 2 jours durant,
entre 38° et 40°, puis entre 37° et 39°, enfin du 6 au 8 février
entre 37° et 38°.

Jusqu'ici rien de bien particulier dans les allures de cette
fièvre, sinon les chiffres thermiques atteints à un moment
donné. Mais, à partir du 8 février, le tableau change : L'en-

fant est pris ce jour-là, pour la première fois, d'un frisson
violent, et, de 37°, chiffre matinal, la température saute brusquement, le soir, à 40°. Elle retombe le lendemain matin à
38°, pour remonter le soir à 41°. Le 10, la température axillaire marque encore 40°,8 le matin. Elle tombe à 39° à midi,
mais remonte à 40°,6, à 5 heures et demie du soir et à 41°, à 8
heures du soir. A ce moment l'enfant présente une grande
agitation et du subdélire.

Le 11 février, la fièvre prend tout à fait le caractère pyémique : En effet, le thermomètre, qui marquait 37°, le matin
et 37°,7, à 3 heures de l'après-midi, marque 41°,5, à 8 heures
et demie du soir, à la suite d'un grand frisson présenté par
l'enfant.

Fig. 23.   *Édouard C.*

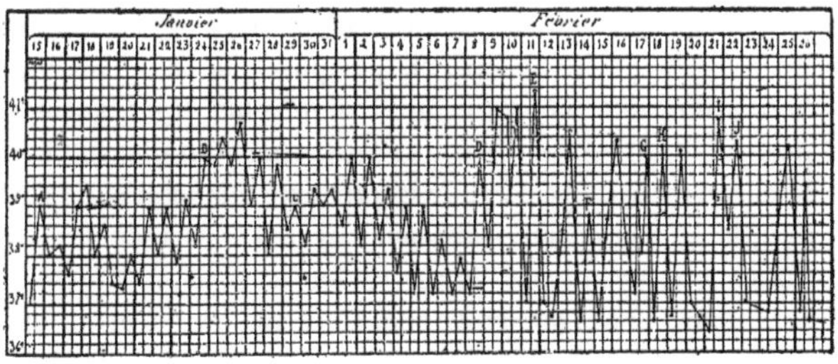

* A Catarrhe pseudobolique ou grippe — B Rougeole, éruption — C Otite — D Pyémie, 1er frisson — E. Frisson — F. Frisson.
  G. Frisson — H. Frisson. — I. Frisson — J. 3 Frissons.

Je trouve notés un troisième frisson le 14 février, un quatrième le 17, un cinquième le 18, un sixième le 21, enfin
3 frissons dans la journée du 22. Pendant toute cette période
la température a oscillé du matin au soir, ou d'un jour à
l'autre, entre 36°,5 ou 37°, d'une part, et 40° ou 40°,5
d'autre part. Vous remarquerez pourtant quelques déroga-
tions à cette allure : Ainsi, du 20 au matin au 21 au matin
et du 23 au matin au 24 au matin, la température est restée
inférieure à 37°, mais il semble que, à la suite de ces accal-
mies, la fièvre n'en ait redoublé que plus violemment. Nous
la voyons, en effet, s'élever à près de 41° le 21 au soir, et
au-dessus de 40°, le 25 au soir.

L'élévation thermique du 26 février fut la dernière. A partir du 27, en effet, la température ne s'éleva plus au-dessus de 37°.

Ainsi que je vous le disais tout à l'heure, les phénomènes métastatiques ont presque complètement fait défaut dans ce cas. Ils se sont bornés, en effet, à un peu de douleur accusée par l'enfant dans l'aine droite, dans la journée du 12 février et à de l'endolorissement de la région rétro-trochantérienne gauche ressenti dans la journée du 20, et suivi, le lendemain, de crampes douloureuses dans les cuisses et les jambes. Mais, à aucun moment de l'évolution des accidents, il ne se produisit de gonflement douloureux en aucun point du corps, pouvant faire craindre une collection purulente. L'auscultation des poumons fut toujours négative, et la rate ne parut jamais notablement hypertrophiée. D'autre part, dans l'intervalle des accès fébriles, l'enfant retrouvait sa gaieté et son appétit habituels. Enfin l'écoulement d'oreille se montra toujours peu abondant, et, pas plus que dans l'observation précédente, ne s'accompagna du plus léger signe de mastoïdite. Aussi crus-je devoir me borner au traitement local le plus simple : Appelé pour la première fois auprès de l'enfant, le 12 février, au quatrième jour de l'apparition des manifestations pyémiques, je me contentai d'inciser largement le tympan, dont l'ouverture spontanée me paraissait insuffisante et mal placée, et je limitai mon traitement des jours suivants à l'emploi de la douche d'air, à des instillations de glycérine phéniquée à 1/15, et, dans l'intervalle de ces pansements, je maintins de la gaze hydrophile dans l'oreille, en vue du drainage de l'écoulement.

La médication générale consista dans l'emploi du salicylate de soude, de la quinine, et du calomel, à dose purgative.

Contrairement à ce qui s'était produit pour mon premier malade, la convalescence se fit ici rapidement, dès que la température fut définitivement retombée au chiffre normal, défervescence qui coïncida, à peu près exactement, avec la cessation de l'écoulement d'oreille.

La grande différence qui sépare les deux observations que je viens de vous résumer est, ainsi que vous avez pu le remarquer, l'apparition, chez le premier malade, d'accidents métastatiques accompagnés d'un état général grave et suivis de troubles trophiques allongeant considérablement la durée de la convalescence, et l'absence d'accidents semblables chez le second. En revanche, chez tous deux, la fièvre a présenté nettement le type dit *pyémique* qui offre, avec le type paludéen, une analogie si étroite.

Caractères cliniques de l'affection.

C'est, en effet, là le symptôme le plus caractéristique de l'ordre d'accidents dont j'ai voulu vous entretenir aujourd'hui. Cette fièvre est d'ailleurs identique à celle que je vous ai décrite dans une précédente leçon consacrée à la thrombo-phlébite sinusienne. Dans l'un comme dans l'autre cas, nous voyons, sans aucune cause apparente, un malade qui, le matin, ne présentait d'autre symptôme que son écoulement d'oreille, être pris, dans la seconde partie de la journée, d'un frisson, plus ou moins intense, plus ou moins prolongé, en même temps que sa température s'élève à 40° ou au-dessus ; puis à ce frisson succéder une période de chaleur souvent suivie de sueurs ; après quoi, au bout d'un temps variable, la température retombe au chiffre normal.

Fièvre. Ses allures intermittentes.

Stades successifs de chaque accès.

Ces accès fébriles, qui se montrent de préférence dans la seconde partie de la journée, peuvent affecter dans leur retour une certaine régularité, revenant tous les jours ou tous les deux jours. Ils peuvent, au contraire, se répéter de la façon la plus irrégulière, se montrant deux fois dans la même journée ou s'espaçant à plusieurs jours d'intervalle.

Dans d'autres cas, la fièvre ne présente aucun des caractères que je viens de vous décrire : elle peut se montrer continue, avec de faibles rémissions, la tempéra-

Formes anormales, à type fébrile continu.

LUC. Suppurations de l'oreille moyenne. 27

ture se cantonnant aux environs de 39 ou 40°, ou ne s'élevant pas de beaucoup au-dessus du chiffre normal, atteignant tout au plus, par exemple, 38, ou 38°,5, ainsi qu'il advint chez un jeune garçon, Maurice L..., dont je présentai l'observation tout récemment à la Société française d'otologie. Dans ces formes que nous pourrions appeler anormales, le caractère pyémique des accidents n'est plus marqué que par la seconde catégorie de symptômes dont je dois vous entretenir maintenant : les *manifestations métastatiques*.

Ces métastases diffèrent généralement, comme siège, de celles que je vous ai décrites, à propos de la thrombophlébite sinusienne. Je vous ai dit que ces dernières siégeaient presque exclusivement dans les poumons, et que cette particularité s'expliquait par les dimensions relativement grandes des embolus s'opposant à leur passage au delà des capillaires pulmonaires. Probablement pour une raison inverse, dans la forme que nous étudions aujourd'hui, les éléments infectieux émanant des veinules ou des capillaires du rocher doivent à leurs faibles dimensions de ne pas se laisser arrêter par le lacis capillaire des poumons, et vont déterminer des embolies dans les territoires terminaux des artères dépendant de l'aorte.

Caractères spéciaux des métastases.

Brieger, de Breslau, a bien mentionné un cas nettement observé par lui d'abcès métastatiques des poumons, dans un cas de pyémie, d'origine auriculaire, sans sinusite ; mais il s'agit là d'un fait exceptionnel, et, à ne considérer que la grande majorité des cas, nous avons le droit de maintenir la règle énoncée ci-dessus.

Leurs sièges de prédilection.

Ainsi restreintes, les métastases de la pyémie auriculaire sans sinusite ont encore leur siège de prédilection qui ressemble fort à celui du rhumatisme blennorragique. Et ce n'est pas là la seule analogie que présentent ces deux ordres d'accidents. Dans un cas comme dans l'autre, ce sont en effet les articulations, et plus fréquemment encore les gaines tendineuses péri-articulaires, qui sont occupées par la phlegmasie métastatique, ou bien ce sont les bourses muqueuses ou le tissu cellulaire sous-cutané, ou encore l'interstice ou le tissu même des muscles qui sont pris.

Le degré même de la lésion métastatique est variable : il peut s'agir, en effet, d'une simple infiltration douloureuse à la pression, qui se résorbe d'elle-même ; parfois même d'un simple endolorissement musculaire ou articulaire simulant un rhumatisme fugace ; ou bien, au contraire, un épanchement se constitue, séreux ou séro-purulent, ou franchement purulent, avec tendance à la diffusion, et réclamant promptement l'intervention chirurgicale. Chez le jeune malade, Maurice L..., je vis, dans l'espace de 5 jours, un épanchement purulent se constituer dans l'articulation du coude et remonter sous le triceps brachial, après avoir perforé la synoviale. Chez un autre malade, que mon ami le Dr Lubet-Barbon voulut bien m'admettre à traiter avec lui, les accidents pyémiques développés dans le cours d'une otite suppurée compliquée de mastoïdite de Bezold se révélèrent par une fièvre continue avec température élevée et par la formation rapide de deux abcès, dont l'un dans l'épaisseur du muscle deltoïde gauche et l'autre sous l'omoplate droite.

Degré très variable des lésions.

Il est d'autres localisations métastatiques, qui, pour rares qu'elles soient. ne méritent pas moins de vous être signalées : tels sont les épanchements pleuraux, sans abcès pulmonaires, observés par Kayser et par Schmiegelow, et les abcès du foie notés par Burnett. Enfin Unverricht a décrit, sous le nom de *dermatomyositis* une infiltration gélatiniforme du tissu sous-

Localisations plus rares des métastases.

Dermato-myositis.

cutané et des muscles des membres, avec rougeur éry-
sipélateuse de la peau, susceptible de se montrer dans
des circonstances analogues.

Bactériologie des métastases. Dans tous les cas où le liquide constitutif de ces
épanchements métastatiques a été examiné bactériolo-
giquement, on y a trouvé le même microbe que dans
le pus de l'oreille, et ce microbe était presque toujours
le *streptocoque*. A ce point de vue, ma propre expérience est complètement d'accord avec celle des autres.

Diagnostic. Le caractère pyémique des accidents que je viens de
vous décrire ne saurait être méconnu, pourvu que l'é-
coulement d'oreille ne passe pas inaperçu. Encore faut-
il pourtant que le médecin traitant sache assigner à ce
dernier symptôme la valeur qu'il mérite. J'ai vu, par
exemple, le père de mon second malade, médecin pourtant très instruit, frappé du peu d'abondance et de l'apparence séreuse de l'écoulement d'oreille, se refuser
longtemps à voir un rapport de cause à effet entre une
otite aussi insignifiante et les accès fébriles intenses pré-
sentés par son enfant, et attribuer à ces derniers une
origine paludéenne dont il croyait trouver l'explication
dans de grands travaux de terrassement exécutés ré
cemment dans son quartier.

*Diagnostic dif-
férentiel entre la
pyémie auricu-
laire avec phlé-
bite sinusienne et
la pyémie sans
sinusite.* En somme, la grosse question qui se présente, en
pareil cas, à l'esprit du médecin est celle de savoir si les
accidents pyémiques reconnus, et reconnus d'origine
auriculaire, sont, ou non, sous la dépendance d'une
thrombo-phlébite sinusienne. Voici les principaux éléments de ce diagnostic différentiel :

Tout d'abord notons que la pyémie sans sinusite a
presque toujours été observée jusqu'ici dans le cours
d'une otite aiguë, tandis que la thrombo-phlébite sinu-

sienne appartient surtout à la pathologie des otorrhées chroniques.

Les métastases de la thrombo-phlébite sinusienne sont presque toujours limitées aux poumons, tandis que cette localisation est exceptionnelle dans la pyémie sans sinusite qui retentit bien plus volontiers sur les articulations des membres, les gaines péri-articulaires et le tissu sous-cutané ou les muscles.

Enfin, tandis que la pyémie sans sinusite évolue le plus souvent sans signes locaux mastoïdiens, la thrombophlébite du sinus latéral existe rarement sans modifications locales à la partie postérieure de l'apophyse mastoïde et peut, à un moment donné, se révéler par des signes locaux caractéristiques, le long du trajet de la veine jugulaire, lorsque la phlébite se propage du sinus à cette veine.

Reconnaissons d'ailleurs que si les signes locaux devaient constituer l'unique base de ce diagnostic différentiel, les difficultés d'interprétation seraient très grandes, dans le cas où la pyémie auriculaire sans sinusite s'accompagne de mastoïdite. Dans le fait mentionné plus haut et que j'observai avec M. Lubet-Barbon, nous découvrîmes, au cours de son intervention, une fusée de Bezold tout à fait au début. Si l'opération eût été plus tardive, l'adjonction d'une infiltration cervicale profonde aux manifestations pyémiques observées eût pu légitimement nous faire penser à une thrombophlébite du sinus latéral déjà étendue à la jugulaire.

Je dois vous dire, d'ailleurs, que, dans ces cas particulièrement difficiles, le diagnostic se fait en réalité, ou se complète, au cours de l'intervention provoquée par les signes locaux mastoïdiens. Existe-t-il, en effet, de la phlébite du sinus latéral, comme cette complication ne se montre guère que par le fait de l'extension des lésions osseuses jusqu'au sinus, on se trouve naturellement conduit, en poursuivant ces lésions, jusqu'au sinus dénudé, dont on peut à loisir pratiquer l'examen méthodique.

Pronostic.   J'ai déjà insisté, dès le début de cette leçon, sur la signification complètement différente des accidents pyémiques survenant dans le cours d'une otorrhée, suivant qu'ils sont, ou non, sous la dépendance d'une thrombosinusite suppurée, la mort étant presque inévitable dans le premier cas, en dehors d'une intervention chirurgicale suffisamment hâtive, tandis que la guérison spontanée est la règle dans le second cas. Mais cette règle est loin d'être absolue, et il importe, par conséquent, que nous soyons en mesure d'apprécier la valeur des signes nous autorisant à attendre une terminaison heureuse ou fatale.

Importance de l'état du malade dans l'intervalle des accès fébriles.   A ce point de vue, l'élévation thermique, au moment des accès fébriles, est loin d'avoir la signification grave qu'on serait tenté de lui prêter théoriquement. Remarquez, par exemple, que chez mon jeune malade de l'observation II, qui guérit si bien et si rapidement dès la cessation de son otite, la température axillaire atteignit plusieurs fois 41° et dépassa même une fois ce chiffre, tandis que mon dernier malade, le jeune Maurice L..., qui succomba après avoir présenté successivement de l'anurie, compliquée d'albuminurie, puis une arthrite suppurée du coude et enfin des hémorragies multiples, la température ne dépassa jamais 39°,5 et resta inférieure à 38°, pendant les trois jours qui précédèrent sa mort. C'est que ce qui me paraît importer beaucoup plus que l'intensité des accès fébriles, c'est l'état du malade dans leur intervalle : le malade reprend-il, en dehors de ses accès, sa bonne mine, son appétit et son entrain habituels, les métastases manquent-elles ou ne se montrentelles que sous une forme atténuée, enfin l'examen des organes profonds est-il négatif, on a toutes raisons d'espérer et de promettre une issue favorable. Voit-on, au contraire, le malade maigrir et s'affaiblir à la suite des poussées fébriles, observe-t-on en même temps des épanchements suppurés, le pronostic doit être plus réservé ; mais il devient tout à fait grave quand le caractère pyémique des accidents se double, pour ainsi dire, d'un caractère septique, sous forme d'albúminurie, d'ictère, d'anurie et d'hémorragies multiples. Dans ce dernier cas, les craintes d'un dénouement fatal ne sont que trop souvent confirmées par l'événement.

Gravité de la forme septicémique.

En somme, comme vous pouvez le pressentir, d'après les quelques exemples que je viens de vous citer, la question des accidents pyémiques, survenant dans le cours des otorrhées, sans accompagnement de thrombophlébite sinusienne, est plus complexe que l'on ne serait porté à se la représenter, après avoir lu la description de Körner. Vous venez de voir, en effet, qu'à côté de la forme fébrile, nettement intermittente, compliquée ou non de métastases, et se terminant en général spontanément par la guérison, il y a lieu de distinguer une sorte de forme septicémique, accompagnée d'une fièvre plutôt rémittente que vraiment intermittente, et tuant par une sorte d'empoisonnement général du sang. Deux élèves de mon ami Lermoyez, MM. Stanculeanu et Baup, ont publié tout dernièrement dans le *Progrès médical*, deux remarquables faits cliniques observés chez leur maître et qui rentrent évidemment dans cette dernière catégorie : chez l'un l'otite, point de départ des accidents infectieux, datait de 6 mois, chez l'autre, de 6 semaines, et chez tous deux elle se compliqua de mas-

toïdite ; mais ni chez l'un ni chez l'autre, la double
intervention exécutée sur la jugulaire et sur le sinus ne
révéla de thrombus dans ces deux vaisseaux.

Ses caractères   Les symptômes consistèrent en une fièvre rémittente
cliniques.
qui chez le premier malade ne dépassa pas 39°, et qui
chez tous deux s'accompagna de diarrhée, d'ictère, de
gonflement douloureux de la rate et du foie, d'abattement et de somnolence et, dans les derniers temps, de
dyspnée, sans lésions pulmonaires. Ni chez l'un ni chez
l'autre il n'y eut d'accidents métastatiques. Malgré l'é-
nergie de l'intervention, ces deux malades succombèrent
en quelques jours. Chez tous deux, l'autopsie révéla les
lésions classiques et vagues de la septicémie ; mais le
point important c'est que l'examen du sang y révéla
du streptocoque pur, en grande quantité, dont l'inoculation tua une souris en 24 heures.

Pathogénie des   Je ne m'arrêterai pas longuement à discuter la ques-
accidents.
tion de la nature et de la pathogénie des accidents que
je viens de vous décrire, la bénignité de la grande majorité des cas excluant l'autopsie qui pourrait plus que
tout autre moyen contribuer à sa solution.

Opinion d'Otto   Otto Körner qui, ainsi que je vous l'ai dit plus haut,
Körner : phlébite
osseuse minus- donna la première description de cet ordre d'accidents,
cule.
chercha à en expliquer le développement par l'hypothèse de la phlébite d'une veinule du rocher. Dans ces
conditions les dimensions minimes du foyer d'infection
rendraient compte du caractère atténué des accidents.

Théorie de   Dans un très substantiel article consacré au même
Leutert : phlébite
sinusienne avec sujet et publié en 1897, dans le journal *Archiv. für*
thrombus parié-
tal non oblité- *Ohrenheilkunde*, le Dr Leutert (de Halle) rejette cette
rant.
hypothèse de Körner, comme ne s'appuyant sur aucune
constatation anatomique. Lui-même, ayant eu l'occa-

sion de constater, à l'autopsie d'une jeune fille emportée
par des accidents septicémiques, dans le cours d'une
otite aiguë, après avoir présenté des manifestations
métastatiques articulaires, pseudo-rhumatismales, ayant
eu, dis-je, l'occasion de constater l'existence, dans le sinus latéral, d'un thrombus pariétal, par conséquent non
oblitérant, émet la supposition que cette même lésion
sinusienne, jusqu'ici le plus souvent méconnue, pourrait bien servir habituellement de substratum anatomique
à la forme dite bénigne de pyémie auriculaire et considérée à tort comme indépendante de toute infection du
sinus latéral. Il admet d'abord que si la formation d'un
thrombus pariétal est propre aux otites aiguës, c'est
que, dans ces conditions, la virulence extrême des germes
infectieux ne laisse pas à la thrombose le temps d'aboutir à l'oblitération vasculaire. Quant aux différences très
nettes mises en évidence par Körner entre les métastases des deux variétés de pyémie auriculaire, il les
explique de la façon suivante : Dans les formes chroniques accompagnées de thrombo-phlébite oblitérante,
l'extrémité du caillot battue de biais par le courant
sanguin, au niveau d'une branche latérale, se laisse
morceler en fragments qui, arrêtés dans les capillaires
pulmonaires, donnent lieu à la formation d'infarctus
à leur niveau. Au contraire, en cas de thrombo-phlébite
latérale propre aux cas aigus, la surface du caillot
polie par le frottement du courant sanguin ne se laisse
pas fragmenter ; donc pas de gros embolus ni d'infarctus ; mais cela n'empêche pas les germes infectants
contenus dans certaines parties du caillot de passer
directement dans le sang, et, après avoir franchi les
capillaires pulmonaires, d'aller donner lieu à des
épanchements articulaires, ou autres, dans des régions
plus ou moins éloignées.

Critique de cette théorie.

Telle est la théorie assurément ingénieuse de Leutert ; mais je vous ferai remarquer de suite qu'elle est tout au plus applicable à la forme septicémique des accidents, dont nous nous occupons ; et encore le caillot pariétal qui est la clef de voûte de la théorie en question n'a-t-il pas été rencontré par Stanculeanu et Baup, lors de la très soigneuse autopsie qu'ils firent des deux cas semblables mentionnés plus haut. En revanche elle ne saurait s'appliquer à la forme bénigne; car comment concilier la présence d'un caillot, même pariétal, dont la disparition spontanée n'est guère facile à admettre, avec la terminaison favorable des accidents ?

Opinion de Brieger et de Heymann : passage direct des germes dans le sang.

Il me semble beaucoup plus simple d'admettre pour ces cas, avec Brieger et Heyman de Varsovie, le passage direct des germes infectieux dans le sang, à travers les parois vasculaires, et il est tout à fait rationnel de supposer avec Laurens que si ce phénomène a un caractère exceptionnel, en face de la grande fréquence des otites aiguës, cela tient sans doute à une exaltation également exceptionnelle de la virulence de ces germes.

Traitement.

La question du traitement des accidents que je viens de vous décrire représente assurément l'un des problèmes les plus délicats de la pathologie auriculaire.

Avant que la bénignité habituelle de ces accidents ne fût bien connue, certains chirurgiens mus par un zèle exagéré ne proposèrent pas moins que la ligature de la jugulaire et la résection d'une partie des parois osseuses de la caisse tympanique, comme remède à leur opposer ! Aujourd'hui, la notion de la tendance naturelle de l'affection vers la guérison spontanée a conduit

En dehors des formes septicémiques et de signes locaux mastoïdiens le simple

les otologistes à une conception plus sage des choses et à la conviction, qu'en dehors des formes septicémiques graves, que je viens de vous décrire, le drainage et l'antisepsie de la caisse constituent toutes les indications à remplir.

drainage de la caisse constitue toute l'indication à remplir.

A propos de la relation d'un cas de pyémie auriculaire observé par lui et dans lequel la ponction du sinus donna d'ailleurs du sang, contre-indiquant une intervention sur ce vaisseau, mon collègue et ami le Dr Laurens, me paraît avoir formulé très sagement et de la façon la plus concise les règles 'de ce traitement ; aussi ne crois-je pouvoir mieux faire que de reproduire ici ses conclusions, qui sont les suivantes :

1° Étant donnée une pyémie otique survenant avec une otite aiguë, sans localisation mastoïdienne, sans symptômes infectieux graves, faire un traitement purement otologique, en assurant le drainage de la caisse par des incisions multiples et répétées au besoin, et par des douches d'air. Soigner l'état général.

2° Si la même pyémie s'accompagne de mastoïdite, ouvrir l'apophyse et dénuder le sinus pour l'explorer.

Cas spéciaux dans lesquels il est indiqué de trépaner l'apophyse et d'explorer le sinus.

3° Enfin si la pyémie évolue sans réaction apophysaire, mais à grand fracas, avec signes de grande infection, ne pas hésiter à ouvrir l'antre ; s'il est sain, aller quand même au sinus, car il peut exister une sinusite sans mastoïdite. Faire suivre là dénudation d'une ponction : si l'aiguille ramène du sang, s'abstenir ; s'il y a thrombose, inciser le sinus, après ligature préalable de la jugulaire. Nous rentrons alors dans le cadre de la pyémie grave avec thrombo-phlébite sinusale.

J'ajouterai que, dans le cas de la forme septicémique, les interventions, tant sur le sinus que sur la jugulaire,

Traitement de la forme septicémique.

sont le plus souvent vouées à la stérilité et que l'on ne trouvera pas de thrombus dans l'un ni dans l'autre de ces vaisseaux. Aussi nous trouvons-nous réduits à recourir dans ces circonstances à une médication générale (toniques, injections sous-cutanées de sérum, ou injections salées très chaudes intraveineuses), etc., assurément fort rationnelle mais qui dans la majorité des cas ne peut empêcher le dénouement fatal.

Traitement des accidents mé- tastatiques. Je veux enfin, en terminant, insister sur la nécessité d'ouvrir promptement et de désinfecter soigneusement tout foyer métastatique accessible à notre intervention, dès que la formation d'un épanchement y aura été nettement reconnu, afin de ne pas lui laisser le temps de devenir, à son tour, le point de départ d'infections secondaires. Cette dernière partie de votre tâche exigera de votre part un examen quotidien et minutieux de toutes les parties du corps de votre malade. En effet, pour peu qu'il soit affaibli ou absorbé, celui-ci n'appellera pas toujours votre attention sur ces foyers secondaires dont on peut dire, comme des complications thoraciques du rhumatisme, qu'ils demandent à être systématiquement recherchés, pour être reconnus et traités à temps.

LEÇON XXIV

L'ABCÈS ENCÉPHALIQUE CONSÉCUTIF AUX SUPPURATIONS
PERICRANIENNES

Première partie.

L'abcès encéphalique représente une redoutable Fréquence de l'abcès encépha- complication des suppurations intracrâniennes, dont lique comme la fréquence relativement grande, de plus en plus éta- complication des suppurations au- blie par les progrès de la rhino-otologie et de la chi- riculaires et fron- to-ethmoïdales. rurgie crânienne, est pourtant encore insuffisamment connue de la majorité des médecins. Il s'en faut de beaucoup que toutes les cavités aérées péricrâniennes y prédisposent avec une égale fréquence : l'occurrence de cette complication exige en effet un étroit rapport de voisinage entre la cavité en question et l'encéphale ; aussi nous expliquons-nous facilement qu'elle n'ait pas encore été observée dans le cours de l'empyème sphé- noïdal, la paroi profonde de ce sinus étant séparée de la base du cerveau par toute l'épaisseur du corps pitui- taire et le dédoublement correspondant de la dure- mère ; en revanche on peut dire que l'abcès cérébral appartient à la pathologie courante de l'empyème fronto-ethmoïdal et surtout de l'otorrhée.

Les anciens médecins n'ignoraient pas la coexistence Étiologie. fréquente des suppurations de l'oreille et du cerveau :

seulement ils l'interprétaient de travers, faisant de
l'abcès encéphalique la lésion primitive qui, en s'écoulant par l'oreille, entraînait l'otorrhée comme conséquence. A Morgagni revient le mérite d'avoir le premier établi le vrai rapport de cause à effet entre ces
deux lésions. Beaucoup plus tard, cette conception
nouvelle devait être tout à fait mise au point par
Lebert, à l'aide de nombreux faits cliniques et anatomiques.

Travaux de Morgagni et de Lebert.

En général l'abcès encéphalique exige, pour son
développement, non seulement la suppuration de la
cavité voisine, mais aussi la lésion de la paroi osseuse ;
de là, sans doute, son apparition beaucoup plus fréquente dans les suppurations chroniques que dans les
suppurations aiguës. Cette particularité est notamment
bien établie pour l'abcès otique ; il résulte en effet
d'une statistique dressée par Jansen à la clinique otologique de Berlin, que, sur un total de 2 500 otites suppurées chroniques, on aurait relevé une proportion de
6 abcès encéphaliques, tandis qu'un total de 2 650
suppurations aiguës de l'oreille n'aurait donné qu'un
seul abcès cérébral. Ainsi que je vous l'ai déjà dit antérieurement, ce fait s'explique par la formation plus
facile d'adhésions entre la dure-mère et la pie-mère,
en cas d'une évolution lente du foyer extracrânien,
et consécutivement la transmission directe de l'infection de ce foyer au parenchyme cérébral. Bien souvent
même l'ostéite préparatoire de l'encéphalite a abouti à
une perforation de la paroi profonde du foyer, laissant la
dure-mère dénudée sur une étendue variable et directement en contact avec le pus et les germes infectieux
qu'il contient ; et le siège de cette dénudation prépare
en quelque sorte celui de l'abcès encéphalique. C'est
ainsi que la perforation de la paroi profonde du sinus

Influence des lésions osseuses et de la chroni-cité de la suppu-ration.

Rôle prépara-teur de la dénu-dation de la dure-mère.

frontal, dans l'empyème de cette cavité, prépare la formation de l'abcès dans la région antérieure du lobe
frontal située immédiatement en face de la lésion
osseuse, que la perforation du tegmen tympano-antral
prépare la suppuration de la face inférieure contiguë
du lobe temporal ; et qu'enfin la destruction de la paroi
postérieure de l'antre, au niveau du sillon sigmoïde,
prépare, en même temps que l'infection du sinus latéral, celle de la région antérieure de l'hémisphère correspondant du cervelet. Vous verrez bientôt, à propos de
la recherche opératoire de l'abcès encéphalique, les
conséquences pratiques considérables de cette loi de
topographie pathologique.

Rapport entre le siège de cette dénudation et celui de l'abcès encéphalique.

Pour le cas particulier de l'abcès cérébral, d'origine
otique, je dois encore vous répéter certaines particularités que je vous ai déjà signalées, à propos de l'étiologie des autres localisations de l'infection intracrânienne [1] d'une part l'influence spécialement nocive du
cholestéatome, d'autre part la fréquence plus grande de
l'affection, du côté droit et dans le sexe masculin.

Influence du cholestéatome.

Influence du côté malade, du sexe.

Conséquence du voisinage d'un foyer suppuratif
osseux et du transport des germes infectieux dans
l'épaisseur du tissu cérébral, par l'intermédiaire des
capillaires cérébraux, tributaires des sinus de la dure-
mère comme les capillaires osseux, l'abcès encéphalique
reconnaît parfois pour cause *provoquante* de son développement, soit un choc accidentel sur le crâne, soit une opération limitée au foyer osseux, alors que le parenchyme
cérébral est déjà en voie d'infection. C'est ainsi qu'il
n'est pas rare de voir les premiers symptômes de l'encéphalite apparaître, quelques jours ou quelques semaines après une ouverture chirurgicale du foyer osseux,

Rôle provo-quant d'un trau-matisme acciden-tel ou opératoire.

1. Voyez Leçon **XX**, pages 358 et 360.

Influence des
opérations in-
complètes.

au cours de laquelle on a noté une dénudation de la dure-mère. Et c'est surtout lorsque la désinfection du foyer extracrânien a été incomplète, que cette occurrence est à craindre, le traumatisme opératoire paraissant avoir alors pour conséquence de réveiller la virulence des germes infectieux.

Abcès céré-
braux d'origine
pyémique.

Telle est dans la grande majorité des cas la pathogénie des abcès cérébraux développés dans les circonstances dont nous nous occupons. Je ne vous rappelle que pour mémoire la possibilité du développement d'abcès métastatiques dans le tissu cérébral, dans le cours de la thrombo-phlébite sinusienne. Dans ces cas, d'ailleurs fort rares, la collection purulente peut se développer indifféremment dans l'un ou dans l'autre hémisphère.

Anatomie
pathologique.

Quand on fait l'autopsie d'un sujet ayant succombé à un abcès cérébral, d'origine otique ou frontale, on constate souvent, dès l'ouverture du crâne, des lésions ayant précédé ou accompagné son évolution. Indépendamment de la lésion osseuse primitive, qui fréquemment a pénétré jusqu'à l'intérieur du crâne, on peut

Lésions intra-
crâniennes con-
comitantes.

rencontrer une collection purulente sous-durale, une phlébite sinusienne, une lepto-méningite plus ou moins étendue. Il n'est pas rare, d'autre part, que la mort ait été causée par l'ouverture de l'abcès à la surface des circonvolutions, auquel cas le diagnostic anatomique apparaît même avant l'incision exploratrice du cerveau.

En dehors de ce cas spécial, on note souvent, dès que le cerveau a été extrait de la boîte crânienne, une sorte de distension de l'hémisphère affecté, avec aplatissement de ses circonvolutions.

Rapport entre
le siège du foyer

Si l'abcès est d'origine fronto-ethmoïdale, on le trouvera dans la région antérieure du lobe frontal ; est-il au contraire d'origine otique, son siège varie, ainsi que extracrânien et celui de l'abcès encéphalique. je vous l'ai dit tout à l'heure, suivant celui de la lésion osseuse. Si cette dernière a abouti à la perforation du sillon sigmoïde, c'est la partie antérieure de l'hémisphère correspondant du cervelet qu'occupera presque toujours la collection purulente : l'ostéite fongueuse a-t-elle perforé le tegmen tympano-antral, l'abcès sera généralement trouvé dans la partie inférieure du lobe sphénoïdal, soit dans sa région moyenne, soit en avant, vers sa pointe, soit, au contraire, vers sa jonction avec le lobe occipital, ou même en plein lobe occipital, suivant que la perforation osseuse siégera au niveau du tegmen tympanique, ou au niveau du tegmen antral. Enfin, pour ce qui est de l'abcès d'origine otique, il est encore un siège possible, correspondant à un point de départ spécial et à une voie particulière de l'infection qui, pour si rares qu'ils soient, n'en méritent pas moins de vous être signalés : je veux parler de l'abcès cérébral consécutif à des lésions labyrinthiques. Le transport des germes infectieux se faisant alors, soit par les aqueducs, soit par le .conduit auditif interne, l'abcès a, dans ces conditions, le plus de chances de se développer dans les parties de l'encéphale situées au contact de la partie interne de la face postérieure du rocher, c'est-à-dire dans la protubérance ou dans le pédoncule cérébelleux.

Notez bien que ce sont là des données qui n'ont rien Extension ultérieure de l'abcès. d'absolu. Tout d'abord, l'abcès né au voisinage de la lésion osseuse peut, par la suite, s'étendre plus ou moins loin de son point de départ, puis, par une infection secondaire, provoquer la formation d'une seconde ou de plusieurs autres collections purulentes. Ainsi, à Formation d'abcès multiples. l'autopsie d'une femme que j'avais opérée d'un abcès du lobe frontal, consécutif à un empyème du sinus frontal et dont j'avais drainé le foyer encéphalique, pendant quatre mois consécutifs, sans pouvoir en enrayer la tendance diffusante, je trouvai, outre le foyer traité, qui s'étendait d'avant en arrière jusqu'à 12 centimètres de l'écorce, une seconde collection purulente, non soupçonnée pendant la vie, située en dehors de la précédente et occupant l'écorce de la troisième circonvolution frontale, celle du pied de la frontale et de la pariétale ascendantes et de la partie supérieure de l'insula, ainsi que la substance blanche sousjacente à ces circonvolutions.

Je dois aussi vous signaler, à titre d'exception, il est vrai, la possibilité de la formation d'un abcès dans une région de l'encéphale plus ou moins distante de la perforation osseuse qui a, suivant toute vraisemblance, ouvert la voie à l'infection. Ainsi Morf a publié, en 1896, la relation d'un cas, à l'autopsie duquel, on trouva, d'une part, une fistule osseuse, partant de l'apophyse mastoïde remplie de fongosités et aboutissant à l'étage postérieur du crâne, en arrière et au-dessous du genou du sinus transverse intact, et d'autre part, deux abcès dans le lobe occipital. Le siège de la lésion osseuse aurait évidemment fait présumer dans ce cas un abcès cérébelleux.

Mais de pareilles exceptions ne sauraient infirmer en rien la valeur de la loi que je vous énonçais tout à l'heure et qui veut que, dans l'immense majorité des cas, l'abcès encéphalique siège au voisinage immédiat de la lésion osseuse qui en a provoqué le développement, et qu'il n'en soit séparé que par une mince couche de tissu cérébral, dans lequel le microscope révèle presque toujours des lésions d'encéphalite, alors même qu'il paraît sain à l'œil nu.

Dimensions   Les dimensions de l'abcès sont fort variables : elles dé-

pendent beaucoup de la survie plus ou moins longue du
malade. C'est ainsi que des autopsie sont été publiées au
cours desquelles on avait trouvé la presque totalité d'un
lobe cérébral ou d'un hémisphère cérébelleux transformé
en une poche purulente.

Le plus souvent l'abcès est unique ; je suis pourtant
porté à croire que la rareté des abcès multiples pourrait bien avoir été exagérée ; il s'en faut en effet
de · beaucoup que l'autopsie soit toujours faite ; or
elle seule peut généralement révéler la présence
d'un second· ou d'un troisième abcès, et il se peut
que bien des décès survenus malgré une intervention
hâtive et attribués à une complication méningée ou
autre aient · eu pour cause véritable un second abcès
méconnu.

Vous lirez dans la plupart des descriptions relatives
à l'anatomie pathologique · des abcès encéphaliques la
mention d'une sorte de membrane d'enkystement iso-   Membrane
lant la collection purulente du tissu cérébral ambiant. Il   d'enkystement.
s'agit là, à vrai dire, d'une simple induration inflammatoire du tissu nerveux qui d'ailleurs manque souvent ; quoi qu'il en soit, alors même que cette prétendue
membrane enkystante existe, il importe que vous
sachiez bien que sa présence n'implique aucunement
un état d'arrêt de l'encéphalite, et qu'elle ne cons-   Elle n'empê-
tituc en aucune façon une barrière à son extension   che pas les progrès de l'encé-
ultérieure. Je puis vous citer un exemple frappant   phalite.
du contraire : dans le second cas où j'eus l'occasion d'ouvrir un abcès cérébral, il y avait si bien
apparence de la membrane en question, que le
bistouri donna au doigt la sensation d'une résistance élastique, puis celle d'un craquement, au
moment où la poche ouverte laissa échapper le pus et ·
les gaz qui la distendaient. Ce cas fut pourtant un de

ceux où, dans la suite, la suppuration cérébrale présenta une tendance à la diffusion que rien ne put
enrayer.

Caractères du pus.

Le pus des abcès encéphaliques est le plus souvent
bien lié, d'apparence crémeuse, de couleur jaunâtre
ou, plus fréquemment verdâtre ; il est habituellement
très fétide ; il n'est pas rare, dans ce cas, que l'abcès
renferme simultanément des gaz également fétides qui
s'échappent avec bruit, comme dans le fait que je
viens de vous citer, au moment où l'on en pratique
l'ouverture.

Ainsi développé en plein parenchyme cérébral dont
il dissocie et détruit les éléments, il semblerait que
l'abcès encéphalique, avant même d'avoir atteint de
grandes dimensions, dût traduire sa présence par des
désordres profonds dans les fonctions nerveuses ; or
j'aurai bientôt l'occasion de vous prouver que bien
souvent il en est tout autrement ; et en fait, la latence
relative de certains abcès cérébraux, parfois volumineux, n'est pas un des traits les moins remarquables de
leur symptomatologie. Cette latence serait même plus
complète, si l'abcès encéphalique ne trahissait cliniquement sa présence que par la destruction des régions
nerveuses qu'il occupe.

Effets de com-
pression générale
intra-crânienne
et effets de voi-
sinage de l'abcès
sur les éléments
nerveux.

Il se trouve en effet que ses localisations habituelles,
qu'il soit d'origine frontale ou otique, correspondent
à des régions plus ou moins distantes des centres ou
des faisceaux moteurs. Mais il paraît bien démontré
par le rapprochement des symptômes et des lésions,
dans les cas observés jusqu'ici, qu'indépendamment
des phénomènes de compression générale qu'il détermine sur l'ensemble de l'encéphale, en s'arrogeant une
part de la place normalement occupée par ce dernier
dans la boîte crânienne, l'abcès cérébral exerce, en

outre, une pression de voisinage sur les centres et les faisceaux en question. Telle est l'origine des troubles moteurs et sensitifs que j'aurai à vous décrire bientôt, comme pouvant figurer dans la symptomatologie de l'affection qui nous occupe.

Abandonné à lui-même, l'abcès encéphalique présente une tendance des plus marquées à la diffusion dans tous les sens, aucun obstacle ne s'apposant à ses progrès dans ce tissu cérébral où l'infection se propage avec la facilité d'un incendie dans une meule de paille ; aussi arrive-t-il un moment où, lorsque l'œdème cérébral n'a pas amené prématurément la mort, la collection purulente s'ouvre, soit à la surface du cerveau, soit dans la cavité ventriculaire, terminaison invariablement suivie de mort, à bref délai. Exceptionnellement l'abcès s'est évacué au dehors par le foyer osseux qui en avait été le point de départ ; mais il ne faudrait pas que de pareils exemples fûssent considérés comme un encouragement à l'abstention opératoire, car, même dans les cas fort rares où ce dénouement s'est produit, il n'a pas été suivi de guérison, et il suffit d'ailleurs d'avoir été aux prises avec les difficultés du traitement post-opératoire de cette affection pour comprendre que la nature ne peut à elle seule opérer le drainage et le tarissement complets de pareils foyers, après en avoir favorisé l'évacuation en dehors.

Extension de l'abcès.

Son ouverture spontanée à la surface de l'encéphale ou dans la cavité ventriculaire.

Le début clinique de l'abcès encéphalique est en général des plus insidieux ; avant que n'éclatent les symptômes caractéristiques de sa présence, les malades passent presque toujours par une phase prodromique, correspondant vraisemblablement à la formation de la collection purulente dans le tissu nerveux et à la

Symptomatologie.

Caractère insidieux du début.

période pendant laquelle elle n'est pas suffisamment
étendue pour occasionner des phénomènes de compression générale sur l'ensemble de l'encéphale, ou
pour retentir par voisinage sur les centres ou faisceaux
moteurs ou sensitifs, situés à portée de son action
irritante ou compressive. Cette phase est exclusivement marquée par des douleurs de tête, vagues et
irrégulières dans leur retour, et surtout par un état
général de malaise, de langueur et de dépérissement
accompagné, ou non, d'une légère élévation thermique vespérale. Quelquefois la douleur de tête,
tout en étant peu prononcée, présente un caractère de
fixité dans son siège, de nature à frapper l'attention
du médecin.

Exemples de
la latence de la
période initiale.
Voici quelques exemples de cette insidiosité initiale
empruntés à ma pratique personnelle :

Mlle S..., une personne de 57 ans, que j'avais opérée,
le 17 mai 1896, d'une mastoïdite de Bezold, 7 semaines après le début d'une otite aiguë, reste triste et languissante à la suite de mon intervention, se plaignant
de douleurs vagues dans la moitié correspondante de
la tête. Au milieu de juillet, elle était toujours dans un
état imparfaitement satisfaisant, sans fièvre, à la vérité,
pouvant sortir, mais ne manifestant ni appétit ni entrain.
Localement, la situation n'était pas parfaite non plus :
la plaie mastoïdienne était restée fistuleuse à sa partie
inférieure, d'où s'écoulait journellement une minime
quantité de pus : l'oreille elle-même était le siège d'un
très léger reste d'otorrhée.

Vous reconnaîtrez sans doute avec moi que cet
ensemble clinique vague n'était vraiment pas de nature
à faire soupçonner l'imminence de quelque grave complication intracrânienne. Or, peu de jours après, la
malade, en rentrant chez elle, était prise de vomisse-

ments alimentaires, puis bilieux, en même temps qu'elle accusait un redoublement de ses douleurs fronto-pariétales habituelles. Le lendemain, les symptômes persistaient, en se compliquant de vertiges ; le surlen-demain la malade était en proie à une violente agitation accompagnée de délire, et le jour suivant, elle tom-bait dans le coma.

Autre exemple : M. de P..., opéré par moi, le 8 mai de la même année, d'un empyème frontal ; mais opéré incomplètement la première fois, le curettage ayant respecté une partie des fongosités, et le sinus du côté opposé, également malade, n'ayant pas été ouvert, présente les jours suivants, une fièvre rémittente, oscil-lant entre 38 et 39° ; le 31 mai, les deux sinus sont curettés à fond ; après une défervescence transitoire, la température recommence à osciller entre les mêmes chiffres ; en outre, le malade ne manifeste aucun appé-tit et maigrit d'une façon alarmante ; mais ses facultés intellectuelles demeurent intactes, et il ne présente aucune douleur de tête et aucun désordre de la motilité ni de la sensibilité ; ce n'est que le 9 juin que nous notons, pour la première fois, un certain désordre dans ses idées, en même temps qu'il laisse inconsciemment échapper ses urines ; dès le lendemain, le crâne est ouvert et je trouve un abcès dans la partie antérieure du lobe cérébral droit.

Je pourrais multiplier des citations semblables : mais les deux exemples précédents m'ont paru suffisamment typiques.

Après quelques jours ou quelques semaines de ces symptômes vagues, l'abcès cérébral finit par acquérir des dimensions incompatibles avec la continuation du fonctionnement régulier des centres nerveux, et le malade entre dans une nouvelle phase de son affec- Période d'état.

tion : celle que l'on appelle communément la période d'état.

Le tableau clinique correspondant à cette seconde phase m'a paru très particulier et très caractéristique : la douleur de tête, naguère vague et non continue, ne quitte plus le malade, et augmente d'intensité. On ne saurait mieux la comparer qu'à la céphalalgie migraineuse, d'autant plus que, comme cette dernière, elle prédomine dans une moitié de la tête et s'accompagne de photophobie et d'un état nauséeux continuel, donnant lieu à d'incessants vomissements bilieux. Elle se complique, d'autre part, d'un état vertigineux, empêchant les malades de se tenir debout.

Cette période de souffrance fait place peu à peu à un état de somnolence progressive : le malade est étendu dans son lit, indifférent à tout ce qui se passe autour de lui ; d'abord il répond encore aux questions qu'on lui adresse, mais bientôt il faut que ces questions soient réitérées et faites à haute voix et avec insistance pour amener une réponse. Les réponses elles-mêmes, exactes au début, finissent par perdre ce caractère, et le malade tombe insensiblement dans un délire tranquille, ne reconnaissant plus les personnes qui vivent avec lui. A un degré de plus, il profère des paroles inintelligibles ; finalement il tombe dans le coma, la la vie ne se trahissant plus chez lui que par la continuation du fonctionnement régulier des appareils de la nutrition.

A ce moment, la température est le plus souvent normale en dehors d'une complication méningée ou sinusienne ; si elle s'élève au-dessus du chiffre normal, c'est rarement pour atteindre un degré élevé. On a même cité des cas accompagnés d'hypothermie.

Céphalalgie à caractère migraineux.

État nauséeux et vertigineux.

Somnolence aboutissant progressivement au coma.

La température peut demeurer normale.

Quand il existe de la fièvre, elle ne s'accuse pas tou- Ralentissement du pouls. jours par une acclérération du pouls, en rapport avec l'élévation thermique. Le ralentissement est en effet un des symptômes les plus fréquents et les plus parti- culiers accompagnant l'évolution de l'abcès encéphali- que. Von Bergmann l'a vu tomber à 46 pulsations par minute ; Heimann à 44 ; Mignon enfin à 42. En même temps qu'il se ralentit, le pouls conserve généralement sa force et sa régularité ; et ce n'est pas une des parti- cularités les moins frappantes de la physionomie clini- que de l'abcès encéphalique, que le contraste entre l'aspect du malade plongé dans un coma, dont aucune excitation ne peut le tirer, et cette constatation d'une respiration calme et profonde et d'un pouls fort et régulier.

Indépendamment des symptômes que je viens de Symptômes de foyer. vous énumérer et qui proviennent surtout de l'action compressive exercée par l'abcès sur la masse totale de l'encéphale, on peut en observer d'autres, dits symptô- mes de foyer et résultant de l'action de l'encéphalite sur les régions environnantes, suivant le mécanisme que je vous ai exposé plus haut. Ces symptômes sont des plus inconstants et varient nécessairement suivant le siège de l'abcès.

Ils sont exceptionnels en cas d'abcès du cervelet ; Leur rareté dans l'abcès cé- rébelleux. pourtant Acland et Ballance ont observé, chez un jeune homme heureusement opéré par eux d'un abcès de la partie antérieure de l'hémisphère cérébelleux droit, une déviation conjuguée de la tête et des yeux vers le côté gauche, du nystagmus latéral, et une parésie des mem- bres du côté droit, avec exagération des reflexes tendi- neux et tendance aux phénomènes convulsifs. Avec Luciani ces auteurs rapportent les troubles moteurs en question, dans les membres du côté de la lésion, à la

destruction ou à la compression de faisceaux nerveux
de renforcement allant de l'hémisphère cérébelleux
d'un côté à l'hémisphère cérébral du côté opposé, d'où
diminution de l'influence cérébrale motrice et exagération de l'influence spinale sur l'appareil musculaire de
ces membres.

Hémiplégie
alterne dans l'ab-
cès protubéran-
tiel. Le Pr Berger, de son côté, a observé un cas d'hémiplégie alterne chez une jeune femme qui suc-
comba dans le coma, à la suite d'une otorrhée et à
l'autopsie de laquelle on trouva un abcès de la protubérance.

Symptômes
propres à l'abcès
temporo-sphéno-
ïdal. Si les symptômes de foyer sont tout à fait exceptionnels pendant l'évolution de l'abcès cérébelleux il n'en
est pas de même des localisations sphénoïdale et frontale de l'encéphalite. Dans le premier cas l'abcès peut,
en s'étendant de bas en haut, parvenir assez près de la
région corticale, dite rolandique, pour en produire la
compression ou l'irritation, action qui se traduira par
des troubles moteurs dans le membre supérieur ou
inférieur, ou dans la moitié de la face du côté opposé.
Des effets analogues pourront être le résultat de l'extension de l'abcès vers la profondeur, dans la direction de
la capsule interne ; mais alors l'effet produit sera différent, suivant que la collection purulente siégera plutôt
dans la région antérieure du lobe en question, ou qu'il
pointera vers le lobe occipital, qui est lui-même facilement envahi par la suppuration dans ces circonstances ;
et aussi suivant qu'il s'agira de l'hémisphère droit ou
du gauche.

Caractère gé-
néralement in-
complet des pa-
ralysies; adjonc-
tion fréquente de
spasmes. Les troubles moteurs, quel qu'en soit le mécanisme,
ne se montrent jamais sous la forme de paralysies complètes : il s'agit presque toujours de simples parésies
souvent précédées ou accompagnées de tremblements
ou de spasmes cloniques ou toniques.

Chez un malade tout dernièrement opéré par Broca d'un abcès sphénoïdal inférieur, le seul trouble moteur observé se réduisit à quelques mouvements convulsifs dans les doigts de la main du côté opposé, qui se répétèrent trois jours de suite, puis cessèrent avant l'opération. J'ai observé des manifestations semblables chez les deux malades atteints d'abcès du lobe frontal que j'ai eu l'occasion de traiter : chez l'un, M. de P.., il se produisit, au moment même de l'incision opératoire du tissu cérébral, une série de contractions saccadées dans les membres du côté opposé ; ces phénomènes se répétèrent les jours suivants, puis firent place à de la parésie. Chez mon autre malade, Mᵐᵉ C..., les troubles du même ordre ne survinrent que cinq jours avant la mort, après quatre mois de drainage du seul de ses deux abcès qui avait été reconnu, et furent vraisemblablement causés par la collection latente découverte à l'autopsie et qui occupait l'écorce du pied des circonvolutions frontale et pariétale ascendante et de l'insula, ainsi que la substance blanche sous-jacente à ces circonvolutions ; chez cette malade, les troubles moteurs consistèrent en des secousses cloniques dans les muscles de la moitié de la face et des membres du côté opposé à la lésion, puis en une parésie de ces mêmes muscles accompagnée de contracture.

En terminant cette énumération des troubles moteurs susceptibles de se montrer dans le cours de l'abcès encéphalique, je dois encore vous signaler la paralysie de la troisième paire assez fréquemment notée pendant l'évolution de l'abcès sphénoïdal du même côté et ne pouvant guère s'expliquer que par la compression du tronc nerveux, à distance. Généralement alors cette paralysie est incomplète et se traduit simplement par de la ptosis et de la mydriase.

Paralysie de la 3ᵉ paire.

Déviation conjuguée de la tête et des yeux.   Enfin à la symptomatologie de l'abcès sphénoïdal appartient encore la déviation conjuguée de la tête et des yeux, précédée souvent de nystagmus, la déviation étant dirigée vers l'hémisphère lésé.

Hémianesthésie.   Le siège de l'abcès dans la partie postérieure du lobe sphénoïdal, à sa jonction avec le lobe occipital, ou dans ce dernier lobe. entraîne généralement la production de symptômes de foyer tout différents, par suite de la lésion directe. ou à distance, des faisceaux sensitifs qui abondent dans ces régions. Aussi est-il habituel d'observer. dans ces conditions, une diminution ou une perte complète de la sensibilité générale, ou seulement à la douleur, sur les téguments et les muqueuses de la moitié opposée du corps.

Hémianopsie.   Il est un trouble sensoriel assez souvent noté dans les mêmes conditions, depuis que l'attention a été attirée vers lui par Knapp, Oppenheim et tout récemment par Lannois et Jaboulay ; je veux parler de l'hémianopsie. du côté opposé à la lésion, provenant, par conséquent, d'un défaut de fonctionnement de la moitié de chaque rétine correspondant au côté de la lésion. Ce symptôme accompagné de la conservation du réflexe papillaire est attribué par Lannois et Jaboulay à l'interruption des fibres blanches qui vont du corps genouillé externe à la face interne du lobe occipital. Il existait manifestement chez le malade observé par ces deux auteurs et dont l'abcès siégeait à la jonction des lobes sphénoïdal et occipital : en revanche, il faisait défaut chez le malade de Morf porteur de deux collections purulentes, en plein lobe occipital. Chez ce dernier, les symptômes en foyer consistèrent en une hémianalgésie, dans la moitié opposée du corps, bientôt suivie d'hémianesthésie complète et de parésie motrice occupant les membres et la moitié correspondante de la face.

La localisation de l'abcès sphénoïdal ou frontal du côté gauche est de nature à entraîner une symptomatologie un peu particulière, par suite de la présence, de ce côté, du centre du langage articulé et des faisceaux qui le relient aux divers centres sensoriels. Il n'est donc pas surprenant que des troubles aphasiques soient assez ordinairement rencontrés dans ces conditions, surtout quand on songe à en rechercher l'existence; mais il s'agit alors, presque toujours, d'une forme spéciale d'aphasie, d'une aphasie sensorielle, consistant en ce que le malade ne peut trouver le nom de certains objets qu'on lui présente, tout en étant parfaitement capable de répéter ce nom, après qu'il a été prononcé devant lui. Il semble donc qu'il y ait alors interruption de la communication entre le centre visuel et le centre moteur, mais persistance de la communication entre le centre moteur et le centre auditif.

Troubles aphasiques fréquents, quand l'abcès siège à gauche.

Je crois devoir vous rappeler, à propos de cette question de l'aphasie, dans le cours de l'abcès cérébral, que l'autopsie de celle de mes malades, qui succomba à un double abcès frontal, montra que l'une de ces collections, celle qui n'avait pas été soupçonnée pendant la vie, intéressait, entre autres parties, l'écorce de la troisième circonvolution frontale du côté droit : nul doute par conséquent que, si la lésion avait siégé dans l'hémisphère gauche, elle ne se fût traduite cliniquement par une aphasie motrice des plus prononcées.

Marche.

La marche de l'abcès encéphalique est rarement foudroyante ; lorsque les choses sont abandonnées à leur cours naturel, sa durée mesure habituellement plusieurs semaines. Cette durée est d'ailleurs d'une évaluation très difficile, par suite du caractère latent de la phase initiale de l'affection. Une fois tombé dans le coma, le malade peut survivre plusieurs jours encore : mais il

Mécanisme va-
riable de la ter-
minaison mor-
telle.

peut tout aussi bien être enlevé, d'un moment à l'autre, par les progrès de la compression et de l'œdème intra-crâniens, particulièrement rapides en cas d'abcès cérébelleux, ou par les phénomènes de paralysie bulbaire propres à la même localisation ; ou bien, on verra tout à coup le malade pâlir, puis se cyanoser, et les membres, ainsi que la face, être secoués par des convulsions épileptiformes, en même temps que la respiration s'accélère et s'embarrasse et que le pouls devient filiforme et incomptable ; ce tableau indique que la collection purulente vient de s'ouvrir à la surface des circonvolutions ou dans la cavité ventriculaire, occurrence suivie de l'agonie à bref délai.

Je vous rappelle enfin que l'abcès encéphalique n'évolue pas toujours isolément, et qu'il n'est pas rare, au contraire, que sa physionomie clinique soit modifiée (en même temps que son cours s'en trouve accéléré), par la coexistence de lésions méningitiques ou d'une thrombo-phlébite sinusienne.

Je terminerai dans ma prochaine leçon ce qui a trait à l'abcès encéphalique, en la consacrant au diagnostic et au traitement de cette affection.

LEÇON XXV

L'ABCÈS ENCÉPHALIQUE
(SUITE).
DIAGNOSTIC ET TRAITEMENT

La question du diagnostic de l'abcès encéphalique implique la solution de deux problèmes : celui de l'existence et celui du siège de la collection purulente. Cette solution se simplifie généralement, au fur et à mesure que l'on s'éloigne du début des accidents. Au contraire, tout ce que je vous ai dit précédemment, relativement à l'extrême insidiosité de la phase initiale de l'encéphalite[1], doit vous faire pressentir quelle tâche délicate représente le diagnostic précoce de l'affection. Or j'aurai bientôt l'occasion de vous montrer combien il importe, pour le salut du malade, que l'abcès dont il est porteur puisse être évacué à temps, à la faveur d'un diagnostic posé dès les premières manifestations cliniques de sa formation.

C'est une opinion formulée couramment dans les livres classiques, comme dans les monographies spéciales, qu'à sa première période du moins, l'abcès du cerveau peut être et est effectivement le plus souvent latent, et que quelquefois il constitue une découverte

Double problème inhérent au diagnostic de l'abcès encéphalique.

***

1. Voy. page 437.

d'autopsie. Il y a assurément une grosse part de vérité
dans cette assertion ; mais encore comporte-t-elle des
réserves et une certaine interprétation : je pense, pour
ma part, que la latence de l'abcès encéphalique est tout
ce qu'il y a de plus relatif au monde, et qu'elle est en
raison directe de l'ignorance ou du défaut de perspica-
cité du médecin. Je vais m'expliquer par quelques
exemples empruntés à ma pratique personnelle.

Le premier malade chez lequel j'eus l'occasion d'observer un abcès encéphalique, était porteur d'une vieille
otorrhée pour laquelle je pratiquai un large évidement
pétro-mastoïdien. Je trouvai l'apophyse transformée en
une vaste caverne fongueuse, remplie par un énorme
cholestéatome, et je notai une perforation du sillon sigmoïde laissant le sinus latéral à nu sur une assez grande
longueur. L'opéré quitta mon dispensaire au bout de
8 jours, dans un état en apparence satisfaisant, pro-
mettant de revenir se faire panser régulièrement. Mais
quelques jours plus tard, il était pris de vertiges vio-
lents, de vomissements verts et d'un endolorissement,
d'abord peu prononcé, dans la moitié de la tête correspondant à l'oreille opérée, en sorte qu'il ne lui fut plus
possible de sortir et que je dus aller le panser chez lui.

Comme il vivait dans une habitation sordide, je me
décidai à le faire admettre dans un service hospitalier.
Sa température étant jusque-là restée normale, je n'avais
pas cru devoir m'alarmer outre mesure des symptômes
précédents auxquels j'attribuais une origine labyrinthique. Une semaine plus tard, je fus informé par l'interne du service dans lequel il était soigné, qu'il venait
de succomber, après deux jours de céphalée intense
ayant abouti à un court coma. Alors seulement et après
coup, je réformai mon diagnostic et je ne doutai pas
qu'il ne se fût agi d'un abcès encéphalique, que je n'hé-

sitai pas à localiser dans le cervelet, en raison du siège spécial des lésions osseuses constatées lors de l'évidement pétro-mastoïdien. Mon opinion fut, de tous points, confirmée par l'autopsie, qui montra le tiers antérieur de l'hémisphère cérébelleux transformé, partie en une bouillie sanieuse, partie en une poche remplie de pus verdâtre extrêmement fétide.

A cette époque où j'étais encore peu familiarisé avec la symptomatologie des suppurations intracrâniennes, cette période de formation de l'abcès avait été *latente* pour moi : elle ne le serait plus aujourd'hui, étant donnée la connaissance que je possède maintenant de la signification des vertiges, des vomissements verts, et de la céphalalgie sourde, survenant, même sans fièvre, chez un malade à qui l'on a pratiqué l'ouverture large et le nettoyage complet d'un foyer extracrânien suppurant.

Je pourrais faire les mêmes réflexions à propos d'une autre de mes malades, Mlle S..., dont je vous ai parlé dans ma précédente leçon. Je vous rappelle que cette femme, pendant les deux mois qui s'écoulèrent entre son évidement mastoïdien et les accidents terminaux qui l'emportèrent, présenta pour toute symptomatologie de l'abcès cérébral en formation chez elle, des douleurs sourdes, mais persistantes, dans la moitié correspondante de la tête, compliquées d'un état de langueur et d'inappétence que rien n'expliquait. Je n'attribuai pas à ces symptômes toute l'importance qu'ils méritaient : aujourd'hui, si je les rencontrais chez un autre malade, je me trouverais porté à les prendre, au contraire, en très sérieuse considération.

En somme, disons que si l'abcès encéphalique n'est pas absolument *latent*, au propre du mot, il ne révèle sa présence, pendant une période parfois très prolongée, que par des symptômes, à la vérité, fort obscurs, mais que l'on n'a pas le droit de méconnaître ni de négliger ;

Gravité de l'apparition ou de la persistance de certains symptômes après désinfection du foyer osseux. du moins il n'est pardonnable de les mal interpréter qu'aussi longtemps que le foyer osseux, cause première des accidents intracrâniens, n'a pas été opéré, car il est logique alors d'attribuer à la rétention du pus à son intérieur la plupart des symptômes accusés par le malade. Au contraire, ce foyer une fois largement ouvert et dûment curetté et désinfecté, le malade ne *doit* plus présenter aucun symptôme anormal, tant au point de vue de son état local que de son état général : toute persistance de fièvre, de douleurs, de malaise, de dépérissement, à quelque degré que ce soit, doit éveiller le soupçon d'une complication intracrânienne initiale.

Diagnostic différentiel entre l'abcès encéphalique et l'abcès extra-dural. Avant de s'arrêter à l'hypothèse d'une collection purulente intracérébrale, il est une complication à laquelle il faut tout d'abord songer : l'abcès extradural qui peut, par la compression générale et de voisinage qu'il exerce à l'intérieur du crâne, produire un ensemble symptomatique fort analogue à celui de l'abcès encéphalique. Cette analogie et la confusion qu'elle peut entraîner sont d'ailleurs sans importance, puisque l'espace extradural se trouve sur la route que le chirurgien doit parcourir pour atteindre le parenchyme cérébral. Mais nous possédons un moyen très simple d'augmenter la valeur de nos présomptions avant l'ouverture crânienne : je veux parler de l'examen ophtalmoscopique dont mon ami le Dr Valude vous entretiendra plus lon-

Importance de l'examen du fond de l'œil. guement dans une leçon spéciale que je l'ai prié de vous faire ici même. Je ne saurais toutefois omettre de vous en dire, dès aujourd'hui, toute l'importance, au point de vue du diagnostic de l'abcès encéphalique, surtout quand le résultat en est positif. Il importe, en effet, que vous sachiez que, si les modifications du fond de l'œil peuvent manquer, en cas d'encéphalite, elles sont absolument exceptionnelles dans le cours des suppurations extradurales. Pratiqué chez un malade porteur d'un abcès encéphalique, cet examen manquera rarement de révéler, soit exclusivement, soit avec une prédominance marquée dans l'œil correspondant à l'hémisphère lésé, des signes de névrite optique, ou simplement une turgescence anormale des vaisseaux rétiniens. Cet examen est d'autant plus indiqué, à cette période initiale, que le malade, encore en possession de ses facultés intellectuelles, s'y prête sans difficulté.

L'examen du fond de l'œil ne saurait, en revanche, servir de moyen de diagnostic entre l'encéphalite et la leptoméningite, les modifications rétiniennes étant à peu près aussi fréquentes dans un cas que dans l'autre ; mais en général, les éléments de différenciation ne manquent pas entre ces deux affections. Tout d'abord les allures de la suppuration extracrânienne, dans le cours de laquelle ont éclaté les accidents en question, permettent déjà une certaine présomption en faveur de telle ou telle localisation, puisque, ainsi que je vous l'ai déjà dit précédemment, la lepto-méningite appartient plutôt aux suppurations aiguës, tandis que les chroniques infectent beaucoup plus souvent le parenchyme cérébral que l'espace sous-arachnoïdien.

Diagnostic entre l'abcès encéphalique et la lepto-méningite.

A comparer les symptômes habituels aux deux affections, les caractères distinctifs ne font pas non plus défaut : si la céphalalgie, les vomissements bilieux, et même (ceci s'applique à l'abcès cérébelleux), la raideur de la nuque sont des manifestations communes à ces deux localisations de l'infection intracrânienne, l'abcès ne s'accompagne que bien exceptionnellement de la constipation et de l'inégalité pupillaire si fréquentes dans l'évolution de la méningite ; enfin je ne saurais trop insister sur la rareté des chiffres thermiques élevés pendant

Éléments différentiels

la plus grande partie du cours de l'abcès cérébral non compliqué et surtout sur ce remarquable ralentissement du pouls constaté sur un grand nombre de malades soumis à une compression intracrânienne, en général, et en particulier à celle d'un abcès encéphalique. Ce signe n'est malheureusement pas constant, mais dans les cas assez fréquents où il existe, il peut être considéré comme un des plus précieux moyens de diagnostic dont nous disposions pour la solution du problème en question.

A ces moyens de différenciation est venu s'ajouter, dans ces dernières années, un procédé d'investigation direct permettant au clinicien de se renseigner exactement sur l'état de l'espace sous-arachnoïdien ; je veux parler de la ponction lombaire dont je compte vous entretenir plus longuement dans ma leçon suivante relative à la méningite. Qu'il me suffise de vous dire aujourd'hui que, dans le cas d'hésitation entre un abcès encéphalique et une méningite, l'absence de microbes dans le liquide retiré par la ponction et l'innocuité de ce liquide inoculé à des animaux constitueraient de forts éléments de présomption en faveur de la première hypothèse.

Dans une précédente leçon, à propos du diagnostic de la thrombo-phlébite sinusienne, je vous ai parlé de la confusion parfois commise entre ces accidents et la fièvre typhoïde. J'ai connaissance d'une erreur semblable commise au détriment de malades porteurs d'un abcès encéphalique qui ne fut diagnostiqué… qu'à l'autopsie, parce que l'otorrhée cause de tout le mal avait passé inaperçue.

Cette même omission de l'examen des oreilles ou des fosses nasales pourra faire prendre pour un coma urémique les manifestations d'un abcès cérébral non soupçonné. L'erreur est beaucoup plus difficile à éviter à Tubercules cérébraux. propos d'une tumeur cérébrale et notamment de tubercules cérébraux survenant (ce qui n'a rien d'exceptionnel) chez un sujet atteint d'une otite tuberculeuse. Dans le cas particulier de cette dernière affection, le diagnostic se trouvera parfois simplifié par la multiplicité même des tubercules qui, disséminés dans les deux hémis· phères cérébraux, donnent lieu à des symptômes de fóyer multiples, incompatibles avec l'hypothèse d'un, ou même de plusieurs abcès développés au voisinage du rocher malade. Mais en admettant que, par suite de difficultés insolites, l'opérateur, à la poursuite d'une collection purulente, n'ait rencontré, à l'ouverture du crâne, que des tubercules, y aurait-il là matière à des regrets sérieux ? et, suivant la remarque de Ballance ne vaut-il pas mieux s'exposer à pratiquer une opération inutile, chez un malade perdu irrévocablement, que de risquer de le voir succomber faute d'une intervention décidée à temps ?

A propos de ces difficultés exceptionnelles de dia- Difficultés créées par la coexistence de lésions infectieuses multiples dans le crâne. gnostic je dois vous signaler encore le fait beaucoup moins rare de la coexistence des diverses localisations de l'infection intracrânienne. Le plus souvent ce n'est qu'au cours de l'intervention que l'opérateur sera à même de démêler ces lésions compliquées, soit en une seule séance, soit au cours d'une seconde opération, après que la persistance des symptômes graves lui aura révélé l'insuffisance de la première.

J'arrive à la seconde partie du problème clinique à Diagnostic du siège de l'abcès. élucider : le diagnostic du siège de l'abcès.

Vous comprendrez que la solution de cette question ne présente pas en général de bien grandes difficultés,

si vous n'avez pas oublié les rapports étroits de voisinage que je vous ai signalés entre le foyer intracrânien
et l'extracrânien.

Pour l'abcès encéphalique consécutif à l'empyème
fronto-ethmoïdal, il ne saurait y avoir d'hésitation : il
siège invariablement dans la région du lobe frontal la
plus voisine de la paroi profonde du sinus : en outre,
là comme pour l'oreille, la localisation de l'abcès sera
parfois simplifiée par la constatation, au niveau de cette
paroi, d'une perforation qui a vraisemblablement servi
de porte d'entrée à l'infection intracrânienne.

Dans le cas d'un abcès d'origine otique, au contraire,
le problème est d'une solution plus délicate : en effet.
de ce côté. l'encéphale, au lieu de se présenter en forme
de pointe vers le foyer osseux comme il le fait vers la
région frontale, enveloppe, pour ainsi dire, les deux
faces du rocher par une vaste surface courbe et anfractueuse englobant la face inférieure du lobe sphénoïdal,
la face antérieure de l'hémisphère cérébelleux et même
la face antérieure de la protubérance et du pédoncule
cérébelleux moyen.

La figure 24 que je fais passer sous vos yeux mettra
suffisamment en évidence ces particularités anatomiques.

Ainsi que j'ai eu déjà l'occasion de vous le dire précédemment, lorsque, au cours de l'évidement pétro-
mastoïdien (qui, en pareil cas, doit précéder l'intervention intracrânienne), on aura constaté une perforation
de la paroi profonde du foyer osseux, laissant la dure-
mère dénudée, on aura là un excellent élément de présomption à l'égard du siège de l'abcès encéphalique :
la perforation porte-t-elle, en effet, sur le tegmen, il y
aura toute raison de localiser l'abcès dans la région contiguë du lobe sphénoïdal, et plutôt en avant ou en

arrière, suivant que la brèche osseuse pathologique
occupe la portion tympanique ou antrale du tegmen :
a-t-on trouvé. au contraire, le sinus latéral dénudé, à
travers une perforation du sillon sigmoïde, c'est vers
l'hémisphère cérébelleux qu'il sera indiqué de diriger la
recherche opératoire de l'abcès.

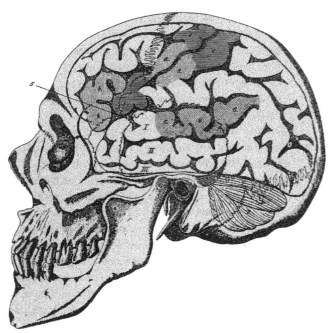

Fig. 24 — Rapports des circonvolutions encéphaliques avec les divers os du crâne
et leurs sutures (d'après Hansberg) [1]

Mais on ne dispose pas toujours de cet élément d'o-
rientation : la perforation osseuse en question peut
manquer, ou bien elle occupe simultanément les deux

1. *Zeitschrift für Ohrenheilkunde.* Band **XXV**.

parois osseuses, correspondant aux deux régions encéphaliques entre lesquelles on hésite! Force est bien
alors de chercher à s'éclairer par l'analyse symptoma-

Indications
fournies par la
présence et même
par l'absence de
symptômes de
foyer.

tique. La constatation de symptômes de foyer, dans le
côté opposé du corps, trancherait évidemment la question en faveur de la localisation sphénoïdale. Si la lésion
siégeait à gauche, il serait formellement indiqué de
rechercher la moindre trace de l'aphasie sensorielle que
je vous ai décrite dans ma précédente leçon, comme
particulière aux lésions du lobe sphénoïdal. L'absence
de tout symptôme de foyer, surtout si elle coïncidait
avec une raideur prononcée de la nuque, représenterait
un sérieux argument en faveur du siège de l'abcès dans
le cervelet.

Dans le cas d'absence de toute raison déterminante
de nature à faire pencher le diagnostic vers l'une ou
l'autre localisation, il serait rationnel de diriger d'abord
l'investigation opératoire vers le lobe sphénoïdal, comme
représentant un siège plus fréquent de l'abcès recherché,
et aussi comme étant d'un accès plus facile pour l'intervention. En cas d'échec de l'exploration, on en serait
quitte pour se retourner vers le cervelet.

Diagnostic de
l'abcès protubé-
rantiel.

Je ne crois pas devoir insister ici sur le diagnostic de
la localisation protubérantielle de l'abcès, en raison de
son caractère exceptionnel. Retenez toutefois que la
constatation d'une paralysie alterne permettra parfois
de diagnostiquer cette rare localisation.

Localisation
de l'abcès dans
telle ou telle par-
tie du lobe sphé-
noïdal.

Pour ce qui est du lobe sphénoïdal, après que l'on
aura localisé à son intérieur la collection purulente
présumée, on n'aura réalisé, dans cette détermination
du siège de la lésion, qu'une partie de la précision que
l'on peut et que l'on doit chercher à atteindre pour le
succès de l'opération qui va suivre. En effet ce lobe est
vaste, et si l'abcès est encore peu développé, on risquera

de passer à côté de lui, pour peu qu'il siège dans la profondeur ou, ainsi qu'il n'est pas rare, en arrière, vers le lobe occipital. Aussi, dans le cas où existeraient des symptômes de foyer, se souviendra-t-on que la constatation d'une monoplégie ou d'une hémiplégie du mouvement, du côté opposé, indique que l'abcès pointe, soit en avant, vers la partie antérieure de la capsule interne, soit en haut, vers la région rolandique, tandis que l'existence d'une hémi-anesthésie ou d'une hémi-anopsie devra être interprétée en faveur de la localisation sphéno-occipitale ou même occipitale.

Dès que l'existence d'un abcès encéphalique a été diagnostiquée et que son siège a été approximativement déterminé, il est indiqué de procéder à sa recherche et à son évacuation, sans retard. Effectivement, plus on agira hâtivement, plus on aura de chance de trouver le foyer limité et exempt de complications. Au point de vue de la décision à prendre, la conduite du chirurgien me semble singulièrement simplifiée, quand le foyer extracrânien a été préalablement ouvert et curetté, conformément à la pratique que je considère comme la plus rationnelle ; il peut dès lors en effet se tenir, pour ainsi dire, aux aguets, et saisir, à la moindre alarme, l'indication d'une intervention plus profonde. Dans ces circonstances, même avec persistance d'un bon état général apparent, l'apparition d'un symptôme net de foyer, tel que paralysie d'un membre ou d'un côté du corps, hémi-anopsie, aphasie, etc., constitue un argument suffisant pour provoquer l'intervention. En l'absence de tout signe de cet ordre, la conduite à tenir sera plus délicate et résultera surtout de la prise en considération de l'état des facultés cérébrales du malade. Déjà

Traitement de l'abcès encéphalique.

Importance de la rapidité de l'intervention.

Signes constituant une indication à intervenir

l'existence d'une céphalée intense et persistante, aecom-
pagnée de vertiges et de vomissements bilieux, surtout
si ces symptômes coexistaient avec des modifications du
fond de l'œil, représenterait un ensemble de raisons
suffisantes pour l'ouverture du crâne. Mais le moment
où il est absolument indiqué d'intervenir est celui qui
marque le commencement de la dépression psychique,.
sous forme d'une somnolence plus ou moins voisine;
du coma (*slow cerebration* des auteurs anglais) ; dès
lors on peut dire qu'il n'y a pas un jour, pas une heure
à perdre pour la recherche du foyer intracrânien; et
l'on ne saurait trop rappeler, à ce propos, les faits dans
lesquels le malade succomba dans la nuit, alors que les
mesures avaient été prises pour que l'opération eût lieu
le lendemain.

Ceci m'amène à aborder une autre question : jusqu'à
quand peut-on opérer ? Je repondrai que, si on a le
mépris de la belle statistique, on doit considérer l'intervention comme un devoir, presque jusqu'aux dernières
limites de la vie. Il faut en effet avoir assisté à l'évacuation d'un abcès cérébral pour se faire une idée de
ce que l'on est en droit d'en attendre : l'effet est littéralement magique; plus frappant, s'il est possible, que
celui de la trachéotomie chez un malade asphyxiant.
L'un de mes opérés qui, avant l'opération, était étranger
à tout ce qui l'entourait, reconnut son fils en sortant du
sommeil chloroformique. Un mois plus tard j'opérais
une jeune fille en plein coma : dès le lendemain elle
répondait aux questions qu'on lui posait, et pouvait
aller et venir dans sa chambre. Le fait rapporté tout
dernièrement par Auguste Broca est plus remarquable
encore : il s'agissait d'un abcès du lobe sphénoïdal,
consécutif à une otite aiguë compliquée de mastoïdite :
au moment de l'intervention intra-crânienne, le malade

était plongé dans un coma tellement profond que l'on se dispensa de le chloroformer ; or son pansement post-opératoire n'était pas plus tôt terminé, qu'il se tournait vers son opérateur et l'appelait en intervertissant les deux syllabes de son nom ; quelques minutes après, il remettait le nom à l'endroit, demandait à voir ses enfants et se plaignait de douleurs au niveau de sa plaie.

Pour la recherche de l'abcès encéphalique deux méthodes ont été proposées : l'une consistant à appliquer systématiquement le trépan sur le point du crâne cor- Deux méthodes pour la recherche de l'abcès.

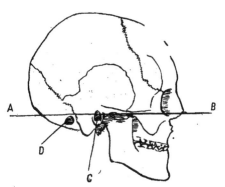

Fig. 25. — Schéma (d'après Ballance) indiquant le point d'élection D pour la trépanation à faire en vue de la découverte de l'abcès cérébelleux, immédiatement au-dessous de la ligne de Reid AB menée par le bord inférieur de l'orbite et le conduit auditif (C) et immédiatement en arrière de la mastoïde.

respondant au siège présumé de l'abcès, l'autre ayant pour règle d'utiliser la brèche déjà faite à l'os. La première me paraît surtout applicable à l'abcès cérébelleux ; en effet la présence du sinus latéral, au voisinage de la brèche osseuse utilisable de ce côté, constituerait une gêne et un danger, tant pour l'opération elle-même, que pour le drainage consécutif ; aussi me semble-t-il préférable, pour ce cas particulier, d'ouvrir l'os, suivant Règles à suivre pour l'ouverture de l'abcès cérébelleux.

les règles formulées par Ballance, immédiatement en arrière de l'apophyse mastoïde et au-dessous d'une ligne fictive, dite ligne de Reid, qui passe par le bord inférieur de l'orbite et le milieu du conduit auditif (fig. 25 et 26),

L'abcès cérébelleux d'origine otique occupant presque constamment la région antérieure de l'hémisphère cérébelleux, on le trouvera presque infailliblement par cette brèche, en dirigeant le troquart obliquement en avant, en dedans et en haut.

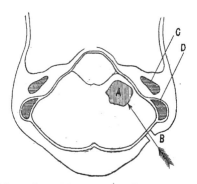

Fig. 26. — Schéma (d'après Ballance) montrant le siège habituel de l'abcès cérébelleux otique en A à la partie antérieure de l'hémisphère cérébelleux et la route à suivre par la brèche osseuse B pour l'atteindre. C indique la cavité attico-antrale, et D le sinus latéral.

Recherche de l'abcès sphénoïdal à travers le tégument et de l'abcès frontal, à travers la paroi profonde du sinus frontal.

Quand il s'agit, au contraire, du lobe sphénoïdal, la plupart des opérateurs sont d'accord pour l'attaquer par sa face inférieure à travers la cavité attico-antrale largement ouverte, et après avoir fait sauter le tegmen. La même méthode est applicable à l'abcès consécutif à l'empyème du sinus frontal : dans un cas comme dans l'autre, la paroi profonde du foyer osseux est entaillée d'abord avec la gouge, jusqu'à ce que la dure-mère apparaisse ; on substitue dès lors à la gouge la pince cou-

pante, dont le mors profond décollant facilement la
dure-mère de l'os joue le rôle de protecteur à l'égard de
cette membrane et de la masse encéphalique coiffée par
elle. Pour la simplification des temps ultérieurs de l'o-
pération, il importe que la surface dure-mérienne dénudée ne mesure pas moins de 2 à 3 centimètres carrés.
On gagne tout, en effet, à se donner du jour, en pareil
cas et à se réserver la possibilité de ponctionner la surface cérébrale sur des points différents, en cas d'insuccès des premières tentatives.

Avantages d'une large brèche osseuse.

Une fois découverte sur une étendue suffisante, la
dure-mère sera soulevée avec une pince à griffes et incisée crucialement sur toute l'étendue de la brèche os-
sense. On s'appliquera, pendant cette section, à ménager
les vaisseaux visibles à travers la membrane, et si l'on
venait néanmoins à en ouvrir un, on en serait quitte
pour arrêter l'hémorragie avec une pince hémostatique.

Je n'oserais mettre en pratique le conseil de Hansberg
(de Dortmond) consistant à faire les ponctions explora-
trices du cerveau au travers de la dure-mère intacte.
Supposons en effet, que par suite de difficultés de
diagnostic spéciales, on ait pris un foyer de méningite
initiale pour un abcès encéphalique : en ponctionnant
le cerveau, sans incision préalable de la dure-mère, on
passe à côté ou plutôt au travers de la méningite, sans
la voir, et ce qui est plus grave encore, on en inocule
le pus au tissu cérébral ; mais, alors même que le diagnostic a été exact, on risque, par la manœuvre en question, de faciliter l'infiltration du pus cérébral dans
l'espace sous-arachnoïdien. Au contraire, dès que la
dure-mère a été incisée, la substance cérébrale fait hernie à travers la boutonnière qui vient d'être pratiquée
et forme une sorte de bouchon protégeant la cavité
arachnoïdienne.

Inconvénients des ponctions cé-rébrales à travers la dure-mère in-tacte.

La surface cérébrale une fois découverte doit être inspectée soigneusement ; on a prétendu en effet que la présence d'un abcès superficiel supprimait les pulsations cérébrales entre lui et la surface découverte. Je n'ai pas, pour mon compte, observé cette particularité, même au niveau d'un abcès extrêmement superficiel : mais cela ne doit pas empêcher de la rechercher. Cette même situation superficielle de l'abcès pourra permettre d'en constater la fluctuation, ou plutôt, ainsi que j'ai cru l'observer nettement chez une de mes opérées, il donnera au doigt la sensation d'une résistance élastique, contrastant avec la mollesse habituelle de la substance cérébrale.

Instrumentation préférable pour la ponction de l'abcès.

Pour la ponction de l'abcès encéphalique, j'ai adopté définitivement, à la suite de divers essais comparatifs, l'usage d'un bistouri mince, creusé sur chacune de ses faces, d'une gouttière longitudinale, pour la facilité de l'échappement du pus, et gradué par centimètres, afin que l'on puisse en limiter la pénétration.

Je ne m'arrêterai pas à discuter ici la valeur de l'aiguille fine et de la méthode aspiratrice, procédé presque unanimement rejeté aujourd'hui, depuis que l'on a constaté la facilité avec laquelle les aiguilles fines se laissent obstruer par le tissu cérébral.

Le troquart ordinaire n'a évidemment pas le même inconvénient, mais il en présente un autre : la nécessité, tout en enfonçant l'instrument, de retirer de temps en temps le perfotareur plein, servant de mandrin à la canule, précaution sans laquelle on s'expose, après avoir traversé une collection purulente de petites dimensions, à en inoculer le pus à la paroi opposée, ainsi que la chose m'est notoirement arrivée chez une de mes opérées. Le bistouri présente, au contraire, l'avantage, que le pus jaillit dès qu'il est atteint par lui.

On n'hésitera pas, en cas d'insuccès de la première
ponction, à la répéter un certain nombre de fois. Chez
une de mes malades, je ne rencontrai l'abcès qu'à la
dixième ponction (il s'agissait du lobe sphénoïdal), en
enfonçant le bistouri au premier point ponctionné,
mais cette fois en arrière, vers le lobe occipital, et au
delà de trois centimètres.

Nécessité de ponctions répétées dans diverses directions, en cas d'insuccès de la première.

Ceci m'amène à aborder la question de la profondeur
à laquelle la masse encéphalique peut être ainsi péné-
trée sans danger de l'ouverture de la cavité ventriculaire. Les règles à formuler à cet égard dépendent évidemment de la région sur laquelle on opère. Ballance,
qui s'est beaucoup occupé de l'intervention chirurgicale
sur le cervelet, conseille, après que l'organe aura été
abordé par la brèche rétromastoïdienne que je vous ai
indiquée plus haut, de ne pas dépasser une longueur de
5 centimètres du troquart, cet instrument étant dirigé
obliquement en avant, en dedans, et en haut.

Limites de la profondeur à donner aux ponctions.

Pour le lobe sphénoïdal comme pour le frontal, la
profondeur de 4 centimètres représente l'extrême limite
de pénétration de l'instrument, quand celui-ci est enfoncé perpendiculairement à la surface encéphalique,
dans la direction des ventricules latéraux. Cette limite
pourra, au contraire, être dépassée, quand la ponction
sera faite plus ou moins obliquement.

D'ailleurs, si ces tentatives sont faites tout au début
des accidents, alors que l'abcès a vraisemblablement de
faibles dimensions, il sera rationnel, en cas d'insuccès
des premières ponctions, de les renouveler un ou deux
jours plus tard (ainsi qu'il fut fait par Lannois et Jabou-
laye, dans le cas si instructif publié par eux), alors
que l'abcès étant devenu plus volumineux sera, de ce
fait, devenu plus accessible.

L'abcès encéphalique une fois évacué, l'opérateur est

Reformation fréquente de l'abcès faute d'un drainage suffisant.
loin d'avoir rempli la partie la plus ardue de sa tâche ; et c'est bien là une des circonstances de la pratique chirurgicale où il faut le moins se hâter de chanter victoire. Si, faute d'une ouverture suffisante du tissu cérébral, ou d'un drainage suffisamment prolongé du foyer, on laissait le trajet se refermer prématurément, on aurait bientôt la douloureuse surprise de voir (ainsi qu'il m'est arrivé plus d'une fois), le malade tiré du coma par l'opération et qui avait retrouvé son appétit, sa gaieté, et repris une partie de ses habitudes, présenter de nouveau de la céphalée, des nausées, des vomissements, puis retomber peu à peu dans l'état de somnolence antérieure à l'intervention ; et si l'on se décide, comme on doit le faire sans retard, à réouvrir le foyer, on découvrira une nouvelle collection souvent plus volumineuse que la première, et de nouveau le malade sera provisoirement ressuscité !

Difficultés du drainage encéphalique.
Ce n'est pas tout : je ne saurais trop insister sur les difficultés vraiment exceptionnelles du drainage de l'abcès encéphalique, surtout quand il siège à quelque profondeur ; il semble que, dans ce tissu nerveux mou, presque diffluent, sous l'influence de l'œdème de voisinage, et dans lequel n'existe aucune barrière naturelle aponévrotique ou autre, pour faire obstacle à la diffusion du pus, l'infection se propage dans tous les sens avec une rapidité et une facilité plus grandes que dans toute

Facilité de diffusion de l'encéphalite.
autre région ! J'avais, chez une de mes premières opérées, attribué cette marche serpigineuse spéciale de la suppuration cérébrale à la pratique des lavages du foyer justement et presque unanimement condamnée aujourd'hui ; mais plus tard, chez une autre opérée, j'ai vu, malgré une large ouverture de l'abcès, malgré mon abstention de toute irrigation, malgré le soin minutieux apporté à drainer le foyer à fond, j'ai vu, dis-je, ce

foyer primitivement limité s'étendre, les semaines suivantes, dans tous les sens, et atteindre des profondeurs
invraisemblables, à partir du lobe frontal primitivement
occupé, en sorte qu'à un moment donné son extrême
limite postérieure se trouvait plus rapprochée de l'occiput que de la brèche frontale pratiquée pour l'opération !

Examinons, une à une, les difficultés de cette partie
postopératoire du traitement et les moyens d'y remédier.

Au moment même où l'on vient d'ouvrir l'abcès, Technique de
l'ouverture et du
il est souvent bien difficile, si l'on n'a pas eu soin de drainage de l'ab-
laisser l'instrument en place, de retrouver le trajet et cès.
d'y glisser un drain ; mais, une fois le drain introduit,
surgit une autre difficulté : celle de le maintenir en
place, la poussée exercée sur lui par le tissu cérébral
tendant sans cesse à l'énucléer.

Je conseille donc tout d'abord de laisser momentané- Emploi du
thermo-cautère.
ment dans le tissu cérébral le bistouri qui vient de
donner issue à la collection purulente, et de se servir de
lui comme d'un guide pour glisser le long d'une de ses
faces, puis lui substituer un couteau fin de thermo-
cautère porté au rouge sombre ; on pratique alors au
moyen de ce dernier, dans le tissu cérébral, une incision cruciale qui aura sur celle faite avec le bistouri
l'avantage de rester béante et d'être facilement retrouvée
lors des manœuvres de drainage.

A travers cette ouverture, on introduira doucement
le petit doigt, afin d'être fixé, dès le début, sur la forme,
la direction et les dimensions de la cavité. Cela fait,
on s'attachera à compléter l'évacuation du pus et à désinfecter la paroi du foyer en étanchant son intérieur
au moyen de petits tampons d'ouate hydrophile montés
sur une pince fine et imprégnés d'eau oxygénée.

Reste à drainer la cavité. J'ai complètement abandonné, à cet effet, l'usage des tubes en caoutchouc qui m'ont paru présenter le triple inconvénient d'être vulnérants pour le tissu nerveux, difficiles à maintenir en place, et de ne pas empêcher la stagnation du pus autour d'eux, notamment pour la région frontale qui, étant donnée la position du malade dans son lit, ne représente jamais la partie la plus déclive de la tête.

Emploi du tamponnement humide comme moyen de drainage.

J'ai trouvé grand avantage à réaliser le drainage par le tamponnement humide de la cavité. Dans le cas de trajets multiples, chacun d'eux recevait une mèche distincte de gaze, dont l'extrémité était soigneusement maintenue au dehors. Le pansemeut était complété par de la gaze humide chiffonnée, par du taffetas gommé et de la ouate.

Importance du renouvellement fréquent des pansements.

Je ne saurais trop insister sur l'importance du fréquent renouvellement (quotidien ou bi-quotidien) de ces pansements et aussi sur celle de l'emploi de gaze humide. Toutes les fois que chez ma dernière opérée, j'ai tenté d'employer de la gaze sèche, des phénomènes graves de rétention n'ont pas tardé à éclater. Il semble en effet que le pus cérébral, si particulièrement épais, ne puisse imprégner que des pièces de pansement préalablement humectées.

La conduite à tenir ultérieurement n'a rien de particulier au tissu cérébral. On suivra là les mêmes règles que pour le drainage de tous les trajets suppuratifs, faisant pénétrer chaque fois la gaze à fond, mais sans rien forcer, et diminuant la gaze introduite, au fur et à mesure que la cavité se rétrécit.

Traitement du prolapsus cérébral.

Il est enfin une complication assez fréquente du traitement post-opératoire de l'abcès cérébral, dont je désire vous entretenir brièvement, en terminant cette leçon : je veux parler de la hernie de la substance cérébrale qui

se produit parfois dès l'incision de la dure-mère et qui,
augmentant de volume, les jours suivants, finit par
former une masse considérable, impossible à réduire et
souvent gênante pour les manœuvres du drainage. Dans
un cas de ce genre, Mignon réussit à produire la mortification et à obtenir le détachement de la partie her-
niée, grâce à une compression élastique et méthodique,
et il en empêcha la reproduction par une ingénieuse
opération auto-plastique.

· Chez une de mes opérées présentant la même complication, à la région frontale, je suis arrivé au même
résultat par l'emploi du thermo-cautère, qui me paraît
vraiment un instrument de choix dans la chirurgie cérébrale. Après m'être servi avec succès de ce moyen,
pour élargir le trajet fistuleux qui débouchait à la partie inférieure du prolapsus, je fus amené à tenter la
destruction progressive de ce dernier par une série de
mouchetures faites au moyen de cet instrument, comme
s'il se fût agi de l'amygdale. Finalement, enhardi par
le résultat, je me décidai à réséquer complètement la
hernie cérébrale, à sa base. J'évitai ainsi toute hémorragie. La malade n'éprouva au cours de cette manœuvre
que fort peu de douleurs et seulement lorsque le thermo-cautère agissait au voisinage du tégument, et il ne
s'en suivit aucun désordre nerveux, bien que l'examen
histologique de la partie réséquée y eût révélé la persistance d'éléments nobles, à côté d'éléments dégénérés.

J'en ai fini avec cette longue et importante question
de l'abcès encéphalique consécutif aux suppurations
péricrâniennes. Il ne nous reste plus à étudier qu'une
dernière localisation de l'infection intracrânienne : la
lepto-méningite. C'est à ce sujet que j'entends consacrer ma prochaine et dernière leçon.

Emploi du thermo-cautère.

LEÇON XXVI

LE LEPTO - MÉNINGITE

COUP D'ŒIL D'ENSEMBLE SUR LES INDICATIONS OPÉRA-
TOIRES DES DIVERSES LOCALISATIONS DE L'INFECTION INTRA-
CRANIENNE.

Au cours de la description des diverses formes d'infection intracrânienne que nous avons passées en
revue jusqu'ici, et notamment de l'abcès encéphalique
et de la phlébite sinusienne, j'ai eu l'occasion de vous
dire qu'elles pouvaient se compliquer, à un moment
donné, de l'infection de l'espace sous-arachnoïdien, et
que c'était là un des modes fréquents de la terminaison
mortelle de ces accidents. Mais l'inflammation de l'enveloppe la plus profonde de l'encéphale ou lepto-méningite peut survenir comme localisation isolée de la suppuration, à l'intérieur du crâne, et c'est à cette nouvelle
étape de l'infection partie du foyer extra-crânien que
je veux consacrer cette leçon.

Étiologie.
Fréquence.

Il résulte des recherches de Körner que la méningite
isolée est sensiblement moins fréquente que l'abcès
cérébral et la thrombo-phlébite sinusienne, au moins
comme complication des otites suppurées ; ainsi, sur un
total de 115 faits, il a relevé 41 cas de phlébite sinusienne, 43 cas d'abcès encéphalique et 31 cas seule-

ment de lepto-méningite. Comme les deux complications précédentes, la méningite d'origine otique se
montre avec une fréquence nettement plus marquée du
côté droit que du côté gauche, et chez l'homme que
chez la femme.

Au point de vue de l'âge, c'est entre la vingtième et
la trentième année que domine sa fréquence ; tandis que
sa plus grande rareté correspondrait aux 10 premières
années de la vie.

Contrairement à ce que nous avons vu pour l'abcès
encéphalique, elle survient à peu près aussi fréquemment dans le cours des suppurations aiguës que dans
les suppurations chroniques, et, dans le premier cas,
elle emprunte habituellement à l'affection qu'elle complique son caractère d'évolution rapide, et ses tendances spéciales à la prompte diffusion.

Comme l'infection du tissu cérébral, celle de l'espace
sous-arachnoïdien peut avoir pour origine une dénudation de la dure-mère, au fond du foyer osseux ; mais
nous avons vu que, dans ces cas correspondant généralement aux formes chroniques, des adhérences s'établissent le plus souvent entre la dure-mère et la pie-
mère, facilitant le passage direct des germes dans le
parenchyme encéphalique. En dehors de toute destruction osseuse et notamment dans les suppurations aiguës, l'infection se transmet à l'espace sous-
arachnoïdien par voie vasculaire. Dans le cas particulier
de suppuration labyrintique qui paraît être une source
fréquente de méningite, la migration microbienne
trouve dans les aqueducs du vestibule et du limaçon
et dans la gaine des nerfs auditif et facial des voies
toutes tracées vers l'étage postérieur du crâne.

Certaines circonstances paraissent jouer un rôle tout
particulièrement efficace dans la genèse des accidents

Opérations incomplètes ou infectantes.

méningitiques que nous étudions : je vous citerai, par exemple, certaines manœuvres opératoires (tentatives de cathétérisme pour le sinus frontal, ou d'extraction d'osselets ou de corps étrangers pour l'oreille) pratiquées avec une antisepsie insuffisante ou suivies de délabrements des parois osseuses.

Rétention purulente.

Enfin, pour la lepto-méningite comme pour les autres modes d'infection intracrânienne, la rétention purulente dans le foyer osseux, quel qu'en soit le mécanisme, joue son rôle néfaste habituel.

Anatomie pathologique.

Les lésions méningées trouvées à l'autopsie des sujets ayant succombé aux accidents que nous étudions ne diffèrent pas de celles des méningites suppurées traumatiques en général : vous en connaissez les traits caractéristiques : traînées de pus souvent fibrineux et adhésif, le long des vaisseaux pie-mériens, au fond des sillons qui séparent les circonvolutions, souvent accompagnées d'épanchement de liquide, louche, dans l'espace sous-arachnoïdien ou dans les ventricules, et de ramollissement inflammatoire de la couche la plus superficielle de l'écorce cérébrale, etc, etc.

Rapports de voisinage entre les lésions méningées initiales et le foyer osseux.

Dans les cas, qui nous occupent, de méningites développées comme complication d'une suppuration extracrânienne, on trouve, alors que l'autopsie n'est pas faite à une date trop éloignée du début des accidents, les lésions précédentes limitées ou prédominant au voisinage du foyer osseux, point de départ de l'infection : sur les circonvolutions du lobe frontal et parfois jusqu'à la région rolandique, en cas d'empyème frontal ; à la surface inférieure du lobe sphénoïdal et vers la région centrale de la base du cerveau, en cas d'infection au niveau du tegmen tympano-antral ; enfin dans l'étage postérieur du crâne, avec fusée possible vers le rachis, en cas d'infection par le sillon sigmoïde, ou en cas de suppuration labyrinthique.

Il va sans dire que, pour peu que les accidents aient traîné et surtout quand ils ont commencé vers la région antérieure du crâne, loin du bulbe, les lésions peuvent, au contraire, se montrer étendues à la plus grande partie de la surface de l'encéphale. *Diffusion ulté-rieure des lésions*

Dans certaines circonstances, notamment chez les enfants ou dans certaines formes particulièrement virulentes, cette diffusion se fait d'emblée avec une effrayante rapidité, et la mort peut même survenir avant que l'épanchement ait eu le temps de prendre l'aspect purulent. *Formes foudroyantes.*

A l'opposé de ces formes foudroyantes, je dois vous en signaler une autre décrite, il y a quelques années, par Hermann Lévi (de Hamm) sous le nom de *méningite séreuse*, caractérisée par un épanchement dénué de microbes, dans l'espace sous-arachnoïdien, ou dans les cavités ventriculaires, et provenant de l'irritation exercée sur les méninges par le voisinage d'un foyer suppuratif dans le rocher. Cette variété d'hydrocéphalie pourrait disparaître d'elle-même par résorption du liquide pathologique, après la guérison de l'otite, ou, au contraire, aboutir à une méningite aiguë mortelle, par suite de l'extension du foyer osseux et de la pénétration de ses germes infectieux dans le liquide arachnoïdien. Je reviendrai sur cette forme, dont l'existence ne me paraît pas encore solidement établie, à propos de la partie clinique de notre sujet que je vais maintenant aborder. *Méningite séreuse.*

Le début de la lepto-méningite s'annonce souvent *Symptomato-logie.*

d'une façon brusque et tapageuse par un frisson violent
qui peut rester isolé ou se répéter, à quelques heures
d'intervalle. Cette allure initiale s'observe notamment
dans les suppurations aiguës à streptocoques, et peut
faire croire quelque temps à un début d'érysipèle ; et
en fait il s'agit bien dans l'espèce d'un érysipèle qui,
au lieu de se produire vers le tégument, envahit la
cavité arachnoïdienne ; et bientôt cette réelle localisation de l'infection est révélée par les premiers symptômes si caractéristiques de la méningite : la céphalée
accompagnée de photophobie, l'état nauséeux et vertigineux, donnant lieu à d'incessants vomissements
bilieux qui ne procurent au malade aucun soulagement, enfin la constipation résistant aux lavements et
aux purgatifs. Dès l'apparition du premier frisson, la
fièvre s'est allumée, intense, continue, avec de faibles
rémissions, oscillant le plus souvent entre 39 et 40°.

Après quelques heures ou un ou deux jours de ces
symptômes initiaux, le malade entre dans une seconde
phase de ses accidents, dont la physionomie clinique
varie quelque peu, suivant la région intracrânienne
primitivement envahie.

C'est ainsi que, consécutive à un empyème frontal,
l'infection arachnoïdienne, occupant primitivement la
convexité de l'hémisphère cérébral d'où elle s'étend
facilement à la région rolandique, pourra s'accuser
d'abord par des modifications du sensorium et des
troubles moteurs. Je vous rappellerai, à ce propos,
l'histoire d'un de mes jeunes opérés, qui, dans le cours
d'un phlegmon diffus du cuir chevelu consécutif à une
suppuration du sinus frontal, présenta comme première
manifestation de ses accidents méningitiques, une paralysie motrice d'abord limitée au membre inférieur du
côté opposé puis étendue au membre supérieur. Or

l'ouverture du crâne permit de reconnaître que l'infec-   Méningite de la convexité.
tion méningée avait débuté à la jonction des circonvo-
lutions frontale et pariétale ascendantes.

Primitivement développée au niveau du tegmen   de la base centrale.
tympano-antral, la méningite gagnera facilement de là
la région moyenne de la base du cerveau, et retentira
surtout dans le domaine des nerfs crâniens, se traduisant tout particulièrement par des paralysies oculaires
et des modifications pupillaires.

Enfin localisée primitivement dans l'étage postérieur   de l'étage postérieur du crâne.
du crâne, la méningite a aussi sa symptomatologie
spéciale, où dominent la raideur de la nuque et les
troubles de la respiration et du pouls.

Quel qu'en soit d'ailleurs le mode de début, ces dif-   Caractères cliniques de la période d'état.
férentes formes ne manquent pas d'aboutir, par le fait
de la diffusion rapide des lésions, à un ensemble
symptomatique, variant peu d'un cas à un autre. Cette
nouvelle phase de l'affection est marquée par une
somnolence précédée ou non de délire, qui s'accentuant progressivement dégénère peu à peu en coma.
Ici se place le faisceau symptomatique complexe et
classique de la méningite (rétraction du ventre en
bâteau, spasmes ou paralysies musculaires, troubles
oculo-pupillaires, raie méningitique, modifications du
pouls, respiration Cheyne-Stokes, cris hydrencéphali-
ques, carphologie, incontinence de l'urine et des matiè-
res, etc., etc.), que je ne fais que vous rappeler rapidement. A partir de là, l'inévitable dénouement fatal
se produit plus eu moins rapidement, soit par le fait
de l'accroissement continu de la tension intracrâ-   Modes de mort.
nienne, au milieu de phénomènes épileptiformes, ou
bien par suite de l'extension des lésions au bulbe,
entraînant l'asphyxie.

Dans la forme habituelle que je viens de prendre   Durée variable.

comme type de ma description, la survie ne s'étend généralement pas au delà d'une semaine ; souvent elle ne dépasse pas cinq ou six jours ; enfin dans certaines formes foudroyantes primitivement développées au voisinage du bulbe, tout peut être terminé en un ou deux jours.

A l'opposé de ces cas exceptionnellement rapides méritent de figurer, comme contraste, les faits décrits par Hermann Lévi, sous le nom de *méningite séreuse* et auxquels j'ai fait allusion plus haut.

Marche excep-tionnellement lente de la mé-ningite séreuse. Cet auteur a publié, il y a quelques années [1], plusieurs faits empruntés à sa propre pratique ou à celle d'autres otologistes, concernant des sujets qui, dans le cours d'une otorrhée chronique, présentèrent, durant des mois ou même des années, des manifestations méningitiformes variées (céphalalgie, vertiges, raideur de la nuque, signes de névrite optique, troubles moteurs divers dans l'appareil oculaire et les membres, etc., etc...), à retours irréguliers, qui, dans certains cas, après tarissement du foyer auriculaire, aboutisaient d'eux-mêmes à la guérison spontanée, tandis que dans d'autres, ils se terminaient par la mort, cette terminaison pouvant être hâtée par l'infection secondaire du liquide arachnoïdien et la transformation consécutive de la méningite séreuse torpide en une méningite suppurée, aiguë.

Diagnostic Dans sa forme aiguë, à généralisation rapide, que j'ai tout d'abord considérée, la leptoméningite se distingue, ne général nettement des autres localisations de l'infection intracrânienne que nous avons étudiées

---

1. Hermann Lévi, *Zeitschrift für Ohrenheilkunde*, 1895.

précédemment : il est cependant des causes d'erreur contre lesquelles je dois vous prémunir.

Si la coexistence d'une suppuration d'oreille avec l'apparition d'accidents méningitiques doit éveiller naturellement dans l'esprit l'idée d'un rapport de cause à effet entre les deux lésions, il n'en est pas moins vrai que l'otite n'exclut aucunement la possibilité d'une méningite cérébro-spinale épidémique, ou d'une méningite tuberculeuse, toutes deux indépendantes d'elle : et je vous ferai même remarquer que l'existence d'une otorrhée chronique tuberculeuse crée une prédisposition égale au développement d'une méningite de même nature, et à celui d'une méningite suppurée simple, par infection de voisinage. Le choix entre ces deux hypothèses pourra être parfois fort embarrassant : on cherchera à fonder ce diagnostic différentiel : sur la considération de la marche des accidents plus rapide, plus aiguë dans un cas, plus traînante dans l'autre, avec existence habituelle d'une période prodromique ; sur la prédominance des symptômes, au moins au début, du côté de l'oreille malade, en cas de méningite d'origine otique, tandis qu'ils sont d'emblée diffus, en cas de méningite tuberculeuse ; sur la recherche de tubercules dans la choroïde, à l'examen ophtalmoscopique : enfin sur la présence ou l'absence du bacille de Koch dans le liquide céphalo-rachidien, extrait par la ponction lombaire, en ayant soin toutefois de n'attacher d'importance au résultat de cet examen que dans le cas où il est positif,

Quant à la méningite cérébro-spinale épidémique, elle peut être soupçonnée mais non affirmée, en cas d'épidémie de cette affection, et lorsque l'on constate simultanément certains signes tels que la raideur de la nuque et l'impossibilité pour le malade de fléchir les

Détermination de la nature d'accidents méningitiques observés dans le cours d'une otorrhée.

Diagnostic de la méningite tuberculeuse,

de la méningite cérébro-spinale épidémique.

genoux dans la position assise (symptôme de Kernig) signes qui, sans être spéciaux à l'affection en question, se montrent plus fréquemment dans cette forme de méningite que dans aucune autre.

D'ailleurs, en cas de doute entre la méningite tuberculeuse et la méningite otique, en vertu du raisonnement que je vous ai déjà tenu ailleurs, mieux vaudrait tenter les chances de l'intervention, si les lésions paraissaient encore limitées, même avec la perspective de rencontrer des lésions tuberculeuses. Si le doute existait entre la méningite otique et la méningite épidémique, le mal ne serait pas bien grand ; car nous verrons bientôt qu'il est un puissant moyen de traitement : la ponction lombaire, qui s'applique également aux deux formes et auquel il serait alors naturellement indiqué de s'adresser, avant d'avoir pu arriver à un diagnostic ferme.

Accidents pseudo-méningitiques chez les jeunes enfants atteints d'otite. Chez les jeunes enfants, de sérieuses difficultés d'interprétation peuvent se présenter au début de l'otite moyenne suppurée aiguë ; il n'est pas rare, en effet, d'assister, dans ces conditions, surtout chez les sujets impressionnables, à un ensemble symptomatique, offrant une étroite ressemblance avec un début de méningite : on peut observer alors, non seulement une céphalalgie intense généralisée à toute la tête, mais aussi des vomissements bilieux, du délire, ou de la somnolence, et même de l'inégalité pupillaire. La parencentèse du tympan représente en pareil cas le meilleur moyen de diagnostic et de traitement, la prétendue méningite disparaissant comme par enchantement, dès que l'on a donné issue au pus accumulé dans la caisse.

Je ne veux pas revenir ici sur ce que je vous ai dit, dans ma précédente leçon, au sujet des éléments de

distinction clinique entre la méningite et l'abcès encéphalique, éléments tirés de la considération des allures
aiguës ou chroniques de la suppuration première, de
la présence ou de l'absence de fièvre, des caractères du
pouls, etc ,. etc... Je préfère attirer aujourd'hui votre
attention sur les cas dans lesquels ces mêmes éléments
de diagnostic font défaut : il se peut, en effet, d'une
part, que l'abcès encéphalique, contrairement à ses
habitudes, survienne dans le cours d'une otite ou d'une
sinusite frontale aiguë ; il se peut qu'il s'accompagne
d'une température élevée et d'une accélération du
pouls ; et même d'une raideur très accusée de la nuque,
quand il occupe le tissu cérébelleux ; il se peut, d'autre
part, que la lepto-méningite, quand elle se développe
au voisinage d'un foyer osseux suppuratif, à évolution
lente, affecte elle-même, au moins à ses débuts, des allures insidieuses et traînantes, et reste pendant quelque
temps limitée à une région peu étendue de la pie-mère.
Je dois vous faire remarquer enfin que cette marche
lente est précisément la règle dans la méningite séreuse
que je vous ai décrite plus haut, et que ce n'est pas là
la seule analogie que présente cette forme, au point de
vue clinique, avec l'abcès cérébral, car elle évolue avec
peu ou point de fièvre et peut s'accompagner de ralentissement du pouls.

Nous disposons heureusement aujourd'hui, en face
des difficultés de ce genre, d'un précieux moyen de
diagnostic auquel j'ai fait déjà plusieurs fois allusion et
que je veux maintenant vous décrire avec quelques
détails ; je veux parler de la ponction lombaire.

Nous sommes redevables de cette ingénieuse méthode
d'investigation, et, comme vous le verrez bientôt, de
traitement au Pr Quincke (de Kiel), qui la pratiqua,
pour la première fois, en décembre 1890, en vue de

Un mot
d'historique.
faire disparaître les manifestations de la tension exagérée du liquide céphalo-rachidien, dans la méningite, et
publia ses premiers résultats, l'année suivante. Depuis,
ce procédé s'est généralisé, non seulement en Allemagne, mais aussi dans les pays étrangers. Introduit chez
nous, à la suite des travaux de Chipault, de Netter et
de Marfan, qui le pratiqua le premier dans notre pays,
il tend, depuis ces derniers temps, à s'y acclimater
aussi, et il a même été déjà très heureusement utilisé
par mon savant confrère et ami le Dr Netter, ainsi que
j'aurai l'occasion d'y revenir bientôt, pour le traitement de la méningite cérébro-spinale épidémique. C'est
à lui que je suis heureux d'emprunter les détails de
technique opératoire qui suivent.

Manuel
opératoire.
L'extrémité inférieure de la moelle épinière ne
dépassant pas la deuxième vertèbre lombaire chez
l'adulte et la troisième chez les jeunes enfants, on est
certain de ne pas la léser en pratiquant la ponction
entre la troisième et la quatrième vertèbre. Marfan
conseille de prendre pour point de repère une ligne
tangente aux points les plus élevés des deux crêtes
iliaques qui croisent habituellement le rachis à la hauteur de l'apophyse épineuse de la quatrième lombaire,
et il pratique la ponction immédiatement au-dessus de
cette dernière, le sujet étant couché sur le côté gauche
et la région lombaire fortement fléchie en avant.

Modifications à
y apporter sui-
vant l'âge.
Les différences anatomiques présentées par les apophyses épineuses chez les jeunes enfants et chez l'adulte,
au point de vue des dimensions et de la direction,
entraînent une manière différente de procéder suivant
l'âge : chez l'enfant, aux environs de la première année,
les apophyses en question se dirigeant presque hori-
zontalement en arrière, l'aiguille pourra être enfoncée
sans obliquité, et atteindra la dure-mère à une profon-

deur de 2 centimètres ; en outre elle peut être appliquée sur la ligne médiane, en raison de la faiblesse du
ligament interépineux qui se laisse facilement traverser par elle. Chez l'adulte, au contraire, pour éviter
l'obstacle créé par l'obliquité des apophyses épineuses,
il est indiqué de pénétrer à la hauteur du tiers inférieur
de l'apophyse de la quatrième lombaire, à quelques
millimètres de la ligne médiane, pour éviter le ligament
interépineux, et de diriger l'aiguille légèrement en
haut et en dedans, de façon à atteindre la ligne médiane
au niveau de la dure-mère, ce qui se produit à une
profondeur variant entre 4 et 6 centimètres. On ne
court aucun risque de blesser les nerfs de la queue de
cheval qui se laissent séparer plutôt que traverser par
l'aiguille, et d'ailleurs Quincke fait remarquer que dans
le jeune âge, les nerfs en question forment deux faisceaux latéraux, laissant entre eux un intervalle médian
occupé par le liquide rachidien. On évitera de retirer
plus d'une cinquantaine de grammes de liquide, en
une fois, chez les jeunes enfants, et plus d'une centaine
de grammes chez les adultes, des accidents ayant été
observés à la suite d'une évacuation plus considérable,

Le liquide retiré est souvent trouble et floconneux
plutôt que purulent : mais Netter fait remarquer qu'il
peut se montrer parfaitement clair , alors qu'il existe
de la méningite et que l'examen micro-biologique y
révèle la présence de microbes.

Déjà l'analyse chimique de ce liquide peut fournir
d'utiles indications, car on sait que, dans la méningite, le liquide céphalo-rachidien contient deux fois
plus d'albumine qu'à l'état normal.

Mais c'est surtout à l'analyse bactériologique qu'il
faudra avoir recours. En le laissant reposer, ou, si cela
ne suffit pas, en le centrifugeant, on trouvera dans le

sédiment des espèces microbiennes diverses qui éclaireront sur la nature de la maladie.

Aussitôt après la ponction, la petite plaie est fermée avec du collodion iodoformé et le malade soumis à une complète immobilité pendant 24 heures au moins.

Renseigne-ments fournis par la ponction lombaire.

Telle est dans ses grands traits cette méthode d'investigation qui permet au clinicien d'explorer pour ainsi directement la cavité arachnoïdienne, non seulement rachidienne mais aussi intracrânienne, et du même coup les cavités ventriculaires du cerveau, par suite de la communication habituelle de ces divers espaces les uns avec les autres. Je dis : *habituelle*, car il peut arriver que, par suite d'adhérences ou de cloisonnements pathologiques, cette communication soit supprimée : d'autre part l'épaisseur anormale du liquide peut être, dans certains cas exceptionnels, un obstacle à son écoulement.

Je dois enfin vous faire remarquer que, s'il est dans le pouvoir de la ponction lombaire de déceler l'existence de l'infection de l'espace sous-arachnoïdien, elle ne peut nous renseigner relativement à la coexistence d'un autre foyer intracrânien suppuratif, et notamment d'un abcès cérébral ; mais, cette dernière lésion pouvant être soupçonnée à d'autres signes, c'est déjà beaucoup que l'on soit fixé sur l'existence de lésions méningitiques qui assombrissent nécessairement le pronostic de l'intervention que l'on pourrait être amené à tenter.

Pronostic.

De toutes les formes de l'infection intracrânienne que nous avons étudiées, la lepto-méningite est, en effet, de beaucoup la plus grave ; il n'y a même pas longtemps qu'elle était considérée comme étant absolu-

ment au-dessus de nos ressources thérapeutiques et
opératoires.

Cependant les progrès considérables réalisés, au
cours de ces dernières années par la chirurgie crânienne, à la faveur d'un diagnostic plus précoce et
d'un perfectionnement de notre technique opératoire,
sont venus casser cet arrêt. Le Pr Mac Ewen (de Glascow)
est, je crois, le premier opérateur qui ait eu l'honneur
d'enregistrer plusieurs cas de méningite enrayés à leur
début, par une intervention pratiquée hâtivement,
alors que les lésions étaient encore limitées. Depuis, il
a trouvé des imitateurs plus ou moins heureux. Permettez-moi, à ce propos, de vous rappeler un fait personnel publié par moi, il y a deux ans, et qui me paraît
établir nettement le succès possible de l'intervention,
en pareil cas, pourvu qu'elle soit pratiquée à temps, et
que le processus méningitique n'ait pas de trop promp-
tes tendances à la diffusion.

Il s'agissait, dans ce cas, d'une femme opérée par
moi d'un sarcome du sinus frontal droit, compliqué
d'empyème de cette cavité ; 7 jours plus tard, elle présentait les premiers indices d'une grave complication
intracrânienne, sous forme de fièvre, d'inappétence et
de céphalée.

Le lendemain, je constatais une parésie des membres du côté gauche, et la malade tombait dans un
état de somnolence progressive qui, le jour suivant,
faisait place à un véritable coma. Ce même jour, je
commençai par mettre la dure-mère à nu, au-devant du
lobe frontal droit, et, ne trouvant pas de collection sous-
durale, je découvris la région correspondante de la pie-
mère sur laquelle je trouvai une petite nappe de pus.
Celle-ci fut soigneusement lavée avec une solution de
sublimé ; mais, ne pouvant croire qu'une aussi minus-

*Possibilité
d'enrayer la lep-
to-méningite à
son début.*

LUC. Suppurations de l'oreille moyenne.   31

cule lésion eût entraîné d'aussi graves désordres, je
ponctionnai en plusieurs points le lobe frontal, dans la
pensée d'y découvrir une collection purulente. Ces
ponctions n'eurent malheureusement pour résultat que
de produire une infection du tissu cérébral qui se tra-
duisit, quelques semaines plus tard, par la formation
et l'évacuation spontanée d'un abcès dans la région
ponctionnée, abcès qui prit une allure serpigineuse et
auquel la malade succomba, au bout de quatre mois
seulement. Mais il s'agit là d'accidents consécutifs. Le
point intéressant de cette observation c'est que la
malade qui était dans le coma avec une température
de 40°, le jour de l'ouverture du crâne, reprenait connaissance et faisait une défervescence complète dès le
lendemain, à la suite du lavage de la région infectée
de sa pie-mère, et que, suivant toute vraisemblance,
elle aurait guéri sans les malencontreuses ponctions
faites dans son lobe frontal.

La lepto-méningite, même suppurée et aiguë, est
donc, dans certains cas, justiciable de l'intervention
chirurgicale. Le tout est que la région infectée de la
pie-mère soit encore suffisamment limitée, au moment
de l'ouverture du crâne, pour pouvoir être nettoyée
dans sa totalité.

La localisation première des lésions est plus ou moins favorable ou défavorable à leur enraiement.

Je viens de vous dire que je ne croyais ce résultat
réalisable que dans certains cas ; je devrais peut-être
même dire : dans des cas exceptionnels. Il me paraît
exceptionnel, en effet, étant données les tendances de la
méningite à la diffusion rapide, que l'on puisse habituellement arriver à temps pour l'enrayer, même en
supposant le maximum de promptitude dans le diagnostic et dans l'intervention. Je ne doute même pas
que, dans le fait que je viens de vous narrer, la situation du foyer initial de méningite, à la face antérieure

du lobe frontal, c'est-à-dire sur un point très accessible à l'intervention et éloigné de cette région de la base du cerveau si particulièrement favorable à la diffusion de l'infection, en raison de sa grande vascularité, je ne doute pas, dis-je, que cette situation spéciale du foyer méningitique n'ait grandement contribué à rendre mon intervention efficace. Il est, en revanche, d'autres localisations initiales et d'autres formes, dans lesquelles les tentatives chirurgicales sont en quelque sorte presque vouées à l'avance à la stérilité. Il m'est arrivé deux fois d'explorer la région de la pie-mère voisine des faces antérieure et postérieure du rocher, au début d'accidents méningitiques, survenus dans le cours de suppurations aiguës grippales de l'oreille, et de n'y trouver même pas encore de pus constitué; et en dépit du nettoyage des régions suspectes, les accidents se généralisaient et poursuivaient leur marche, les jours suivants.

Devra-t-on, en présence de signes bien caractérisés de lepto-méningite, procéder, invariablement et sans retard à la découverte et à la désinfection de la région suspecte de la pie-mère ? Je crois devoir répondre : oui, sans hésiter, dans les cas où le foyer osseux ayant déjà été ouvert et désinfecté, toute aggravation dans l'état du malade ne peut plus être rapportée qu'à une complication phlegmasique à l'intérieur du crâne ; et j'ajoute que, du moment que cette intervention est décidée, elle doit être exécutée le jour même, sinon à l'heure même.

Cette intervention consistera, après dénudation préalable de la dure-mère n'ayant révélé aucune lésion infectieuse, à la surface de cette membrane, à l'inciser.

[marginalia] Traitement.

[marginalia] Indications différentes, suivant que le foyer osseux a été ouvert ou non.

[marginalia] Urgence de l'intervention intracrânienne, dans le premier cas.

[marginalia] Technique de cette intervention.

dans le but de découvrir celles que l'on suppose exister à la surface de la pie-mère.

Dénudation et désinfection de la pie-mère. La dénudation de cette dernière membrane sera évidemment proportionnelle à l'étendue de la zone infectée et devra même la dépasser sensiblement. Cela fait, on procédera à sa désinfection par un lavage pratiqué avec solution chaude de sublimé à 1 pour 2000, puis un pansement humide sera appliqué et renouvelé au bout de vingt-quatre heures.

Nécessité de la désinfection du foyer osseux avant toute autre mesure, dans le second cas. Lorsque, au contraire, les accidents méningitiques éclatent, sans ouverture préalable du foyer osseux, deux indications s'imposent : celle de l'ouverture immédiate et du nettoyage du foyer en question, et celle d'adjoindre à cette mesure la ponction lombaire, non plus à titre de mode d'exploration. mais comme moyen curatif.

Effets enrayants des ponctions lombaires répétées sur la marche de la méningite, une fois le foyer osseux ouvert et désinfecté. Au mois de juillet dernier (1899), le Dr Netter a communiqué à la Société des hôpitaux l'observation d'un enfant de 2 ans et demi, atteint d'une forme prolongée de méningite cérébro-spinale, et qui quitta son service hospitalier très amélioré, après avoir subi 11 ponctions lombaires. Un des points les plus intéressauts de ce fait c'est que le liquide nettement purulent, aux premières ponctions, devint de plus en plus clair, au fur et à mesure que les ponctions étaient répétées, en même temps que la proportion des microbes s'y montrait de moins en moins considérable.

Plus récemment encore, le Pr Gradenigo de Turin a non moins heureusement appliqué cette même méthode des ponctions lombaires répétées à deux cas de méningite, d'origine otique, en la combinant avec l'ouverture large et la désinfection du foyer auriculaire. Chez ces deux malades le diagnostic de la méningite fut confirmé par la constatation de staphylocoques

dans le liquide retiré par la première ponction. Une
seule répétition de la ponction suffit pour amener une
guérison définitive. D'autre part, l'inoculation aux
animaux établit que la virulence du liquide avait diminué, d'une ponction à l'autre.

L'auteur suppose très judicieusement que dans ces
conditions l'infection se trouve enrayée par l'action
combinée des ponctions successives qui soustraient à
l'économie une partie des germes qui l'ont déjà envahie,
et de la désinfection du foyeux osseux qui coupe court
à toute nouvelle importation microbienne.

Il ressort de ce qui précède que les germes infectieux, qui du foyer extracrânien ont pénétré à l'intérieur du crâne, y donnent naissance à de nouveaux
foyers siégeant à une profondeur variable suivant les
cas. En fait, l'espace sous-dural, les sinus veineux
logés dans l'épaisseur de la dure-mère, puis plus profondément l'espace sous-arachnoïdien, enfin l'encéphale représentent la série des étapes que peut parcourir
l'infection dans sa marche de l'os vers la profondeur,
et la tâche du chirurgien appelé à combattre les lésions
résultant de cette infection consiste tout d'abord à
déterminer à laquelle des étapes précédentes elle s'est
arrêtée.

Coup d'œil d'ensemble sur le traitement chirurgical des accidents intra-crâniens.

Recherche opé-ratoire du foyer.

J'ai cherché à vous montrer au cours de ces dernières leçons, peut-être quelque peu artificiellement, sur
quels signes ce diagnostic de siège peut être établi ;
mais je vous ai fait pressentir en même temps que trop
souvent ces signes ne donnent pas une certitude complète, et que tout ce qu'il est possible d'affirmer, en
présence de certains symptômes éclatant après que le
foyer extracrânien a été ouvert et désinfecté, c'est

qu'un autre foyer existe plus profondément ; mais à quelle profondeur ? A laquelle des étapes précédemment indiquées ? Cette deuxième partie du problème n'est bien souvent résolue que, le bistouri à la main, au cours de ce que j'appelle volontiers l'intervention exploratrice et dont je désire vous dire quelques mots en terminant.

La ligne de conduite que j'ai cru devoir adopter et recommander dans cette partie de la tâche chirurgicale, en dehors d'un diagnostic de siège des lésions basé sur des signes absolument indiscutables, est la suivante : *suivre successivement la série des étapes susindiquées, en marchant à la recherche du pus, et ne franchir l'une d'elles, pour passer à la suivante, que dans le cas où l'on n'y a pas trouvé le pus cherché ; une fois le pus trouvé, l'évacuer et en assurer le drainage ultérieur ; mais, cela fait, n'aller plus loin que si, après un intervalle d'au moins 24 heures, les accidents persistent ou s'aggravent.*

Permettez-moi d'appuyer les règles qui précèdent sur quelques faits empruntés à ma pratique personnelle : Premier exemple : un jeune homme chez qui j'avais pratiqué un évidement attico-antral, pour une otorrhée rebelle, opération au cours de laquelle la dure-mère avait été dénudée au niveau du tegmen, est pris, cinq jours après l'opération, d'une grande attaque épileptiforme avec coma. Je lève aussitôt le pansement post-opératoire qui n'avait pas encore été renouvelé, et je trouve le foyer rempli d'un pus fétide baignant la surface dénudée de la dure-mère. Conformément au principe énoncé plus haut, je me contente d'élargir la brèche osseuse, afin de pouvoir inspecter la région sous-durale sur une étendue suffisante; et ne trouvant pas de fusée purulente de ce côté, je me contente de

laver copieusement la totalité du foyer avec une solution de sublimé au millième et d'appliquer un pansement humide. Dès le lendemain, le jeune homme avait
repris connaissance, et tous les symptômes graves
s'étaient évanouis. Si pourtant, mû par un zèle exces-
sif, au lieu de limiter mon intervention à la face externe
de la dure-mère, j'eusse incisé cette membrane (ainsi
que j'en avais eu, un instant, la pensée), pour aller
rechercher plus loin un autre foyer soupçonné, j'aurais
infligé à mon malade les risques d'une opération complètement inutile et pleine de dangers.

Autre exemple : lorsqu'une de mes opérées dont je
vous ai déjà parlé à plusieurs reprises, tomba dans le
coma, quelques jours après l'ouverture de son sinus
frontal droit, je commençai, son sinus une fois réou-
vert, par réséquer la paroi profonde de cette cavité, afin
d'inspecter la région voisine de la dure-mère. La surface externe de cette membrane s'étant montrée absolument normale, il était de mon devoir de rechercher
plus profondément la cause des graves accidents nerveux observés. J'incisai donc la dure-mère et passai à
l'étape suivante : la pie-mère. La lésion recherchée
s'offrit à mes yeux, à la surface de cette dernière membrane, sous l'aspect d'une toute petite nappe de pus,
qui fut nettoyée avec une solution de sublimé. J'aurais
dû m'en tenir là, quitte à rechercher, le lendemain,
dans le tissu cérébral, l'existence d'un second foyer,
dans le cas où l'état grave du malade aurait persisté ;
malheureusement, me refusant à croire qu'une aussi
minime lésion méningée pût expliquer, à elle seule,
l'ensemble symptomatique observé, je ponctionnai,
séance tenante, la région dénudée du lobe frontal,
en plusieurs points, d'ailleurs sans y trouver de pus.
Je ne doute pas aujourd'hui que ces ponctions faites à

travers la pie-mère infectée n'aient été l'unique cause de la formation de l'abcès encéphalique développé ultérieurement dans la région ponctionnée.

Il ressort de tout ce qui précède que l'intervention chirurgicale, sur le territoire spécial de la pathologie que nous venons de parcourir ensemble, comporte moins un manuel opératoire d'une exécution délicate, qu'une succession d'opérations intellectuelles, impliquant des connaissances médicales étendues et variées.

Ainsi que le fait remarquer Knapp, à propos d'un cas d'abcès encéphalique opéré et guéri par lui, tout médecin qui entreprendrait de mener seul à bonne fin un cas donné d'abcès cérébral, développé dans le cours d'une otorrhée, devrait posséder, outre les connaissances otologiques indispensables pour traiter l'otite moyenne suppurée, source première de tous les accidents, les notions de pathologie générale, permettant d'apprécier le moindre retentissement de l'encéphalite, à ses débuts, sur l'état général du malade ; il devrait en outre être assez bon neurologiste pour pouvoir, à l'occasion, faire un diagnostic de localisation cérébrale, assez bon ophtalmologiste pour savoir apprécier l'état du fond de l'œil, enfin, et surtout, posséder les connaissances et les qualités chirurgicales nécessaires pour décider et exécuter à temps l'opération indiquée.

J'ajouterai que, pour être tout à fait l'homme de la situation, il devra avoir un sentiment assez élevé de son devoir professionnel pour oser assumer la lourde responsabilité de l'intervention, surtout alors que les chances de succès sont minimes, et posséder l'autorité indispensable pour la faire accepter par l'entourage du malade.

COMPLICATIONS CÉRÉBRALES DANS LES SINUSITES

Par M. E. VALUDE

Médecin de la Clinique nationale ophtalmologique des Quinze-Vingts.

Leçon faite à la clinique du Dr Luc.

_____

L'ophtalmoscope nous donne la possibilité d'examiner à découvert le nerf optique, qui est une émanation
directe du cerveau, à ce point que les trois enveloppes
céphaliques, la dure-mère, l'arachnoïde et la pie-mère,
se prolongent sous formes de gaines autour de lui, étant
séparées les unes des autres, comme le sont les mem-
branes cérébrales, jusqu'au lieu où ce nerf disparaît
dans la coque fibreuse scléroticale; c'est bien véritablement une partie de l'appareil cérébral qui se trouve ainsi
sous les yeux de l'observateur pendant l'examen ophtalmoscopique, et l'on peut constater les signes de certains
états pathologiques de l'encéphale qui se manifestent
au niveau de l'extrémité rétinienne du nerf optique.

Il y a une vingtaine d'années, Bouchut avait essayé
de donner à cet examen ophtalmoscopique, plus qu'ophtalmoscopique, cérébral, l'importance qu'il comporte,
au point de vue du diagnostic des affections encéphaliques, notamment de la tuberculose méningée, et il
avait créé, dans ce but, l'expression très topique de
cérébroscopie qui n'a pas trouvé, chez les auteurs, à
notre sens, la faveur qu'elle méritait, probablement
parce que l'origine de ce terme, très imagé, est simple-

Cérébroscopie:
observation, à dé-
couvert, du nerf
optique, qui est
une expansion du
cerveau.

ment française. C'est qu'en effet, lorsqu'il s'agit de décider, en certains cas, s'il existe ou non une lésion de
l'appareil cérébral, l'oculiste, armé de son instrument,
voit réellement à nu une portion du cerveau, et les
résultats de son examen sont d'une importance décisive
au point de vue du diagnostic.

Diagnostic des lésions cérébrales par l'examen du nerf optique. Il nous est arrivé plus d'une fois de reconnaître, par
la constatation de l'intégrité du nerf optique, que les
phénomènes morbides constatés chez un malade n'étaient
que d'origine névropathique, alors que le diagnostic
des médecins tendait à faire admettre l'existence de
lésions cérébrales ; plus souvent encore, l'examen ophtalmoscopique du fond de l'œil, nous donnant à reconnaître l'existence d'une névrite optique, nous a permis
d'affirmer que le cerveau était atteint, à l'encontre de
l'opinion du médecin général; impuissant à découvrir, à
cette période, la lésion cérébrale.

Exemples de la possibilité de ce diagnostic. Les exemples de ces deux catégories de faits abondent et il serait puéril de les multiplier ; qu'il me soit
permis cependant de citer le cas suivant qui est resté
profondément gravé dans ma mémoire à cause de la
couleur un peu tragique du récit : un jeune homme de
vingt et quelques années se présenta un jour à moi
pour une fatigue visuelle qui le gênait dans son travail.
C'était un ingénieur de la marine extrêmement distingué
et qui, vu son jeune âge, occupait une situation très
brillante. Travailleur acharné, il s'était fatigué beaucoup
les yeux et venait me voir dans la pensée de trouver des
verres capables de lui reposer la vue pour son travail.
Sa santé et sa vision générale étaient excellentes, affir-
mait-il. Je pratiquai l'examen ophtalmoscopique sans
aucune arrière-pensée : et quelle ne fut pas ma stupé-
faction de constater chez ce jeune homme, très gai et
très sain d'aspect, une double névrite optique, signe

évident d'un processus cérébral ! Je dirigeai aussitôt
mon interrogatoire du côté de l'examen général et tout
ce que je pus apprendre, c'est que ce jeune homme,
exempt de tout antécédent morbide, avait depuis quelques mois des faiblesses subites dans la marche, mais
qui ne duraient qu'un instant. Il n'existait aucune douleur de tête. La vision était elle-même à peine diminuée.
Je crus de mon devoir d'exposer à ce jeune homme,
très intelligent, le résultat de mes investigations et de
mes réflexions, et je lui expliquai que mes craintes
étaient du côté d'un état cérébral encore méconnu, dont
l'éclosion était imminente, selon moi, et qu'il importait
de surveiller. Le jeune homme me regarda d'un air très
étonné, pas convaincu, et s'en alla.

Dix-huit mois plus tard, je vis entrer dans mon ca-
binet ce même jeune homme aveugle, qu'un domesti-
que conduisait. Il me raconta alors la plus lamentable
histoire qui soit possible. Il me confessa tout d'abord
que lors de ma première consultation, mes révélations
l'avaient laissé plus qu'incrédule ; il m'avait tenu pour
fou, et, me disait-il, pendant que je parlais, il s'orientait
de façon à se rapprocher de la porte. Il lui était inad-
missible de penser que lui, en pleine possession de son
intelligence et de ses moyens de travail, se trouvait
menacé du côté du cerveau.

Or, moins de quinze jours après cette consultation,
il fut pris de phénomènes encéphaliques, sur lesquels
je passe, qui le laissèrent dans un demi-coma et complètement paraplégique pendant plus de cinq mois.
Pendant ce laps de temps, sa conscience fut complètement abolie ; il parlait, mangeait, mais ne se rendait
compte de rien, à ce point que sa mère, qu'il adorait,
est morte pendant cette période sans qu'il en ait le souvenir. Petit à petit il a retrouvé toute son intelligence,

toute sa force physique, sa mémoire, mais ses nerfs optiques sont entièrement atrophiés et il ne distinguait
pas le jour de la nuit.

S'étant souvenu, et avec une netteté extraordinaire,
malgré une longue phase d'inconscience, de la consultation que je lui avais donnée et où il m'avait cru fou,
il était revenu me raconter son histoire.

Nous pouvons donc par l'examen du fond de l'œil,
du nerf optique, par la cérébroscopie, établir le diagnostic de certains états cérébraux tels que ceux qui
peuvent compliquer les sinusites, alors que ces états
seraient difficiles à reconnaître par les moyens d'investigation dont dispose la clinique générale.

La névrite op-
tique; division.

La modification du fond de l'œil par quoi se manifeste l'existence d'une lésion du cerveau, encéphale ou
méninges, est la *névrite optique* qui affecte deux types
principaux : la *stase papillaire* et la *papillite.*

Stase papillaire;
sa description.

La *stase papillaire* ou *papillite par stase,* se caractérise par la tuméfaction de la papille qui apparaît en
saillie au-dessus des parties circonvoisines de la rétine;
c'est un bouton œdémateux qui représente la papille
optique et ce bouton se montre strié de rouge et de
blanc. Les artères et les veines, qui sont flexueuses et
dilatées, apparaissent noyées dans l'œdème papillaire.
A la limite de ce bouton d'œdème, les vaisseaux repren-
nent leur plan normal, parfois après un crochet qui
accuse la saillie papillaire. Cet aspect, particulier de la
papillite par stase, justifie le nom de *papille étranglée*
(stauungs-papille) (fig. 27) qui lui a été donné.

Il est important de remarquer que la diminution de
l'acuité visuelle n'est nullement en rapport avec le degré de l'œdème papillaire: dans certaines papillites par
stase, la vision est parfois peu et même pas du tout atteinte, et le malade dont j'ai rapporté plus haut l'obser-

L'acuité visuel-
le dans la stase
papillaire.

vation en est un exemple. Nous traitons depuis plus
d'un an une malade assez curieuse, à ce point de vue,
atteinte probablement d'un tubercule de la base du cerveau. Elle se présenta à nous pour une diminution de

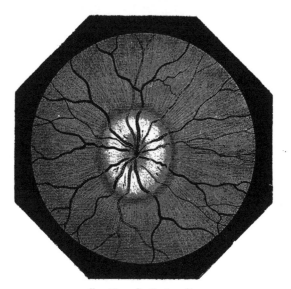

Fig. 27. — Papille étranglée.

la vision de l'œil droit. Il existait de ce côté une stase
papillaire ; mais l'autre œil, doué d'une vision normale,
présentait une stase tout aussi prononcée, et cette situation anormale se prolonge sans modifications. En
général, cependant, la vision est atteinte assez notablement dans toute stase papillaire.

Dans la *papillite simple* (fig. 28), on n'observe pas
de saillie notable de la papille, mais les bords en sont
flous et même complètement effacés. La papille optique
est noyée par un voile rouge uniforme qui s'étend un

Papillite simple :
sa description.

peu sur les parties voisines de la rétine et dans lequel
les vaisseaux sont légèrement enfoncés, mais sans dé-

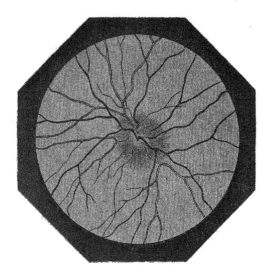

Fig. 28 — Papille simple.

viation de leur cours, comme dans la forme précédente.
Les veines ne sont qu'à peine tortueuses et dilatées et les
artères ne subissent pas de modifications appréciables.

L'acuité visuel-
le dans la papil-
lite simple.
        Les troubles visuels sont ici beaucoup plus marqués
que dans la forme précédente et l'acuité visuelle est
ordinairement très abaissée.

        De Græfe qui, le premier, avait reconnu les diffé-
renees ophtalmoscopiques de ces deux formes de papil-

La névrite
descendante.
lite, appelait la papillite simple *névrite descendante* et la
considérait comme un processus inflammatoire des-
cendu du cerveau, tandis que la papillite par stase serait
causée par une gêne circulatoire intracérébrale. Cette
façon de comprendre les choses fut un peu modifiée

par la constatation faite par Schwalbe de la communication de l'espace sus-arachnoïdien du cerveau avec le
canal vaginal du nerf optique. La théorie du trop-plein
cérébral fut alors fondée sur ce fait anatomique et sur
les recherches cliniques et expérimentales de Schmidt
et de Manz. On admit que la stase papillaire résultait
d'une compression intracérébrale qui avait refoulé le
liquide céphalo-rachidien dans les gaines optiques, jusqu'à produire l'œdème de la papillite, et la papille con-
tinuait à être une névrite descendante, un processus
inflammatoire issu du cerveau, d'un foyer infectieux
intracérébral.

La stase papillaire appartenait aux tumeurs cérébrales,
la papillite était le symptôme des accidents méningitiques et des foyers d'inflammation.

Il eût été commode pour le diagnostic différentiel
des complications cérébrales, de conserver la notion
d'une division clinique aussi simple. mais malheureusement cet aspect schématique des lésions visibles à
l'ophtalmoscope n'est pas conforme à la réalité des faits.

D'abord on rencontre en clinique une foule de cas
dans lesquels la papillite se présente avec des caractères
mixtes de la papillite simple et de la stase : entre les
deux formes il est une foule d'intermédiaires.

Puis surtout, des expériences très précises instituées
par Deutschmann ont démontré le caractère infectieux
et inflammatoire de la stase papillaire. Pour le prouver,
il inocula du tubercule dans la cavité des méninges et
quelque temps après il vit apparaître une papillite par
stase des plus prononcées, alors qu'il n'obtint rien de
semblable en poussant une quantité considérable d'eau
stérilisée dans le crâne.

Enfin Parinaud a porté le dernier coup à la théorie
de Schmidt-Manz, du refoulement liquide par excès de

Pathogénie de la névrite descendante; théorie de Schmidt-Manz.

Expérience de Deutschmann ; théorie de la névrite descendan-
te infectieuse.

Théorie de Pa-
rinaud ; la névrite
est la propaga-
tion d'un œdème
cérébral.

pression intracrânienne, en établissant que la papillite
par stase n'était que la propagation d'un œdème cérébral
dû lui-même à des lésions localisées qui peuvent être
de différente nature.

En résumé, il faut reconnaître, tout en le regrettant,
Signification pathogénique de la névrite. que la présence de l'une des formes de papillite n'indique qu'une chose, c'est l'existence d'une lésion céré-
brale, mais qu'elle ne peut, par elle-même, renseigner
sur la nature de cette lésion. On rencontre la papillite
aussi bien dans une tumeur cérébrale dénuée de tout
processus inflammatoire ou infectieux, que dans un état
méningitique avec exsudat abondant et infectieux.

La névrite n'indique que l'existence de la lésion cérébrale, sans qu'on puisse préjuger de sa nature ni de son siège. Malheureusement il nous faut aller plus avant encore
dans la voie des regrets et reconnaître que l'ophtal-
moscope, en nous révélant l'existence de la papillite,
s'il ne nous permet pas de diagnostiquer par ce signe
seul et exactement la nature du mal, ne nous laisse pas
davantage reconnaître avec précision le siège de ce mal.
On observe la stase papillaire et la papillite aussi bien
dans certaines tumeurs de la convexité du cerveau que
lorsqu'il s'agit d'un foyer suppuré de la base du crâne,
et des erreurs fréquentes ont été faites, quand certains
signes accessoires ne pouvaient conduire ni éclairer le
Diagnostic du siège de la lésion cérébrale par les signes collatéraux ; l'anosmie. diagnostic. Un des signes collatéraux les plus importants, pour le diagnostic du siège de la lésion intracé-
rébrale. se tire de l'examen des autres nerfs sensoriels
et principalement des nerfs olfactifs. S'il existe de l'anosmie, en même temps que de la névrite optique, on peut
en conclure avec certitude que le foyer de la lésion
siège ou s'étend à la région du chiasma optique, à la
base du cerveau : si l'anosmie est unilatérale, c'est de
ce côté que se trouve localisé le mal.

Complications cérébrales des sinusites. Jusqu'ici nous avons à peine parlé des complications
cérébrales des sinusites, et c'est qu'en effet, l'examen

ophtalmoscopique, pour les raisons qui viennent d'être exposées, ne permet pas de les distinguer des lésions du même ordre, mais provenant d'une autre source. Tous les sinus de la face peuvent donner lieu à des complications intracrâniennes : ceux qui avoisinent directement la cavité encéphalique, par propagation directe d'un foyer d'ostéite ou d'ostéo-périostite, ceux qui en sont éloignés, par un transport infectieux qui s'opère par les voies lymphatiques ou par les veines. Si les symptômes concomitants ne déterminaient le diagnostic, la présence de la papillite ne pourrait permettre de reconnaître qu'il s'agisse de l'extension au cerveau d'une sinusite, plutôt que d'une méningite localisée tuberculeuse, ou d'un néoplasme cérébral. Mais comme les phénomènes propres aux affections des sinus existent toujours et précèdent les déterminations encéphaliques, les constatations ophtalmoscopiques, malgré les lacunes exposées plus haut, n'en gardent pas moins leur haute importance, surtout aux yeux des rhinologistes qui attendent d'elles la notion de l'existence ou de l'absence d'une complication cérébrale.

Pathogénie de leur production.

En résumé, dans le cours d'une phlébite sinusienne, l'apparition d'une névrite optique signifie que la cavité encéphalique est envahie par l'infection.

Importance diagnostique de l'apparition de la névrite optique, au cours d'une sinusite.

Nous ne pourrions, sans sortir du cadre que nous nous sommes imposé, traiter de l'évolution des complications cérébrales dénoncées par la névrite optique, mais il faut savoir que ces complications cérébrales n'ont pas toujours une issue funeste, car la névrite optique ne signifie pas nécessairement méningite ni abcès du cerveau, mais indique simplement que le cerveau, par lui-même ou par ses enveloppes, participe à un degré quelconque à l'inflammation du sinus malade.

Certains aspects de la névrite pouvant permettre de prévoir l'imminence de la propagation infectieuse au cerveau.

Peut-on prévoir cet envahissement ou plutôt en re-

connaître l'imminence ? Nous le croyons après avoir,
avec notre ami le Dr Luc, examiné un jeune malade
· atteint de suppuration des cellules mastoïdiennes, chez
lequel le retentissement cérébral se présentait comme
douteux. L'examen ophtalmoscopique nous montra
qu'il n'existait pas de névrite optique à proprement
parler, mais une certaine gêne circulatoire de la papille optique témoignait d'un embarras de la circulation
du voisinage et nous donna à penser que le foyer d'infection était là tout voisin, menaçant et irritant par
approche la région du chiasma optique. En fait, l'exploration opératoire le prouva par la suite : le sinus
latéral, sans être envahi, était dénudé et la circulation
veineuse avait souffert de cette atteinte ; rapidement
d'ailleurs le processus intracérébral se précisa.

Névrite rétro-bulbaire. Avant de terminer et pour être complet, je dois mentionner une complication un peu spéciale d'une sinu-
site spéciale aussi, la *névrite rétro-bulbaire*, qui s'observe dans les affections du sinus sphénoïdal. Cette
maladie est cérébrale en ce sens qu'elle porte sur la partie
du nerf optique qui appartient à la cavité crânienne,
mais, à moins qu'elle ne s'étende, elle ne s'accompagne pas ordinairement de méningite, car cette complication s'observe surtout si la sinusite retentit directement sur le cerveau, par le fait d'une propagation
d'ostéo-périostite, suivant le type précédent.

Pathogénie de la névrite rétro-bulbaire dans ses rapports avec la sinusite sphénoï-dale. La *névrite rétro-bulbaire* simple est une affection
toute autre et différente de la névrite optique que nous
venons de décrire.

On sait que le canal optique, par où le nerf optique
sort du crâne, est creusé dans le sphénoïde et placé à
la limite supéro-externe du sinus sphénoïdal. Des recherches anatomiques faites par E. Berger lui ont
permis d'établir que la paroi qui sépare le sinus du canal

optique est très mince et même que cette paroi présente parfois des solutions de continuité qui font que
la gaine du nerf optique est recouverte directement par la
muqueuse du sinus. On comprend alors avec quelle facilité les processus inflammatoires peuvent se propager
du sinus sphénoïdal vers le nerf optique. Un simple
rhume pourra, dans ces conditions, menacer la vue,
et c'est ce qui rend compte de la pathogénie de certains
cas de névrite rétro-bulbaire dont la cause avait jusqu'ici échappé. Voici la description classique de ces
cas : l'affection se manifeste par l'apparition soudaine
du trouble visuel qui peut atteindre un tel degré, en peu
de jours, que toute perception lumineuse est perdue.
Le malade accuse en même temps des douleurs orbitaires et céphaliques, et les mouvements de l'œil sont
douloureux. Le plus souvent un seul œil est pris, mais il
arrive parfois que l'affection est bilatérale. *L'examen
ophtalmoscopique donne un résultat négatif.* La raison
de ce fait réside dans les conditions anatomiques du
nerf optique qui reçoit, comme on sait, ses vaisseaux
centraux, artère et veine, dans l'intérieur de l'orbite, à
10 millimètres, à 15 millimètres du globe de l'œil. Il
en résulte qu'une lésion localisée dans le canal optique,
à une région du nerf postérieure à ce point, ne retentira pas sur la circulation que l'ophtalmoscope permet
de contrôler, et que la même lésion ne peut occasionner
de stase papillaire, puisque nous savons que celle-ci est
la conséquence d'un œdème cérébral. Le diagnostic
ophtalmoscopique de la névrite rétro-bulbaire consiste
donc à ne rien découvrir d'anormal dans la physionomie de la papille optique, alors qu'il existe une amblyo-
pie plus ou moins prononcée. Or, autrefois, ces *névrites rétro-bulbaires*, dites *aiguës*, étaient mises sur le
compte banal d'un refroidissement général. tandis que

Symptômes de la névrite rétro-bulbaire.

nous savons par les recherches de E. Berger, qu'il convient, en pareil cas, de rechercher l'origine directe de la névrite dans une inflammation du tissu sphénoï-dal. Le refroidissement aura occasionné un rhume, un catarrhe des sinus, et l'infection de la muqueuse du sinus sphénoïdal se sera communiquée directement au nerf optique. Une atrophie plus ou moins complète du nerf peut en être la conséquence, et, à mesure· que celle-ci s'affirme, la papille optique devient de plus en plus blanche, état qu'il est alors très facile de constater à l'ophtalmoscope. Heureusement cette terminaison fatale n'est pas constante et, dans bon nombre des cas de sinusite sphénoïdale qui auront occasionné de la névrite rétro-bulbaire aiguë, on observera la guérison et un retour au moins partiel de la fonction visuelle ; le pronostic est néanmoins toujours sérieux.

M. E. Berger a proposé, pour cette variété particu-lière de névrite rétro-bulbaire, qui mérite assurément d'être distinguée des névrites rétro-bulbaires toxiques, le nom de *périnévrite canaliculaire*. Il importe que le diagnostic exact en soit posé dès le début, car le pro-cessus inflammatoire peut franchir les limites du canal optique et gagner les méninges, transformant rapide-ment la névrite rétro-bulbaire, sans symptômes ophtal-moscopiques, en une névrite optique ordinaire, avec la signification que nous lui connaissons. Le diagnostic, en remontant dans ce cas à l'origine des accidents, permet de localiser étroitement le foyer de méningite au voisinage du chiasma optique et on peut en conclure également à une certaine limitation de ce foyer.

Péri - névrite canaliculaire de E. Berger.

FIN

LEÇONS
SUR LES SUPPURATIONS
DE
L'OREILLE MOYENNE
ET DES

CAVITÉS ACCESSOIRES DES FOSSES NASAI

ET LEURS COMPLICATIONS INTRACRANIENNES

PAR

Le Dr Henry LUC

ANCIEN INTERNE DES HOPITAUX DE PARIS

Avec 28 figures intercalées dans le texte

PARIS
LIBRAIRIE J.-B. BAILLIÈRE et FILS
RUE HAUTEFEUILLE, 19, PRÈS DU BOULEVARD SAINT-GERMAIN

1900

BONNAFONT (J.-P.). — Traité théorique et pratique des maladies de l'oreille et des organes de l'audition. 2ᵉ édition 1 vol. in-8, XVI-700 p., avec 43 figures... . . . . 10 fr.

CASTEX (A.). — Maladies du larynx, du nez et des oreilles. 1899, 1 vol. in-16 de 808 p., avec 140 fig., cart. . . . . 12 fr.

CHATELLIER (H.). — Les tumeurs adénoïdes du pharynx. 1890, 1 vol. in-16. 148 pages et 2 planches. . . . . 3 fr. 50

COLLET (J.). — Étude sur les végétations adénoïdes du pharynx nasal. 1886, grand in-8, 100 pages. 2 fr.

GAREL Le Rhume des foins. 1900, 1 vol. in-17 carré de 96 p. cart (Actualités médicales). . . . . 1 fr. 50

GELLÉ (É.). — Précis des maladies de l'oreille, comprenant l'anatomie, la physiologie, la pathologie, la thérapeutique, la prothèse, l'hygiène, la médecine légale, la surdité et la surdi-mutité, les maladies du pharynx et des fosses nasales. 1884, 1 vol. in-18 jésus de 708 pages avec 157 figures. . . . . 9 fr.

GROSS (Fr.), ROEHMER et VAUTRIN. — Nouveaux éléments de pathologie chirurgicale. Nouvelle édition. 1900, 4 vol. in-8 de 900 pages chacun, reliés en maroquin souple, tête dorée. . . . . 60 fr.

GRUNWALD et CASTEX. — Atlas-Manuel des maladies du larynx. Édition française, par le Dʳ A. Castex et P. Collinet. 1898, 1 vol. in-16 de 255 pages, avec 44 planches coloriées, relié en maroquin souple, tête dorée. . . . 14 fr.

KUSSMAUL. — Les troubles de la parole, par KUSSMAUL, professeur à la Faculté de médecine de Strasbourg. Paris, 1884, 1 vol. in-8 de XVI-375 pages.. . 7 fr.

LEFERT (P.). — La pratique des maladies du larynx, du nez et des oreilles dans les hôpitaux de Paris. 1896, 1 vol. in-18, 288 pages, cart. . 3 fr.

MANDL. — Hygiène de la voix parlée ou chantée. 2ᵉ édition 1 vol. in-18 de 320 pages, avec fig. (Bibliothèque médicale variée). . . . . . . 3 fr. 50

MORELL-MACKENSIE. — Du laryngoscope et de son emploi dans les maladies de la gorge, avec un appendice sur la rhinoscopie. 1 vol. in-8, avec 40 fig. 4 fr.

PICQUÉ, BARETTE et LEBEC. — Chirurgie du larynx, du sein, de l'abdomen et de l'anus, par PICQUÉ, BARETTE, LEBEC, etc. Paris, 1890, 1 vol. gr. in-8, 758 pages à 2 col. avec fig. . . . . 17 fr. 50

BATTEL (J.-A.). — L'oreille, maladies chirurgicales. 1897, 2 vol. in-18 de 775 pages. . . . . 20 fr.

— De l'Attique, ses suppurations chroniques, leur traitement par le chlorure de zinc. 1 vol. in-16 de 107 pages avec 19 fig. . . . . 5 fr.

ROBIN (Albert). — Des affections cérébrales consécutives aux lésions non traumatiques du rocher et de l'appareil auditif. 1883, in-8, 160 pages.. . . . . 3 fr. 50

SCHWARTZ. — Des tumeurs du larynx. Paris, 1886, gr. in-8, 294 pages avec figures. . . . . 6 fr.